Unfall Ratgeber

ADAC-Handbuch

Unfall Ratgeber

Elmar Kramer

4., überarbeitete Auflage, 1986
© Copyright 1978 by ADAC Verlag GmbH
Am Westpark 8, 8000 München 70
Stand: Januar 1986
Gesamtherstellung: Aumüller Druck KG Regensburg

ISBN 3-87003-251-0

Inhalt

5

Inhalt

Vorwort

Von 1000 Pkw werden alljährlich 190 Wagen in Unfälle verwickelt. Statistisch gesehen kracht es also bei jedem Kraftfahrer alle 5 Jahre einmal. Ausnahmen bestätigen auch hier die Regel. Die nackten Zahlen der Statistik ergeben zwar eine erschütternde Bilanz, sie besagen aber noch nichts über die Not, das Leid, den Ärger und die Schwierigkeiten, die sich für die Beteiligten nach einem Unfall ergeben. Kein Wunder, daß die Unfallabwicklung Gerichte und Anwälte in erheblichem Maße beschäftigt.

Wer unschuldig in einen Unfall verwickelt wird, weiß meistens nicht, wie er zu seinem Geld kommen kann. Sogar Fälle, die ganz simpel aussehen, können zu zeitraubenden Schadensregulierungen führen. Zu spät, nämlich erst bei den Verhandlungen mit der Versicherung, erfährt der Geschädigte, auf welche scheinbar nebensächlichen Tatsachen es gerade in seinem Fall angekommen wäre. Nachträglich läßt sich dann meistens nichts mehr ändern.

Ein Blick ins Bürgerliche Gesetzbuch (BGB) würde dem bedauernswerten Mitbürger wenig helfen, denn das Recht, nach dem der Kraftfahrzeug-Unfall abgewickelt wird, stammt noch aus der Postkutschenzeit. Das Kraftfahrzeug aber steckte Ende des vorigen Jahrhunderts noch in den Kinderschuhen seiner Entwicklung.

Das Gesetz bedarf der Auslegung. Es wurde von den Gerichten weiterentwickelt. Daher ist die Kenntnis der neuesten Rechtsprechung nötig, um zum Erfolg zu kommen. Die Versicherer haben geschultes Personal, das genau weiß, was im Normalfall bezahlt werden muß und was nicht. Mit Schlagwörtern wie »neu für alt«, »Abzug für Eigenersparnis« oder »Nettolohnersatz« ist der Laie leicht zu irritieren.

Damit er wenigstens die Chance hat, mitzudenken und, wo nötig, auch mitzureden, wurde dieses Buch geschrieben. Es soll den Unfallbeteiligten vor, während und nach dem Unfall in die Lage versetzen, sich auf der Straße, im Gerichtssaal und bei der Versicherung richtig zu verhalten.

Während im ersten Teil hauptsächlich Sofortmaßnahmen an der Unfallstelle und die Probleme bei der strafrechtlichen Abwicklung von Verkehrsunfällen behandelt werden, befaßt sich der zweite Teil ausschließlich mit der Schadensregulierung.

Bei den in diesem Handbuch dargestellten Tabellen (z. B. über den Nutzungsausfall oder das Punktsystem) ist es wichtig das Erscheinungsdatum zu beachten: Es ist nicht möglich, jeweils den letzten Stand wiederzugeben. Liegt das Datum einige Zeit zurück, kann man sich bei der Juristischen Zentrale des ADAC nach dem neuesten Stand erkundigen.

Grundregeln für alle Kraftfahrer

Kraftfahrer setzen sich nicht ans Steuer, wenn sie

- übermüdet sind
- Alkohol genossen haben
- sich indisponiert fühlen
- unter dem Einfluß von Medikamenten stehen
- vermuten müssen, daß ihre Fahrtüchtigkeit beeinträchtigt sein könnte

Alle im Wagen, Fahrer wie Mitfahrer, legen vor dem Starten den Sicherheitsgurt an! Auch in der Stadt, und sogar dann, wenn nur wenige Meter zurückgelegt werden sollen.
Der Sicherheitsgurt schützt die Gesundheit! Wer ihn nicht anlegt und deshalb verletzt wird, muß sich, neben einem Bußgeld, auch Abzüge bei seinem Verdienstausfall und dem Schmerzensgeld gefallen lassen. Der Arbeitgeber wird sogar oft von der Lohnfortzahlung befreit.

Sofortmaßnahmen

Es hat gekracht! Zwei Fahrzeuge sind zusammengestoßen. Was da zunächst zu tun ist, versteht sich eigentlich von selbst; keinem vernünftigen Autofahrer braucht man das eigens zu sagen:

- sofort halten
- Verkehr sichern
- Verletzten helfen

Aber es steht auch im Gesetz. § 34 StVO regelt die Grundpflichten ausführlich:

»Nach einem Verkehrsunfall hat jeder Beteiligte
1. unverzüglich zu halten,
2. den Verkehr zu sichern und bei geringfügigem Schaden unverzüglich beiseite zu fahren,
3. sich über die Unfallfolgen zu vergewissern,
4. Verletzten zu helfen (§ 330c des Strafgesetzbuches),
5. anderen am Unfallort anwesenden Beteiligten und Geschädigten
   a) anzugeben, daß er am Unfall beteiligt war und
   b) auf Verlangen seinen Namen und seine Anschrift anzugeben sowie ihnen Führerschein und Fahrzeugschein vorzuweisen und nach bestem Wissen Angaben über seine Haftpflichtversicherung zu machen,
6. a) solange am Unfallort zu bleiben, bis er zugunsten der anderen Beteiligten und der Geschädigten die Feststellung seiner Person, seines Fahrzeuges und der Art seiner Beteiligung durch seine Anwesenheit ermöglicht hat oder
   b) eine nach den Umständen angemessene Zeit zu warten und am Unfallort Namen und Anschrift zu hinterlassen, wenn niemand bereit war, die Feststellung zu treffen,
7. unverzüglich die Feststellungen nachträglich zu ermöglichen, wenn er sich berechtigt, entschuldigt oder nach Ablauf der Wartefrist (Nummer 6 Buchstabe a) vom Unfallort entfernt hat. Dazu hat er mindestens den Berechtigten (Nummer 6 Buchstabe a) oder einer nahe gelegenen Polizeidienststelle mitzuteilen, daß er am Unfall beteiligt gewesen ist, und seine Anschrift, seinen Aufenthalt sowie das Kennzeichen und den Standort seines Fahrzeugs anzugeben und dieses zu unverzüglichen Feststellungen für eine ihm zumutbare Zeit zur Verfügung zu halten.

Beteiligt an einem Verkehrsunfall ist jeder, dessen Verhalten nach den Umständen zum Unfall beigetragen haben kann.
Unfallspuren dürfen nicht beseitigt werden, bevor nicht die notwendigen Feststellungen getroffen worden sind.«

Da die Reihenfolge der Maßnahmen nicht verbindlich ist, muß darüber an Ort und Stelle entschieden werden. Es kann also das eine Mal notwendig sein, den Verkehr erst zu warnen und dann den Verletzten zu helfen, in einem anderen Fall mag es wichtiger sein, Verletzte von der Unfallstelle zu schaffen und erst hinterher den Verkehr zu warnen.
Ein wichtiges Gebot nach einem Unfall nennt das Gesetz nicht; es heißt ›Ruhe bewahren‹! Kopflosigkeit und Nervosität schaden nur. Nichts kann den Unfall ungeschehen machen. Nun geht es nur darum, durch rasche, vernünftige Maßnahmen größeres Unheil abzuwenden. Dazu muß man sich rasch den notwendigen Überblick verschaffen!

Notmaßnahmen

Halten

Bei jedem Unfall müssen alle Beteiligten sofort anhalten und schauen, was passiert ist. Wer nach einem Unfall weiterfährt, riskiert eine Strafe wegen unerlaubten Entfernens vom Unfallort. Der Jurist spricht bewußt nicht von Fahrerflucht, denn nicht nur Kraftfahrer, sondern auch Beifahrer, Radler und Fußgänger können sich unerlaubt entfernen (§ 142 StGB).
Folgen: Harte Strafe und Entzug des Führerscheins. Sogar der Versicherungsschutz kann versagt werden.

Unfallflucht lohnt nie! Selbst bei schweren Unfällen bleibt die Strafe in erträglichen Grenzen, wenn nicht Alkoholgenuß oder unerlaubtes Entfernen vom Unfallort hinzukommen.

Das Strafgesetzbuch schreibt dem Richter ausdrücklich vor, daß er bei unerlaubtem Entfernen normalerweise den Führerschein entziehen muß.

Und nicht nur das droht einem Unfallflüchtigen; überdies befreit das unerlaubte Entfernen vom Unfallort unter Umständen die Versicherung von der Pflicht zur Leistung. Zwar zahlt die Haftpflichtversicherung den Schaden des Verletzten, dann aber nimmt sie Rückgriff bei ihrem eigenen Versicherungsnehmer. Dieser begeht nämlich durch sein Entfernen eine sogenannte Obliegenheitsverletzung. Er erschwert die Aufklärung des Unfallhergangs, an der die Versicherung natürlich ein besonderes Interesse hat. Hätte der flüchtige Kraftfahrer gehalten, wäre vielleicht seine Unschuld oder ein Mitverschulden des anderen Kraftfahrers nachweisbar gewesen. Die Versicherung hätte dann nicht oder nur zum Teil zu zahlen brauchen.

Und das ist der Gesetzestext, den jedermann im Wortlaut kennen sollte:

»(1) Ein Unfallbeteiligter, der sich nach einem Unfall im Straßenverkehr vom Unfallort entfernt, bevor er

1. zugunsten der anderen Unfallbeteiligten und der Geschädigten die Feststellung seiner Person, seines Fahrzeugs und der Art seiner Beteiligung durch seine Anwesenheit und die Angabe, daß er an dem Unfall beteiligt ist, ermöglicht hat oder

2. eine nach den Umständen angemessene Zeit gewartet hat, ohne daß jemand bereit war, die Feststellungen zu treffen,

wird mit Freiheitsstrafe bis zu drei Jahren oder mit Geldstrafe bestraft.

(2) Nach Absatz 1 wird auch ein Unfallbeteiligter bestraft, der sich

1. nach Ablauf der Wartefrist (Absatz 1 Nr. 2) oder

2. berechtigt oder entschuldigt

vom Unfallort entfernt hat und die Feststellungen nicht unverzüglich nachträglich ermöglicht.

(3) Der Verpflichtung, die Feststellungen nachträglich zu ermöglichen, genügt der Unfallbeteiligte, wenn er den Berechtigten (Absatz 1 Nr. 1) oder einer nahe gelegenen Polizeidienststelle mitteilt, daß er an dem Unfall beteiligt gewesen ist, und wenn er seine Anschrift, seinen Aufenthalt sowie das Kennzeichen und den Standort seines Fahrzeugs angibt und dieses zu unverzüglichen Feststellungen für eine ihm zumutbare Zeit zur Verfügung hält. Dies gilt nicht, wenn er durch sein Verhalten die Feststellungen absichtlich vereitelt.

(4) Unfallbeteiligter ist jeder, dessen Verhalten nach den Umständen zur Verursachung des Unfalls beigetragen haben kann.«

Ein Verkehrsunfall ist ein mit dem Straßenverkehr und seinen Gefahren ursächlich zusammenhängendes plötzliches Ereignis, bei dem ein Mensch getötet oder verletzt wurde oder bei dem ein nicht völlig belangloser Sachschaden entstanden ist.

Ein belangloser Sachschaden liegt vor, wenn der Schaden DM 30,– nicht erreicht (OLG Düsseldorf, VerkMitt 1976, S. 32). Aber auch in diesem Fall muß man anhalten und sich genau über die Unfallfolgen vergewissern.

Die Gerichte sind eher engherzig als großzügig. Sobald jemand zu erkennen gibt, daß er auf Schadenersatz Wert legt, empfiehlt es sich dringend, den Unfall aufnehmen zu lassen.

Es ist unerheblich, ob der Schaden am eigenen oder an einem fremden Fahrzeug oder an einer anderen Sache entstanden ist.

Auch wer an einem Unfall eindeutig nicht schuld ist, begeht Unfallflucht, wenn er einfach weiterfährt, nachdem es gekracht hat. Wird z. B. die Vorfahrt nicht beachtet, und es kommt zu einem Zusammenstoß, müssen beide Fahrer am Unfallort bleiben, also auch derjenige, der die Vorfahrt hatte.

Anhalten muß aber auch der Kraftfahrer, der lediglich einen Zaun oder eine Laterne, einen Baum oder ein Verkehrsschild beschädigt hat. Es muß nicht einmal ein fremdes Fahrzeug berührt werden; trotzdem kann es eine Unfallbeteiligung geben.

Musterbeispiel: Schneiden eines anderen Fahrzeugs, das in den Straßengraben ausweichen muß.

Sogar beim Anfahren von Wild soll ein Verkehrsunfall vorliegen (AG Öhringen in NJW 1976, S. 580).

Die weiteren Pflichten der Unfallbeteiligten werden später (Seite 15 ff.) dargestellt, denn wir wollen zunächst die übrigen Sofortmaßnahmen kennenlernen.

Helfen

Die Pflicht zur Hilfe trifft jedermann. Auch ein völlig Unbeteiligter muß helfen. Wer zufällig an die Unfallstelle kommt, muß auf Verlangen eines Beteiligten den nächsten Arzt oder die Polizei verständigen.
Wer bei Unglücksfällen nicht hilft, obwohl es erforderlich und zumutbar ist, wird mit Freiheitsstrafe bis zu einem Jahr oder mit Geldstrafe bestraft (§ 323c StGB).
Wer den Unfall verursacht, hat gegenüber dem Unfallopfer eine gesteigerte Pflicht zur Hilfe. Läßt er den Verletzten bei einer Gefahr für sein Leben oder die Gesundheit ohne Hilfe, kann er sogar wegen Tötung oder Körperverletzung bestraft werden.
Hilfe ist nur entbehrlich, wenn schon hilfsbereite Personen zur Stelle sind.
Auch sich selbst gefährden muß der Helfer nicht. Ein Nichtschwimmer braucht also nicht ins Wasser zu springen, um einen Ertrinkenden zu retten!
Wegen geschäftlicher Nachteile oder wegen eines Zeitverlustes darf sich niemand vor der Pflicht zur Hilfeleistung drücken. Eine Reise scheitert nicht an einem Zeitverlust von zwei oder drei Stunden. Schon bei einer kleinen Panne, die man immer einkalkulieren muß, hätte man sich genauso verspäten können.
Wenn Hilfe nicht benötigt wird, bitte nicht an der Unfallstelle stehenbleiben! Neugierige und Sensationslüsterne behindern nur die Hilfsaktionen, stören den Verkehr und vernichten Spuren.

Was muß der Helfer tun?

Er muß vom nächsten Telefon aus die Nummer 110 anrufen; es meldet sich meist die Polizei. Mitunter weisen Zeichen ›Hilfsposten‹ den Weg.
Auf den Autobahnen stehen die Notrufsäulen alle 2 bis 3 km bereit. Der schwarze Pfeil auf den Leitpfosten zeigt den Weg zur nächsten Notruf-Säule, von der aus man die Autobahnmeisterei erreicht, die dann die Polizei verständigt.

Bei allen Verletzungen, die nicht offensichtlich ungefährlich sind, immer einen Arzt holen!
Schwerverletzte niemals in einen Pkw zerren und abtransportieren. Das ist lebensgefährlich!
Die Helfer bilden zwei Gruppen: einige sichern die Unfallstelle, andere versorgen die Verletzten.
Eingeklemmte Verletzte versucht man zu befreien. Verletzte sind aus dem Gefahrenbereich zu bringen.
Bewußtlose bringt man in Seitenlage, weil Blut und Schleim die Luftröhre verengen können, so daß sie zu ersticken drohen.
Zeigt der Verletzte keine Atmung, besteht die Gefahr, daß er wegen Sauerstoffmangels erstickt. Dann ist Mund-zu-Nase-Beatmung oder Mund-zu-Mund-Beatmung erforderlich (ADAC-Atemmaske).
Blutende Wunden soweit wie möglich durch Verband stillen.
Unfallschock kann zum Tod führen. Er ist daran erkennbar, daß der Verletzte unruhig und blaß ist; er friert; der Handgelenk-Puls ist oft kaum oder gar nicht tastbar; wenn man ihn tasten kann, ist er meist stark beschleunigt. In diesem Fall soll der Helfer die Blutungen stillen, beim Verletzten bleiben und ihn trösten. Den Kopf tief, die Beine hoch lagern und den Verletzten wärmen.

Der Helfer erleidet Schaden

Wer – und sei es auch rein zufällig – an eine Unfallstelle kommt, muß helfen. Was aber geschieht, wenn der Helfer dabei Schaden erleidet?
B e i s p i e l : Herr Hilt fährt auf der Autobahn und sieht einen Auffahrunfall. Ein Fahrzeug steht lichterloh in Flammen. Herr Hilt hält, läuft mit seinem Feuerlöscher zu dem brennenden Wagen und versucht, den bewußtlosen Fahrer aus den nur teilweise bekämpften Flammen zu ziehen. Dabei zieht sich Herr Hilt so erhebliche Brandverletzungen zu, daß er selbst in ein Krankenhaus gebracht werden muß. Seine Kleider sind völlig unbrauchbar geworden. Herr Hilt muß 8 Wochen im Kran-

kenhaus verbleiben. Wie kann er Ersatz seines Schadens erhalten? Es gibt mehrere Wege.

Unfallversicherung: Herr Hilt kann sich an die gesetzliche Unfallversicherung halten, denn Personen, die bei Unglücksfällen, gemeiner Gefahr oder Not Hilfe leisten oder einen anderen aus gegenwärtiger Lebensgefahr oder erheblicher gegenwärtiger Gefahr für Körper oder Gesundheit zu retten unternehmen, sind dort versichert (§ 539 Abs. 1 Nr. 9 a RVO). Träger der Versicherung ist das jeweilige Bundesland. Sie tritt auch dann ein, wenn der Helfer nicht der gesetzlichen Unfallversicherung unterliegt. Der Schutz ist freilich unvollkommen, weil der Träger der Unfallversicherung keinen Ersatz für Sachschäden und für Schmerzensgeld leistet.

Den Sachschaden kann der Helfer auch vom Unfallverletzten verlangen. Entspricht nämlich die Hilfeleistung dem wirklichen oder dem mutmaßlichen Willen des Unfallverletzten, so darf der Helfer aufgrund einer Geschäftsführung ohne Auftrag Ersatz derjenigen Aufwendungen verlangen, die er den Umständen nach für erforderlich halten durfte (§§ 683, 670 BGB). Die Hilfeleistung von Herrn Hilt entsprach dem mutmaßlichen Willen des Unfallverletzten.

Was aber sind Aufwendungen? Es sind die Auslagen und Opfer an Vermögenswerten, die der Helfer erbringt. Dazu zählen z. B. Verbandmaterial, Medikamente, Treibstoffkosten, Telefonate, aber auch Reinigungskosten, etwa für das Entfernen von Blutflecken an der Kleidung oder den Polstern des Fahrzeugs, sowie Ersatz für die angesengten Kleidungsstücke.

Eine Vergütung für seine Hilfe kann Herr Hilt nur dann beanspruchen, wenn ihm dadurch Verdienst entgangen ist. Schmerzensgeld bekommt er auf Grund seiner Geschäftsführung ohne Auftrag nicht (BGH, NJW 1969, 1665).

Dennoch muß Herr Hilt nicht verzagen, denn schließlich kann er seinen gesamten Schaden, insbesondere also auch Schmerzensgeld, von demjenigen verlangen, der den Unfall schuldhaft herbeigeführt hat (OLG Stuttgart, NJW 1965, 112). Wenn der Verletzte

selbst schuld an dem Unfall war, muß eben er die Kosten für die Hilfeleistung übernehmen. Was aber, wenn kein Schuldiger gefunden werden kann, weil z. B. auf Grund eines Versagens der Lenkung das Fahrzeug von der Fahrbahn abkam und in Brand geriet? Auch hier muß Herr Hilt nicht verzweifeln. Der Bundesgerichtshof (NJW 1951, 359) hat sogar erklärt:

»Wer tätig wird, um einen verletzten Krankenversicherten der notwendigen ärztlichen Behandlung zuzuführen und dabei selbst Gesundheitsschäden erleidet, kann als Geschäftsführer ohne Auftrag von der Krankenkasse des Verletzten Ersatz des ihm entstandenen Schadens verlangen.«

Der Helfer darf nach Auffassung des OLG Celle (VersR 1975, 264) auch etwas riskieren:

»Wer bei einem Autobahnunfall Hilfe leistet, muß sich, wenn er angefahren und verletzt wird, den Mitverschuldenseinwand nur dann gefallen lassen, wenn ihm konkrete Pflichtverstöße nachgewiesen werden. Die mit der Hilfeleistung verbundene generelle Gefahr reicht für eine Mithaftung nicht aus.«

Wenn schließlich alle Stricke reißen und der Verletzte nicht greifbar ist oder aus irgendwelchen Gründen nicht zahlt, beteiligt sich auch der ADAC angemessen an den Kosten, die für die Reinigung von Kleidern und Polstern entstehen. Der ADAC ersetzt den Zeitwert der Gegenstände, wenn eine Reinigung nicht mehr sinnvoll. ist. Die Ersatzleistung ist nicht nur auf Clubmitglieder beschränkt. Der hilfreiche Herr Hilt geht also nicht leer aus.

Sichern

Das Sichern der Unfallstelle wird normalerweise die erste Maßnahme sein, die getroffen werden muß. Die wichtigsten Schritte dabei sind:

– Einschalten des Warnblinklichts
– Aufstellen von Warndreieck oder Warnleuchten

Das Warndreieck hat aber nur dann Sinn, wenn es in ausreichender Entfernung vom Unfallort steht. Dagegen wird oft verstoßen. Ein Warndreieck 10 m hinter dem Unfallauto ist sinnlos. Auf gerader Strecke soll es mindestens 100 m hinter dem Fahrzeug, in Kurven genau an deren Beginn aufgestellt werden. Steht das Fahrzeug auf der Gegenfahrbahn, muß man natürlich zuerst den Gegenverkehr warnen. Nur in der Großstadt ist es manchmal zweckmäßig, das Warndreieck aufs Autodach zu stellen.

Wenn kein Warndreieck zur Verfügung steht oder wenn es durch ein vorbeifahrendes Auto beschädigt wurde, kann man auch mehrere Gegenstände, wie Aktenmappe, Kissen, Decken, Äste, Grasbüschel, keilförmig in Richtung zum Hindernis staffeln. Man soll auch die herannahenden Fahrzeuge durch Winken aufmerksam machen.

Nachts schaltet man die Lichter ein, auch die im Wageninnern. Falsch und gefährlich ist es nur, nichts zur Sicherung des fließenden Verkehrs zu tun.

Wer das Warnen unterläßt, kommt nicht mehr mit einer Verwarnung davon. Ein Bußgeldbescheid steht dann mindestens ins Haus, wenn nicht gar eine Verkehrsgefährdung nach dem Strafgesetzbuch in Frage kommt (§ 315 c StGB).

Spurenbeseitigung

Der Gesetzgeber hat die Beseitigung von Spuren mit Bußgeld bedroht (§ 34, III StVO). Was ist damit gemeint? Einige Beispiele sollen dies verdeutlichen:

- das nachträgliche Abblenden
- das Herausnehmen des Ganges, um die Geschwindigkeitsbestimmung zu erschweren
- das Einschalten des Blinkers
- das Wegziehen des am Boden liegenden Verletzten
- das Wegfahren des eigenen Fahrzeugs

»Der Wagen bleibt stehen, wie er steht!« Manche Unfallbeteiligte lassen ihr Auto daher nach jeder harmlosen Karambolage beharrlich mitten auf der Straße stehen. Das ist jedoch nur bei schweren Unfällen gerechtfertigt.

Bei schweren Personen- oder hohen Sachschäden darf bis zum Eintreffen der Polizei nichts verändert werden, nicht einmal auf die Gefahr hin, daß der ganze Verkehr zum Erliegen kommt. Bei leichten Unfällen mit geringfügigem Schaden, ist es strafbar, den Verkehr zu blockieren. Natürlich darf man Unfallspuren nicht beseitigen, bevor nicht die nötigen Feststellungen getroffen sind.

Wenn aber Fotos gemacht sind und der Standort der Autos markiert wurde, gibt es keinen Grund mehr, weiterhin einen ganzen Straßenzug zu blockieren. Wer unnötig lange den Verkehr blockiert, riskiert DM 60,– Geldbuße.

Platz für Polizei- und Einsatzfahrzeuge

Selbst Bagatellunfälle bringen heute den Verkehr völlig zum Erliegen. Dann ist es für die Einsatzwagen der Polizei, des Rettungsdienstes und der Feuerwehr schwierig, an die Unfallstelle vorzudringen. Man mache daher den Einsatzfahrzeugen sofort Platz! Bei verstopften Straßen ist es oft zweckmäßig, in der Mitte der Fahrbahn eine Gasse zu bilden. Oft entscheiden Sekunden über Leben und Tod!

Pflichten der Unfallbeteiligten

Der Unfallbeteiligte muß sofort anhalten. Unfallbeteiligter ist jeder, der den Unfall nach dem äußeren Anschein möglicherweise mitverursacht hat (KG Berlin, VRS Band 76, S. 39).

Der Unfallbeteiligte hat aber noch weitere Pflichten:

- die Vorstellungspflicht
- die Mitwirkungspflicht
- die Wartepflicht
- die Mitteilungspflicht

Vorstellungspflicht

Die Unfallbeteiligten müssen einander unaufgefordert sagen, daß sie am Unfall beteiligt sind. Das bedeutet nicht, daß man ein Schuldanerkenntnis abgeben müßte, sondern nur die objektive Erklärung, beteiligt zu sein.

Auf Wunsch sind ferner anzugeben:
– Name
– Anschrift
– Vorzeigen des Führerscheins
– Vorzeigen des Kraftfahrzeugscheins
– Angaben zur Haftpflichtversicherung

Mitwirkungspflicht

Die zuletzt genannten Angaben müssen nur gemacht werden, wenn ein Unfallbeteiligter von seinem Auskunftsrecht gezielt Gebrauch macht. Dann muß jeder Unfallbeteiligte aber auch mitwirken. Da die Angaben glaubhaft sein müssen, hat der Verpflichtete dem Feststellenden seinen Personalausweis, den Führerschein oder den Fahrzeugschein zur Einsicht vorzuzeigen.

Wer sich weigert, die Personalien anzugeben, erfüllt erst dann den Tatbestand der Unfallflucht, wenn er sich als Beteiligter vom Unfallort entfernt, ohne seine Mitwirkungspflicht erfüllt zu haben.

Hat ein Beteiligter seinen Ausweis nicht dabei, so ist er deshalb ebenfalls nicht zu belangen. Niemand muß den Personalausweis mitführen.

Zweckmäßigerweise notiert man sich auch das Autokennzeichen, um im Falle eines Falles die Angaben des Gegners überprüfen zu können. Jede Kraftfahrzeugzulassungsstelle gibt gegen geringe Gebühr Auskunft über Halter und Versicherung eines Fahrzeugs (Musterbrief siehe unten).

Musterbrief: Halteranfrage

```
Absender                              Tagesdatum


An die
Straßenverkehrsbehörde
(Anschrift)


Betrifft: Halteranfrage

Sehr geehrte Damen und Herren,

bitte teilen Sie mir den Halter und die Versicherung des Fahrzeugs
mit dem amtlichen Kennzeichen ..... mit. Das Fahrzeug war am .....
in einen Unfall verwickelt.

Freiumschlag und DM 4,80 in Briefmarken füge ich für die Auskunft bei.

Mit freundlichen Grüßen

(Unterschrift)


Anlagen
```

Man kann den Versicherer aber auch ganz ohne Ausgaben (wenn man von zwei Telefonaten absieht) ermitteln. Der HUK-Verband hat in mehreren Großstädten einen Zentralruf der Autoversicherer eingerichtet. Wer dort den Namen und die Anschrift des Schädigers sowie das amtliche Kennzeichen mitteilt, erfährt einen Tag später bei einem weiteren Anruf Namen und Sitz seiner Versicherungsgesellschaft sowie die Versicherungsnummer. Es genügt nicht, daß ein Autofahrer auf das Kennzeichen seines Wagens verweist. Ein Fahrzeug kann von mehreren Leuten benutzt werden. Der Halter braucht nicht der Fahrer gewesen zu sein. Würde daher ein Kraftfahrer erklären:»Notieren Sie sich das Kennzeichen« und dann davonfahren, läge ein klarer Fall von Unfallflucht vor. Ferner sollte man unbedingt die Anschrift der Versicherung und die Police-Nummer verlangen, um unnötige Rückfragen zu vermeiden.

Ist ein Kraftfahrer oder Fußgänger in einen Unfall mit einem Zweirad verwickelt, das ein Versicherungskennzeichen führt, empfiehlt es sich, den Fahrer des Zweirades sofort nach seiner Bescheinigung über das Versicherungskennzeichen zu fragen. Auf der Bescheinigung findet der Interessent die Angaben, die er braucht. Ist es nicht möglich, alle erforderlichen Angaben eines unfallbeteiligten Moped- oder Mofafahrers durch Abschreiben der Versicherungsbescheinigung zu erhalten, so müssen zumindest die drei Ziffern und die drei Buchstaben des Versicherungskennzeichens notiert werden. Dabei sollte man vorsorglich noch die Farbe der Beschriftung auf weißem Grund vermerken. Der HUK-Verband, Glockengießerwall 1, 2000 Hamburg, ist in der Lage, Hinweis zu geben, um den Halter und dessen Kraftfahrtversicherung zu erfahren.

Sind Ausländer an einem Unfall beteiligt, empfiehlt sich eine besonders genaue Aufnahme der Daten. Man muß die grüne Versicherungskarte verlangen und, wenn sie mitgeführt wird, das Doppel heraustrennen. Hat der Ausländer keine grüne Karte, ist es wichtig, das Unfallprotokoll besonders sorgfältig auszufüllen.

Hat die Polizei den Unfall aufgenommen, erkundige man sich auch nach der Dienststelle und nach dem Namen des Beamten. Man kann dann leicht das Aktenzeichen der Staatsanwaltschaft ermitteln und die Auffindung des Strafaktes erheblich beschleunigen.

Wartepflicht

Wenn kein Geschädigter am Unfallort anwesend ist oder keiner der Anwesenden bereit ist, Feststellungen zum Unfall zu machen, muß der Beteiligte eine ›angemessene‹ Zeit am Unfallort warten.

Das gleiche gilt, wenn ein Beteiligter oder Geschädigter durch die Polizei den Unfall aufnehmen lassen möchte. Es kann sein, daß er Komplikationen befürchtet oder daß er nicht weiß, welche Angaben benötigt werden. Es ist wichtig zu wissen, daß auch unbeteiligte Dritte berechtigt sind, die notwendigen Feststellungen zu treffen.

In Ausnahmefällen darf man vorübergehend die Unfallstelle verlassen. Etwa dann, wenn man einen Verletzten ins Krankenhaus fährt, die Polizei holt, oder wenn Passanten mit Prügel drohen. Vorher muß man aber den Beteiligten seinen Namen und die Anschrift geben. Darüber hinaus muß man sobald wie möglich zur Unfallstelle zurückkehren, wenn die Verletzten versorgt sind oder wenn die Polizei zur Stelle ist und den Bedrohten schützen kann.

Stellt sich nach einem Unfall heraus, daß nur der eigene Wagen einen Schaden aufweist, kann man weiterfahren, ohne daß der Vorwurf der Unfallflucht erhoben werden könnte. Diesem Vorwurf setzt man sich aber schon dann aus, wenn der beschädigte Wagen ein Mietfahrzeug ist.

Es kann auch vorkommen, daß man die Beteiligung an einem Unfall nicht bemerkt hat und erst auf der Weiterfahrt Kenntnis davon erhält. In dem Fall ist man verpflichtet, sofort zur Unfallstelle zurückzufahren.

Der Gesetzgeber hat leider nicht gesagt, wie lange man warten muß und was er als angemessen ansieht. Fest steht, daß man nicht sofort davonbrausen darf. Es leuchtet auch ein, daß man bei einem schweren Unfall länger auf feststellungsbereite Personen warten muß als bei einem leichten. Bei kleineren Schäden wird normalerweise eine halbe Stunde Wartezeit genügen.

Ist eine angemessene Frist verstrichen, darf man sich von der Unfallstelle entfernen. Dann muß man aber den Geschädigten oder die Polizei unverzüglich informieren.

Mitteilungspflicht

Die Mitteilungspflicht ist neu. Früher reichte es aus, einfach lange genug zu warten. Kam niemand, der den Unfall aufnahm, dann durfte man wegfahren und brauchte sich um den Geschädigten nicht mehr zu kümmern. Heute ist dies anders. Wer nicht mehr länger am Unfallort bleiben will, der hat den Unfallbeteiligten, den Geschädigten oder die Polizei zu informieren.

Der Unfallbeteiligte kann wählen, an wen er sich wenden will. Er muß die Mitteilung unverzüglich machen. Besonders wichtig ist, daß der Unfallbeteiligte, der sich entfernen will, seinen Namen und seine Anschrift hinterlassen muß.

Es empfiehlt sich, dies schriftlich zu machen; denn wer kann sich schon in der Aufregung um einen Unfall einen fremden Namen mit Anschrift merken?

Beispiele: Wer beim Ein- oder Ausparken einem anderen Wagen die Karosserie eingedellt hat, darf nicht einfach davonfahren. Er muß dem Fahrer des beschädigten Wagens wenigstens eine Nachricht hinterlassen.

Ein Zettel oder die Visitenkarte unter den Scheibenwischer geklemmt, genügt allein nicht. Mit dieser Methode hat man zu schlechte Erfahrungen gemacht: Der Wind kann den Zettel verwehen. Es gibt aber auch üble Zeitgenossen. So etwa jenen, der auf den Zettel für den Geschädigten schrieb: »Die Leute denken, ich hinterlasse Ihnen meine Adresse. Die irren sich«.

Daher muß man über diese Benachrichtigungsform hinaus den Geschädigten unverzüglich verständigen. Man notiert sich die Nummer des beschädigten Wagens und erfragt über die Zulassungsstelle den Halter. Wer den Geschädigten auf diese Weise verständigt, kann nicht wegen unerlaubten Entfernens bestraft werden!

Man bittet außerdem einen Passanten, sich den Schaden anzusehen und läßt sich seinen Namen geben. Dann hat man notfalls einen Zeugen dafür, daß man tatsächlich eine Nachricht hinterlassen hat.

Wer einen Menschen verletzt hat, muß sich um den Verletzten kümmern. Ist weit und breit niemand, der helfen könnte, empfiehlt es sich, von der nächsten Telefonzelle aus die Polizei anzurufen, danach zur Unfallstelle zurückzukehren und dort auf die Polizei zu warten.

Man muß folgendes angeben:
- daß man am Unfall beteiligt war
- seine Anschrift
- seinen Aufenthaltsort
- den Unfallort
- das Kennzeichen und den Standort seines Fahrzeugs

Das Fahrzeug muß zur unverzüglichen Feststellung für eine bestimmte Zeit zur Verfügung gehalten werden. Man darf keine Veränderungen am Fahrzeug vornehmen oder gar Spuren beseitigen. Auch hier ist vernünftiges Handeln entscheidend. Selbstverständlich darf man den die Lenkung behindernden Kotflügel herausziehen, um mit dem Fahrzeug selbst rasch zur Polizei fahren zu können.

Der Unfallbeteiligte muß seiner Verpflichtung, den berechtigten Personen Mitteilung zu machen, unverzüglich nachkommen. Wer weiß, daß der Geschädigte in Urlaub ist und erst in einigen Wochen zurückkommt, darf daher nicht untätig warten, bis der Geschädigte zurückgekehrt ist. Um Schwierigkeiten zu vermeiden, wird man sich im Zweifelsfalle immer an die Polizei wenden.

Man darf aber, wenn ein Unfall mit Sachschaden in der Nacht passiert, bis zum Morgen warten und dann erst den Geschädigten informieren. Dies ist noch unverzüglich (OLG Frankfurt, VerkMitt 1976, 85).

Man muß jedoch rasch handeln. Die Gerichte stellen strenge Anforderungen, wenn sie darüber entscheiden, ob die Verständigung unverzüglich erfolgte. Im gegebenen Beispiel (Schädigung während der Nacht) muß der Schädiger, um straffrei zu bleiben, unmittelbar nach Beginn der Geschäftszeit die Anzeige beim Geschädigten machen. Läßt er sich Zeit, begeht er eine strafbare Handlung. Schon eine halbe Stunde, die man zugibt, kann zuviel sein.

Wer sich entschuldigt vom Unfallort entfernt hat, kann die Pflicht, nachträglich Feststellungen unverzüglich zu ermöglichen, auch dadurch erfüllen, daß er einen anderen beauftragt, die nötigen Mitteilungen zu machen. Der Dritte muß aber ausreichend informiert und zuverlässig sein (OLG Stuttgart, VerkMitt 1976, 85).

Der Rat für die Praxis: Jeder Polizist, jede Wache, die Einsatzleitstelle, ja sogar die Kriminalpolizei hat die Meldung entgegenzunehmen. Man muß also nicht nach der ›zuständigen‹ Polizeidienststelle suchen.

Reue

Wer es bereut, sich vom Unfallort entfernt zu haben und sich nachträglich stellt, kann nach der Rechtsprechung trotzdem bestraft werden. Vielfach wird das Gericht aber das Verfahren einstellen oder jedenfalls mildernde Umstände zubilligen. Jedenfalls empfiehlt der 24. Deutsche Verkehrsgerichtstag im Januar 1986 in solchen Fällen Großzügigkeit.

Rechte des Geschädigten

Wer in Deutschland durch einen Unfall geschädigt wird, erhält Schadenersatz. Das garantiert die Kfz-Haftpflichtversicherung, die jeder Autofahrer haben muß. Der Geschädigte darf aber nicht erwarten, daß ihm ein Versicherungsagent das Geld bringt. Auch die eigene Versicherung, die Polizei oder das Strafgericht regulieren keine Schäden.

Darum muß sich der Geschädigte selbst kümmern. Am besten denkt er schon an der Unfallstelle daran; denn durchsetzbar ist ein Schadenersatzanspruch nur dann, wenn er auf Tatsachen gestützt wird, aus denen die Schuld des anderen Verkehrsteilnehmers ersichtlich ist. Diese Tatsachen muß der Geschädigte notfalls beweisen. An der Unfallstelle hat er die besten Chancen, Beweismittel zu sammeln. Später ist das kaum noch möglich. Man könnte also das Sprichwort abwandeln: »Wer den Schaden hat, muß für Beweise sorgen«.

Beweise

Nimmt die Polizei einen Unfall auf, wird normalerweise das polizeiliche Protokoll zur Klärung der Schuldfrage dienen. Wenn die Polizei aber nur zu einem Bagatellunfall gerufen wird, gibt es kein Protokoll. Dies wird vielfach übersehen. Bis die Polizei kommt, vergeht auch wertvolle Zeit. Zeugen können sich in der Zwischenzeit entfernt haben. Spuren können verwischt sein.

Daher tut man auf jeden Fall gut daran, selbst die Beweise zu sichern. Am wichtigsten sind:

- Spuren
- Skizzen
- Zeugen

Wer durch Unfall einen Schaden erleidet, darf auf eigene Faust Erkundigungen über alles anstellen, was zur Aufklärung des Falles nötig ist.

Er kann die Personalien des anderen Unfallbeteiligten, des Fahrzeughalters, den Haftpflichtversicherer, die Anschrift von Zeugen oder die Schaltung einer Verkehrsampel ermitteln. Er darf sogar – darüber gibt es oft Zweifel – mit einem Zeugen sprechen. Das ist manchmal nötig, um zu klären, ob ein Prozeß überhaupt Aussicht auf Erfolg hat. Man darf nur nicht versuchen, den Zeugen zu beeinflussen. Ein beeinflußter Zeuge dient der Sache wenig. Und meist kommt der Richter etwaigen Machenschaften rasch auf die Schliche.

Damit man in der Aufregung nichts vergißt, gibt es vom ADAC Verlag ein ausführliches Unfallprotokoll in vier Sprachen (Muster auf Seite 181), mit dessen Hilfe auch bei Unfällen mit Ausländern sichergestellt ist, daß die nötigen Fragen beantwortet werden.

Spuren

Spuren sind die stummen Zeugen des Unfallhergangs. Und stumme Zeugen lügen nicht! Eindeutige Spuren lassen sich auch vom Gegner nicht wegdiskutieren. Daher geht die Kriminalpolizei bei schweren Verbrechen erst allen Spuren nach. Das sollte sich jeder als ein nützliches Vorbild nehmen.
Wie geht man bei der Spurensicherung am besten vor? Zunächst müssen die Liegeorte von Personen, die Standorte der Fahrzeuge und ihrer Trümmer markiert werden. Kreide findet sich übrigens in jedem Verbandkasten; sie gehört zur genormten Ausrüstung. Auch mit einem Lippenstift oder sogar mit einem Stein kann man notfalls die Umrisse der Gegenstände auf die Straße malen. Die Standorte der Räder sollten besonders gekennzeichnet werden. Wichtig ist auch die Markierung von Zusammenstoßstellen, Brems- und Schleuderspuren, Glassplittern. Man achte stets auch auf den Zustand des anderen Fahrzeugs (z. B. abgefahrene Reifen)!

Unfallskizze

Wenn die Spuren gesichert sind, fertigt man eine Skizze an, aus der sich alle wichtigen Punkte ersehen lassen. Besonders vorsichtige Leute haben stets eine billige Kamera im Auto und machen sofort Fotos von der Unfallstelle. Nahaufnahmen sind aber nur dann nützlich, wenn sich aus anderen Bildern ein Überblick über die gesamte Unfallstelle ergibt. Wird die Kamera aus dem Auto gestohlen, zahlt die Teilkaskoversicherung übrigens dafür.
Da eine solche Skizze nie maßstabsgetreu sein kann, trägt man die Maße ein. Wenn kein Metermaß zur Hand ist, schreitet man die

Straße ab. Sind genaue Maße nötig, wählt man z. B. die Schuhlänge. Man muß immer von der gleichen Stelle ausgehen, z. B. vom Grasrand der Fahrbahn oder besser von einem Baum. Für die Längsmaße merkt man sich einen auffallenden Punkt, von dem aus gemessen wird, also einen Kanaldeckel oder Kilometerstein, eine Hausmauer oder Laterne.

Zeugen

Der Zeugenbeweis ist nicht der beste Beweis. Trotzdem sind Zeugen unentbehrlich für den erfolgreichen Kampf ums Recht. Ob ein Abbieger geblinkt hat oder nicht, kann für den Schadensersatzprozeß von entscheidender Bedeutung sein. Hierfür gibt es keine ›stummen Zeugen‹; nur die Zeugenaussage kann weiterhelfen.
Sofort nach dem Unfall sollte man versuchen, sich daher die Namen und Anschriften aller Augenzeugen zu notieren. Fährt ein Wagen weiter, dessen Insassen den Unfallhergang gesehen haben müssen, schreibe man sich wenigstens das Kennzeichen auf, damit man notfalls den Halter ermitteln und befragen kann. Man befrage auch sofort Passanten, ob sie den Unfall gesehen haben.
Auf keinen Fall sollte man sich von Zusagen des Schädigers beeindrucken lassen. Auch wenn der andere Unfallbeteiligte noch so treuherzig beteuert, er sei allein am Unfall schuld und seine Versicherung werde alles regeln, sollte man sich die Zeugen notieren. Niemand weiß, wie lange Reue und Einsicht vorhalten!
Es ist an der Tagesordnung, daß Unfallbeteiligte ihr ursprüngliches Schuldbekenntnis später widerrufen und eine völlig andere Unfallschilderung abgeben. Die Aussicht, wenigsten einen Teil des eigenen Schadens ersetzt zu bekommen, ist zu verlockend. Sie bringt durchaus ehrliche Leute dazu, daß sie plötzlich nicht mehr zu ihrem Wort stehen. Der wahre Hergang kann dann meist nicht mehr rekonstruiert werden. Möglicherweise geht der Geschädigte bei der Durchsetzung seiner Ansprüche leer aus oder er muß sich mit Teilbeträgen abfinden.

Sogar bei Auffahrunfällen kommt es vor, daß der Schädiger erklärt, der andere Verkehrsteilnehmer sei rückwärts gefahren. Wie will man dann das Gegenteil beweisen? Als Zeugen kommen alle Leute in Betracht, die den Unfall gesehen haben. Es ist ein weit verbreiteter Irrtum, daß Kinder, Ehefrauen oder Insassen keine vollwertigen Zeugen seien (im Ausland kann da etwas anderes gelten). Natürlich unterliegen diese Personen den Einflüssen ihrer Umgebung besonders stark, so daß ihre Aussagen mehr Angriffspunkte bieten als diejenigen von völlig Fremden.

Da Zeugen aber nicht über die Schuldfrage entscheiden, sondern nur das Tatsachenmaterial liefern, aus dem der Richter auf Schuld oder Unschuld eines Beteiligten erkennt, sind alle Zeugenaussagen der Wahrheitsfindung dienlich. Kinder erinnern sich in erstaunlichem Maße an Einzelheiten, z. B. an Farben. Sie sind oft bessere Zeugen als Erwachsene. Häufig ist es zweckmäßig, einen unbeteiligten Passanten hinzuzuziehen. Es kann sein, daß andere Kraftfahrzeuge beim Vorbeifahren Spuren (etwa im Schnee) verwischen. Hier bittet man einfach einen Zuschauer, sich die Unfallspuren anzusehen, um später einen Zeugen zu haben. Zwingen kann man natürlich niemanden.

Es ist nicht richtig, wenn viele Leute glauben, daß sie gegen einen Polizisten als Zeugen nicht aufkommen. Jeder Richter geht unvoreingenommen an den Sachverhalt heran und wird klare Aussagen beachten. Wenn der Polizist unsicher wird, die Ehefrau aber Einzelheiten berichten kann, ist der Polizist für das Gericht der schlechtere Zeuge.

Lediglich die Polizei kann verlangen, daß ein Zeuge seine Personalien angibt.

Nur der Richter kann einen Zeugen zur Aussage zwingen. Einem Privatmann gegenüber braucht ein Zeuge nicht seinen Namen zu nennen. Das ist ein Nachteil. Man darf einen Zeugen, der sich entfernen will, auch nicht festhalten. Man kann ihm nur nachlaufen. Auf diese Weise läßt sich vielleicht seine Wohnung oder sein Arbeitsplatz feststellen. Natürlich muß man danach unverzüglich zur Unfallstelle zurückkehren.

Hat der Zeuge der Polizei seine Personalien gegeben, dann kann er sich entfernen. Die Polizei und auch die Staatsanwaltschaft haben kein Recht, eine Aussage vom Zeugen zu erzwingen. Erst, wenn der Zeuge vor den Ermittlungsrichter geladen wird, muß er über seine Beobachtungen berichten.

Vor der Vernehmung ist der Zeuge darüber zu belehren, daß er sich nicht selbst belasten muß und daß er bei einem Verfahren gegen einen Angehörigen ein Zeugnisverweigerungsrecht hat. Bisher gibt es keine gesetzlich vorgeschriebene Belehrung darüber, daß er vor der Polizei nicht aussagen muß. Der Beschuldigte wird aber darauf hingewiesen, daß es ihm freisteht, ob er sich äußert oder nicht. Die Rolle des Zeugen ist unbeliebt, weil sie oft mit Unannehmlichkeiten verbunden ist. Aus diesem Grund wollen viele Leute keinen Zeugen abgeben. Das ist ein bedauerlicher Mangel an Zivilcourage.

Jeder Zeuge sollte bedenken, daß er selbst einmal in die Lage kommen kann, einen Nachweis erbringen zu müssen. Bei schweren Unfällen, die Verdienstausfall und vorzei-

Die fünf wichtigen ›W‹

Weil die Feststellungen an der Unfallstelle die Grundlage für jeden Schadenersatz bilden und daher von größter Wichtigkeit sind, sei noch einmal kurz zusammengefaßt, worauf es ankommt.

Wenn ein Reporter auf einen Fall angesetzt wird, versucht er, folgende Fragen zu klären:

Wer (1) hat wann (2) wo (3) was (4) wie (5) gemacht?

Diese alte Journalistenregel kann man gut auf die Tatbestandsaufnahme und auf die Beweissicherung übertragen. Geht man nach diesem bewährten Schema vor, dann kann nicht mehr viel schiefgehen. Das Unfallprotokoll (ab Seite 181) hilft dabei, daß man nichts übersieht.

tige Rente des Ernährers zur Folge haben, kann das Schicksal einer ganzen Familie davon abhängen, ob ein Zeuge zur Verfügung steht oder nicht.

Deshalb gilt: Zeugenaussage ist Ehrensache. Niemand sollte sich aus Bequemlichkeit davor drücken.

Gegner will flüchten

Bei Unfällen kommt es manchmal vor, daß einer der Beteiligten plötzlich Anstalten macht, davonzubrausen. Darf man als Privatmann ihn dann bis zum Eintreffen der Polizei festhalten?

Die Antwort lautet: ja. Wird jemand auf frischer Tat ertappt oder verfolgt, darf er von jedermann vorläufig ohne richterliche Verfügung festgenommen werden. Weitere Voraussetzung ist, daß er der Flucht verdächtig ist oder daß seine Personalien nicht sofort festzustellen sind (§ 127 StPO).

Gibt der Kraftfahrer, der einen Unfall verschuldet hat, seine Personalien an und kann er die Angaben auch durch den Personalausweis belegen, dann darf er nur noch bei Fluchtgefahr festgenommen werden. Fluchtgefahr ist nur gegeben, wenn sich der Täter dem Strafverfahren durch Flucht entziehen will, nicht aber schon dann, wenn er lediglich gewisse Feststellungen zum Unfallhergang nicht dulden will.

Darf man folglich einen Kraftfahrer, der sich der Blutentnahme nicht unterziehen will, festhalten?

Zumindest der Geschädigte darf ihn begründet festhalten.

Er hat ein Notwehrrecht (§ 32 StGB), weil die Vorschriften über Unfallflucht das Vermögen der Unfallbeteiligten schützten und ein Entfernen vom Unfallort oft die Klärung des wahren Sachverhalts vereitelt. Man darf daher einen Kraftfahrer an der Unfallflucht hindern, und zwar so lange, bis die Polizei eintrifft. Sogar Passanten kann man um Hilfe bitten; sie sind durch das Notstandsrecht ebenfalls gedeckt.

Umgang mit Geschädigten

Jeder Mensch macht Fehler. Daher ist es erklärlich und verständlich, wenn er auch mal bei den vielfachen Anforderungen, die der Straßenverkehr an ihn stellt, versagt. Macht er aber einen Fehler und verursacht einen Unfall, so handelt er klug, wenn er nicht noch durch ungeschicktes Verhalten die Folgen verschlimmert. Nicht empfehlenswert ist es, den unschuldigen Geschädigten allein durch Lautstärke zu übertrumpfen oder dessen Ermittlungsarbeit mutwillig zu erschweren.

Oft hat man es sogar in der Hand, durch vernünftiges Vorgehen die unangenehmen Folgen zu mildern oder ganz zu beseitigen.

Wer seine Haftpflichtversicherung unverzüglich wahrheitsgemäß von einem Unfall verständigt und vielleicht dem Geschädigten einen Durchschlag der Schadensmeldung schickt, oder wer den Verletzten im Krankenhaus besucht, darf eher annehmen, daß der Geschädigte nicht auch noch einen Strafantrag wegen Körperverletzung stellt. Auch der Richter wird das strafmildernd berücksichtigen.

Manche Leute meinen, daß sie dadurch ihre Schuld eingestehen würden und sich damit noch mehr schadeten. Das ist nicht der Fall. Die Wahrheit zu sagen schadet nicht. Auch unangenehme Eingeständnisse führen nicht zu Regreßforderungen durch die eigene Haftpflichtversicherung. Was schadet, ist nur der Versuch, z. B. durch Unfallflucht nachträglich etwas zu vertuschen.

Der Wahrheitspflicht genügt man aber auch, wenn man nicht sofort Angaben macht. Was man sagen will, darf man ausreichend bedenken. Deshalb hat jeder Beschuldigte der Polizei und der Staatsanwaltschaft gegenüber ein Schweigerecht.

Unfallprotokoll statt Schuld- anerkenntnis

»Ich gebe zu, daß ich an dem Unfall vom . . . allein Schuld trage.« Dieses Schuldanerkenntnis ist unsinnig, obwohl es häufig verwendet wird. Der Geschädigte kann damit nichts anfangen. Die Versicherung prüft trotzdem, ob sie auf Grund des Unfallhergangs haften muß.

Auch die Gerichte erkennen das Schuldanerkenntnis nicht ohne weiteres an. Der Beklagte kann es nämlich widerrufen mit der Begründung, er habe die Schuld unter dem Eindruck des Unfalls und in der ersten Erregung zugegeben. Außerdem kann sich derjenige, der die Schuld anerkennt, bei seiner eigenen Versicherung Schwierigkeiten einhandeln. Er ist nämlich nicht berechtigt, ohne vorherige Zustimmung der Versicherung einen Anspruch des Geschädigten anzuerkennen oder zu befriedigen. Sonst verletzt er eine Obliegenheit, besser gesagt, eine Verpflichtung aus dem Versicherungsvertrag.

Das bedeutet freilich nicht, daß man sein Verschulden an einem Unfall hartnäckig leugnet. Die Versicherung darf den Versicherungsschutz auch dann nicht versagen, wenn der Versicherte grob fahrlässig gehandelt hat. Die Kraftfahrzeug-Haftpflichtversicherung muß sogar aufkommen, wenn ein Kraftfahrer unter Alkoholeinfluß einen Schaden verursacht hat. Sie wird nur dann von der Verpflichtung zur Leistung frei, wenn der Alkoholgenuß verschwiegen wird.

Der Schuldige darf also ohne weiteres den w a h r e n Unfallhergang zugeben, auch wenn er sich dadurch belastet. Er ist zur wahren Aufklärung sogar verpflichtet und kommt dadurch nicht in Schwierigkeiten. Statt eines Schuldanerkenntnisses empfiehlt es sich, eine kurze Unfallschilderung abzugeben.

Unmittelbar nach dem Unfall ist nämlich die Neigung, Tatsachen zu leugnen, erfahrungsgemäß geringer als später. Außerdem ist ein Kraftfahrer, der mit abgefahrenen Reifen einen Unfall heraufbeschwor, froh, wenn er nicht auch noch deswegen Strafe zahlen muß. Er wird also leichter geneigt sein, den wahren Sachverhalt einzugestehen.

Ein privates Unfallprotokoll könnte etwa lauten: »Ich habe am . . . den auf der . . . Straße ordnungsgemäß geparkten Wagen mit dem amtlichen Kennzeichen . . . am linken Kotflügel gestreift und beschädigt.«

Mit dieser Unfallschilderung sind beide Beteiligten gesichert. Der Schädiger kann diese genauen Angaben später nicht widerrufen, und seine Versicherung wird die Schuldfrage trotzdem prüfen, ohne daß die Entscheidung durch ein Schuldanerkenntnis schon vorweggenommen ist.

Die Abfassung des privaten Unfallprotokolls muß nicht bei den beiden Parteien in allen Punkten übereinstimmen. Abweichungen in der Sachdarstellung sind denkbar.

Die Juristen, die die Schuldfrage klären müssen, werden durch ein sorgfältig abgefaßtes Unfallprotokoll mit ausreichenden Unterlagen versehen.

Damit man in der Aufregung nichts Wichtiges vergißt, empfiehlt es sich, das viersprachige Unfallprotokoll (siehe Seite 181), das es bei jeder ADAC-Geschäftsstelle als Formularblock gibt, stets im Wagen mitzuführen.

Der Rat für die Praxis: Die Zahlung eines Verwarnungsgeldes oder eines Bußgeldbescheids ist kein Schuldanerkenntnis im Sinne der Versicherungsbestimmungen.

Abschleppen

Hindernisse auf der Fahrbahn sind gefährlich und führen immer wieder zu weiteren schweren Unfällen. Daher besteht ein Interesse daran, daß betriebsunfähige Fahrzeuge so rasch wie möglich aus dem Verkehr gezogen werden. Der Gesetzgeber begrüßt deshalb jede Privatinitiative und behindert das Abschleppen in Notfällen durch keinerlei Vorschriften. Wer ein betriebsunfähiges Fahrzeug abschleppen will, braucht sich also in rechtlicher Hinsicht keine Gewissensbisse zu machen.

Der Abschlepper darf mit einem Pkw theoretisch sogar einen Lkw abschleppen, ohne daß er deshalb den Führerschein der Klasse II haben müßte. Es genügt immer der Führerschein, den man für das ziehende Fahrzeug braucht. Das abgeschleppte Fahrzeug muß weder zugelassen noch versteuert sein. Der Abschleppzug darf länger als 18 Meter sein. Die Person, die das abgeschleppte Fahrzeug lenkt, benötigt keinen Führerschein. Es kommt sogar ein Kind in Frage, weil es sich um eine Nothilfe handelt, die solche Ausnahmen rechtfertigt.

Die folgenden zwei V o r a u s s e t z u n g e n für das Abschleppen müssen allerdings gegeben sein:

— Nur ein liegengebliebenes Fahrzeug, das betriebsunfähig ist, darf entfernt werden.
— Man darf mit einem beschädigten Fahrzeug im Schlepp nicht durch ganz Deutschland fahren, sondern muß es am nächsten geeigneten Bestimmungsort, der nächsten Tankstelle oder Kundendienstwerkstatt, abliefern.

Beim Abschleppen eines auf der Autobahn liegengebliebenen Fahrzeugs ist die Autobahn bei der nächsten Ausfahrt zu verlassen. Beim Abschleppen darf nicht in die Autobahn eingefahren werden. Wenn möglich, müssen beide Fahrzeuge während des Abschleppens das Warnblinklicht einschalten (§ 15 a StVO). Folgendes ist zu b e a c h t e n : Der Abstand zwischen dem Abschlepper und dem Unfallfahrzeug darf höchstens 5 Meter betragen. Das Seil muß durch eine roten Lappen oder auf andere Weise ausreichend kenntlich gemacht werden.

Findet sich kein hilfreicher Privatmann als Abschlepper oder kann das Auto nur mit Hilfe von Spezialeinrichtungen, zum Beispiel Kränen, geborgen werden, empfiehlt es sich, die Auswahl des Abschleppdienstes nicht einem „zufällig" aufkreuzenden Unfallhelfer zu überlassen. Am besten ist es, man läßt über die Autobahnmeisterei oder die Polizei einen ADAC-Abschleppdienst rufen. Der Club sorgt dafür, daß die Unternehmen keine überzogenen Forderungen stellen.

Der Rat für die Praxis: Wenn man sein beschädigtes Auto längere Zeit verlassen muß, um Hilfe zu holen, legt man gut sichtbar einen Zettel hinein: »Hole Hilfe! Bin gleich wieder zurück!« Es ist nämlich schon vorgekommen,

daß eine Polizeistreife in der Zwischenzeit das Fahrzeug auf Kosten des Halters abschleppen ließ.

Nachteile durch Abschlepphaie

Kommt noch vor der Polizei ein Abschlepper vorbei, der alles zur vollen Zufriedenheit zu regeln verspricht, ist besondere Vorsicht geboten. Es könnte ein Hai sein, der unter dem Vorwand seiner ›Hilfsbereitschaft‹ nur kräftig zulangen will. Was tun?

Die Dienste eines nicht bestellten Abschleppunternehmens braucht niemand in Anspruch zu nehmen. Auf alle Fälle läßt man sich den Preis nennen. Mindestens sollten Zeugen die Preisangaben hören. Noch besser ist es, man läßt sich die voraussichtlichen Kosten schriftlich bestätigen. Erklärt der Fahrer, dazu sei er nicht befugt, verzichtet man besser auf die Dienstleistungen des Zufallshelfers. Man kann sicher sein, daß er einen übers Ohr hauen wollte. Ein seriöses Unternehmen hat keine Veranlassung, seine Preise zu verschweigen. Der Abschlepper sieht, was zu tun ist, und muß dann ungefähr sagen können, was es kostet.

Selbst wenn man vielleicht noch eine Stunde länger auf einen anderen Abschleppunternehmer warten muß, kann sich das lohnen, wenn man so einige hundert Mark sparen kann.

Hart muß man selbst dann bleiben, wenn der Abschleppunternehmer verspricht, man hätte überhaupt nichts zu zahlen, falls man ihm die Forderungen gegen den anderen, schuldigen Kraftfahrer abtreten würde. Solche Angebote scheinen auf den ersten Blick verlockend, sie halten aber nicht, was sie versprechen. Nicht aus Menschenfreundlichkeit hilft der Abschleppunternehmer, sondern nur, weil er zusätzlich Geld verdienen will.

Was ist eigentlich so schlecht an den sogenannten Unfallhelfern, die einem doch allerhand Mühe abnehmen? Das ist leicht erklärt. B e i s p i e l : Herr Gmeiner hat auf der Autobahn einen Unfall; ein anderer Kraftfahrer knallt ihm von hinten auf das Fahrzeug. Noch vor der Polizei erscheint der Abschleppunternehmer Angerer auf der Bildfläche, der bei seinen Patrouillenfahrten regelmäßig den Polizeifunk abhört. Mit einem Blick erkennt er die Situation und widmet sich besonders sorgfältig dem schuldlosen Herrn Gmeiner. Sein Auto wird durch Angerer zur Werkstatt Gruber gebracht. Sie liegt in einem Hinterhof und macht keinen besonders guten Eindruck. Aber bald erscheint der Sachverständige, Herr Sorgsam, auf der Bildfläche, der nach Absprache mit Gruber ein Gutachten erstellt, dessen Höhe sogar Herrn Gmeiner in Erstaunen setzt. Gruber hat Herrn Gmeiner inzwischen davon überzeugt, daß er unbedingt einen Leihwagen braucht. Herr Gmeiner wird dann an den Mietwagenunternehmer Meyer weitergereicht, der ›zufällig‹ gerade in der Nähe ist. Und der wiederum empfiehlt den Rechtsanwalt Rauhbein, dessen Vollmachten er gleich vorrätig hat. Der Advokat besorgt vom Finanzierungsinstitut Bleibtreu ein Darlehen, das für die Zahlung der Rechnungen von Angerer, Meyer, Sorgsam und Gruber verwendet werden soll.

Eine ganze Reihe von Geschäftemachern hat sich hier also zusammengetan, nicht unbedingt zum Vorteil des armen Herrn Gmeiner. Denn der erfährt nichts davon, daß er auch Nutzungsausfall verlangen kann, wenn er auf einen Mietwagen verzichtet. Auch wegen der Höhe der Wertminderung wird Rechtsanwalt Rauhbein keineswegs prozessieren. Die Wertminderung dient ohnehin nur zur Deckung des Defizits aus dem Abzug von Eigenersparnis beim Leihwagen. Wenn die Entschädigung nicht reicht, die der Versicherer zahlt, wird eben Herr Gmeiner persönlich kräftig zur Kasse gebeten. Aber das alles merkt er leider erst, wenn es zu spät ist.

Es ist zu wenig bekannt, daß die Prämienerhöhung in der Kraftfahrzeughaftpflichtversicherung nach Schätzung von Fachleuten schon einmal um 5 Prozent niedriger hätte ausfallen können, würden nicht Unfallhaie ungerechtfertigt hohe Beträge kassieren? Deshalb sei man auf der Hut vor zweifelhaften Unfallhelfern! Da sie auch den Polizeifunk abhören, sind sie oft genau so rasch wie die Ordnungshüter an der Unfallstelle oder schneller. Sie sind aber keineswegs nur

Freunde und Helfer. Das Versprechen, alle Mühen zu übernehmen, wird nicht aus Menschenfreundlichkeit gegeben, sondern um von Werkstätten, Tankstellen, Abschleppunternehmern, Mietwagenfirmen usw. Provisionen zu kassieren. Natürlich schlagen sich die Provisionen in hohen Rechnungen nieder. Deshalb ist es verständlich, wenn die Versicherer bestrebt sind, Unfallhellfer dieser Art soweit wie möglich auszuschalten.

Wer sich in dem häufig undurchschaubaren Netz zwischen Unfallhelfer, Abschlepper, Werkstatt, Autovermietung, Kreditbüro und gelegentlich auch Anwalt verstrickt, darf nicht annehmen, daß er immer nur gut bedient wird. Die negativen Auswirkungen erfährt er häufig zu spät. Erkennt die Versicherung unbegründete Ansprüche nicht an, zahlt man aus eigener Tasche drauf. Im besten Fall wird auf diese Weise der Anspruch auf Wertminderung zur Deckung anderer Ausgaben benutzt. Vielfach wird einem auch der Mietwagenunternehmer ähnliche Unterstützung anbieten. Auch hier ist Vorsicht am Platz. Am sichersten regelt man seine Ansprüche selbst.

Übrigens verstößt es nach Meinung des höchsten deutschen Gerichts gegen die guten Sitten des Wettbewerbs, wenn ein Abschleppunternehmer am Unfallort von sich aus Unfallbeteiligte mit dem Ziel anspricht, sie zum Abschluß eines Abschleppvertrages zu bewegen (BGH, Urteil vom 14. 12. 1979, DAR 81, 212).

Einschaltung eines Rechtsanwalts

»Die Kosten für einen Rechtsanwalt kann ich mir sparen«, so denken viele Leute und wikkeln ihre Verkehrssachen ohne sachkundige Hilfe ab. Freudig streichen sie die Reparaturkosten ein, die sie von der gegnerischen Versicherung erhalten, und merken gar nicht, daß sie eigentlich Geld verschenken. Welcher Laie weiß schon, was man sonst noch alles verlangen kann; Wertminderung, Nutzungsausfall, Schmerzensgeld, das sind für den Nichtfachmann böhmische Dörfer. Viele Leute wollen auch nicht einsehen, daß Einwände der Versicherer (z. B. Verstoß gegen die Schadenminderungspflicht) berechtigt sein können. Manche Prozesse um des Kaisers Bart wären vermieden worden, wäre rechtzeitig ein Anwalt eingeschaltet worden, der von unbegründeten Forderungen abgeraten hätte!

Daher sollte jeder Verkehrsteilnehmer wissen, wann es sich lohnt, zum Anwalt zu gehen, was der Anwalt kostet und wer ihn bezahlen muß, wobei zu unterscheiden ist, ob man eine Verteidigung in Strafsachen oder eine Vertretung in Zivilsachen braucht.

Strafsachen

Hier kann der Anwalt einen Fall dadurch erledigen, daß er sagt: »Es ist besser, Sie zahlen die 20,– DM Bußgeld. Ein Einspruch gegen den Bußgeldbescheid hat keinen Zweck!« Schon dieser Rat kostet Geld. Nach der Gebührenordnung für Rechtsanwälte kann der Anwalt, je nachdem, wieviel Arbeit die Beratung und das Aktenstudium machten, zwischen DM 35,– und DM 465,– verlangen. Der Anwalt kann durchaus für seinen Rat, keinen Einspruch gegen die DM 20,– Bußgeld zu erheben, DM 150,– und mehr verlangen. Nimmt er weniger als die Mindestgebühr von DM 35,–, handelt er sogar standeswidrig.

Fein heraus ist der Verkehrsteilnehmer, der bei einem Automobilclub ist. In Verkehrssachen ist die Beratung der Mitglieder durch Anwälte des Clubs eine Vereinsleistung, die nicht eigens bezahlt werden muß.

Wer eine Rechtsschutzversicherung hat, kann den Anwalt bitten, die Rechnung gleich an die Versicherung zu schicken.

Wenn der Anwalt den Fall günstig beurteilt und eine Verteidigung übernimmt, dann beträgt die Rahmengebühr nach dem Gesetz DM 70,– bis DM 930,– pro Instanz. Normalerweise hat der Klient für eine Verteidigung eine Mittelgebühr von etwa DM 500,– zu zahlen. Telefonate, Porti, Spesen und Umsatzsteuer kommen noch hinzu. War der Anwalt auch im Vorverfahren tätig, hat er z. B. den Einspruch begründet, so kommen noch einmal ca. DM 250,– hinzu.

Kann die Sache nicht an einem Tag erledigt werden, kostet jeder weitere Verhandlungstag DM 70,– bis DM 465,–. Sein Honorar erhält der Anwalt unabhängig vom Ausgang des Verfahrens und ohne Rücksicht auf die verhängte Strafe. Der Erfolg spielt keine Rolle. Wer glaubt, daß seine Sache nur durch einen bekannten Anwalt richtig vertreten wird, muß meist nicht tiefer in die Tasche greifen. Der Staranwalt wird erklären, daß er eine Verteidigung nur übernehmen kann, wenn er dafür DM 3000,– erhält.

Eine solche Honorarvereinbarung ist zulässig. Sie muß aber schriftlich getroffen werden. Der Angeklagte darf auch nicht hoffen, daß er das Geld von seiner Rechtsschutzversicherung oder, bei einem Freispruch, von der Staatskasse zurückerhält. Nur die gesetzlich festgelegten Gebühren sind zu ersetzen. Den überschießenden Betrag zahlt immer der Mandant. Leute, die mit dem Pfennig rechnen, werden daher nur dann eine Honorarvereinbarung unterschreiben, wenn für sie sehr viel auf dem Spiel steht und die Kosten in den Hintergrund treten. Bei Auffahrunfällen oder Vorfahrtsverletzungen, bei denen die Schuld eindeutig ist, wird man nicht unbedingt einen Anwalt bemühen. Geht es aber um Gefängnis, Führerscheinentzug, Einträge ins Strafregister, oder ist die Schuld nicht eindeutig zu beweisen, lohnt es sich wohl immer, einen Anwalt einzuschalten.

Für erfolglose Neben- oder Privatklagen muß der schuldlos Geschädigte die Anwaltskosten selbst tragen, wenn der Betroffene aus Mangel an Beweisen freigesprochen wird. Der Angeklagte aber, der verurteilt wird, muß neben den Kosten für Strafverfahren und Honorar des eigenen Anwalts auch noch den Anwalt des Neben- oder Privatklägers bezahlen.

Zivilsachen

Das Honorar des Anwalts richtet sich in Zivilsachen nach dem Gegenstandswert. Bei Verkehrsunfällen ist das in der Regel die Höhe der Forderung. Der Rechtsanwalt wird in Verkehrssachen zunächst eine außergerichtliche Erledigung mit der Haftpflichtversicherung des Gegners anstreben. Hat er mit seinen Bemühungen Erfolg, erhält der Anwalt sein Honorar von der Versicherung, denn keinem Geschädigten darf zugemutet werden, daß er nach einem Verkehrsunfall selbst mühsame Verhandlungen mit der Haftpflichtversicherung in Gang bringt. Dies gilt insbesondere deshalb, weil die Gegenseite durch Fachleute und Rechtskundige vertreten ist. Man sollte also den Anwalt schon unmittelbar, nachdem es gekracht hat, einschalten und nicht erst, wenn ein Prozeß droht.

Nur, wenn der Mandant ausdrücklich darauf besteht, daß sein Anwalt mehr verlangt, als er selbst nach Prüfung zugestehen würde, braucht die Versicherung die dafür anfallenden höheren Anwaltskosten nicht zu zahlen. Die Versicherung muß allein die Kosten für berechtigte Forderungen decken. Die Differenz muß man selbst tragen. Der Anwalt bekommt auf alle Fälle eine Geschäftsgebühr, möglicherweise darüber hinaus eine Besprechungs- und Vergleichsgebühr.

Gewinnt man einen Prozeß, zahlt das Honorar der Gegner. Verliert man ihn, dann muß man zu den eigenen Gerichts- und Anwaltskosten auch die des Gegners übernehmen. Hat die Klage zum Teil Erfolg, werden die Kosten entsprechend aufgeteilt. Wenn man z. B. zwei

Tabelle der Anwaltskosten Stand: Gebührennovelle 1981 (seither unverändert)

Gegenstands-wert DM	Geschäfts- oder Besprechungs- Gebühr DM	Prozeß- oder Vergleichs- Gebühr DM	Volles Prozeß- kostenrisiko (1. Instanz) DM
200,–	22,50	30,–	ca. 200,–
300,–	30,–	40,–	ca. 260,–
500,–	37,50	50,–	ca. 360,–
800,–	52,50	70,–	ca. 490,–
1 200,–	63,80	85,–	ca. 590,–
2 000,–	90,80	121,–	ca. 820,–
3 000,–	131,30	175,–	ca. 1 150,–
5 000,–	198,80	265,–	ca. 1 750,–
10 000,–	366,80	489,–	ca. 3 150,–
15 000,–	507,80	677,–	ca. 4 250,–
20 000,–	600,–	800,–	ca. 5 200,–
30 000,–	720,–	960,–	ca. 6 000,–
50 000,–	926,30	1 235,–	ca. 7 800,–
100 000,–	1 188,80	1 585,–	ca. 9 300,–

Drittel der eingeklagten Summe erhält, hat der Gegner auch zwei Drittel der gesamten Verfahrenskosten zu tragen, das restliche Drittel muß man aus eigener Tasche dazulegen.

Man macht sich oft völlig falsche Vorstellungen von der Höhe der Anwaltsgebühren. Darum sind in der Tabelle auf Seite 27 die Gebühren für einige Streitwerte errechnet. Auch hier sind Umsatzsteuer, Porti und sonstige Nebenkosten nur in der Spalte über das Prozeßkostenrisiko berücksichtigt. Die Kosten des Gegenanwalts und des Gerichts sind dort ebenfalls eingearbeitet.

Prozeßkostenhilfe

Wer nach dem Studium der Kostentabelle glaubt, das Geld für einen Prozeß nicht aufbringen zu können, braucht die Flinte noch nicht ins Korn zu werfen. Er kann beim Gericht einen Antrag auf Prozeßkostenhilfe stellen. Die Prozeßkostenhilfe hat das frühere Armenrecht abgelöst. Die Prozeßkostenhilfe wird nur dann nicht gewährt, wenn die beabsichtigte Rechtsverfolgung oder Rechtsverteidigung keine hinreichende Aussicht auf Erfolg bietet oder mutwillig ist.

Das Gericht setzt mit der Bewilligung der Prozeßkostenhilfe die zu zahlenden Monatsraten fest, durch die die Tilgung erfolgt. Allerdings sieht das Gesetz vor, daß bei bestimmten niedrigen Einkommen überhaupt keine Ratenzahlung erfolgen muß.

Die Tabelle auf dieser Seite zeigt, wann es sich lohnt, Prozeßkostenhilfe zu beantragen. Die Gerichte halten Formblätter für den Antrag auf Prozeßkostenhilfe bereit.

Der Rechtsschutz der Bürger mit geringem Einkommen wird durch das Beratungshilfegesetz vervollständigt. Bürger, die sich keinen Anwalt leisten können, dürfen bei den Amtsgerichten einen Schein für eine Rechtsberatung durch einen Anwalt abholen. Der Rechtsuchende kann dann den Anwalt seines Vertrauens frei auswählen. Honoriert wird der Anwalt von der jeweiligen Landeskasse.

Tabelle zur Prozeßkostenhilfe Stand: Gebührennovelle 1981 (seither unverändert)

Monatliches Nettoeinkommen, auf volle DM abgerundet bei Unterhaltsleistungen auf Grund gesetzlicher Unterhaltspflicht für							Monatsrate
0	1	2	3	4	5 Personen*		
DM	DM	DM	DM	DM	DM	DM	DM
bis 850,–	1300,–	1575,–	1850,–	2125,–	2400,–		–,–
900,–	1350,–	1625,–	1900,–	2175,–	2450,–		40,–
1000,–	1450,–	1725,–	2000,–	2275,–	2550,–		60,–
1100,–	1550,–	1825,–	2100,–	2375,–	2650,–		90,–
1200,–	1650,–	1925,–	2200,–	2475,–	2750,–		120,–
1300,–	1750,–	2025,–	2300,–	2575,–	2850,–		150,–
1400,–	1850,–	2125,–	2400,–	2675,–	2950,–		180,–
1500,–	1950,–	2225,–	2500,–	2775,–	3050,–		210,–
1600,–	2050,–	2325,–	2600,–	2875,–	3150,–		240,–
1800,–	2250,–	2525,–	2800,–	3075,–	3350,–		300,–
2000,–	2450,–	2725,–	3000,–	3275,–	3550,–		370,–
2200,–	2650,–	2925,–	3200,–	3475,–	3750,–		440,–
2400,–	2850,–	3125,–	3400,–	3675,–	3950,–		520,–

* Bei Unterhaltsleistungen für mehr als 5 Personen erhöhen sich die in dieser Spalte angeführten Beträge um DM 275,– für jede weitere Person

Akteneinsicht

Ohne Kenntnis der Ermittlungsakten kommt man nicht weiter. Der Angeklagte erhält die Akten aber nicht selbst. Er könnte wichtige Dokumente daraus entfernen. Nur ein Rechtsanwalt darf rechtzeitig die Akten einsehen.

Anders ist es bei Ordnungswidrigkeiten. In manchen Bundesländern kann der Betroffene selbst zur Polizei gehen und dort nachschauen, weshalb man ihm einen Bußgeldbescheid zukommen lassen will. Mitnehmen und fotokopieren darf er die Akten zwar nicht, er hat aber die Möglichkeit, die wesentlichen Stellen abzuschreiben.

Ist ein Strafverfahren rechtskräftig abgeschlossen, kann der Geschädigte durch einen bevollmächtigten Anwalt die Akten einsehen lassen. Die Prüfung zivilrechtlicher Ansprüche ist hierzu ein ausreichender Grund.

Bei einem Verkehrsunfall wird dem Unfallgeschädigten im allgemeinen recht großzügig Auskunft erteilt.

Kommt man selbst nicht weiter, sollte man einen Rechtsanwalt einschalten, der auf alle Fälle Akteneinsicht erhält und meistens Fotokopien von dem Vorgang anfertigt. Die Kosten dafür sind relativ niedrig.

Soweit das Unfallopfer Auskunft benötigt, hilft ihm die Polizei weiter. Name und Anschrift des Schädigers und auch die Aktenzeichen von Straf- oder Ermittlungsverfahren gibt sie jederzeit bekannt.

Strafrechtliche Maßnahmen

Wenn nach einem Unfall die Polizei gerufen wird, fürchten viele Leute, daß ihnen ein Strafverfahren angehängt werden könnte. Sie möchten daher die Sache lieber selbst regeln.

Hinzuziehung der Polizei

Soll man nach einem Unfall die Polizei rufen oder nicht? Die Polizei ist zu rufen, wenn ein Mensch getötet oder erheblich verletzt worden ist. Bei Blechschäden ist die Polizei entbehrlich, besonders wenn die Beteiligten vernünftig sind und sich selbst einigen können. Bei hohem Sachschaden und großen Meinungsverschiedenheiten über die Schuldfrage empfiehlt es sich, die Polizei zu holen. Wenn nämlich beide Beteiligten von ihrer Unschuld überzeugt sind und sich ohnehin nicht einigen, wollen sie oft, daß die Polizei als Schiedsrichter hinzugezogen wird. Allerdings erwartet man von der Polizei zuviel; denn häufig läßt sich beim besten Willen nicht sofort feststellen, wer einen Unfall verursacht oder verschuldet hat. Möglicherweise stellt die Polizei ein Mitverschulden beider Beteiligten fest, und dann erhalten beide nur ein Verwarnungsgeld. Der Schadensabwicklung ist damit überhaupt nicht gedient. Außerdem ist es für den Geschädigten meistens nebensächlich, ob der andere bestraft wird oder nicht. Wichtig ist ihm allein, daß sein Schaden ersetzt wird.

Nun ist es sicherlich gut, wenn man der Haftpflichtversicherung mit der Schadenersatzforderung ein Urteil auf den Tisch legen kann, aus dem hervorgeht, daß der beteiligte Kraftfahrer bestraft wurde. Auch der bloße Hinweis darauf, daß der andere ein Verwarnungsgeld zahlen mußte, während man selbst ungeschoren blieb, erleichtert vielfach die Durchsetzung von Ersatzansprüchen. Gelegentlich spart man sich damit sogar einen Zivilprozeß, zu dem es kommt, wenn sich die Haftpflichtversicherung und der Geschädigte über den Schadenersatz nicht einigen.

Man darf jedoch eines nicht übersehen: Das Strafurteil bindet den Zivilrichter in keiner Weise. Er kann jederzeit eine vom Strafrichter abweichende Meinung vertreten. Wenn aber schon ein rechtskräftiges Strafurteil keine bindende Wirkung für den Zivilprozeß hat, so natürlich erst recht nicht ein Verwarnungsgeld (Seite 33).

Auch wenn die Polizei hinzugezogen wird, sollte man sich nicht damit begnügen, daß einer der Beteiligten eine Verwarnung erhält, sondern zur Selbsthilfe schreiten. Man fertige ein Unfallprotokoll an. Es lohnt sich! Nur bei Unfällen mit Verletzten nimmt die Polizei ein ausführliches Protokoll auf. Die Haftpflichtversicherung und die Police-Nummer notiert die Polizei überhaupt nicht. Doch gerade diese Daten sind für eine rasche Abwicklung unerläßlich, und man sollte unter allen Umständen versuchen, sie vor Ort zu erhalten.

Umgang mit der Polizei

Das Verhältnis zwischen Polizei und Bürger ist oft gespannt. Das liegt vielfach daran, daß der Bürger über die Rechte und Pflichten der Polizei nicht ausreichend informiert ist. Die Aufgaben und Befugnisse der Polizei sind in Gesetzen festgelegt. Man kann also genau sagen, welche Rechte die Polizei hat.

Wenn die Polizei kommt, bleibe man höflich und korrekt, so wie man dies ja auch von den Beamten verlangt, die einem gegenüberstehen. Die Anordnungen der Polizei muß man ausführen. Nur auf Rechte, die man sicher kennt, sollte man pochen und dabei bedenken: Als Fallstrick lauert immer die Strafvorschrift über Widerstand gegen die Staatsgewalt.

Außerdem sollte man negative psychologische Auswirkungen nicht übersehen. Wer bei Rot über die Kreuzung gefahren ist und den Polizisten, der ihn anhält, beschimpft, wird auf wenig Verständnis stoßen. Wer dagegen eine begangene Tat ohne Umschweife zugibt und vielleicht sogar eine plausible Erklärung dafür hat, die den Fehler weniger schlimm erscheinen läßt, wird wahrscheinlich besser wegkommen. Ein Musterbeispiel: Die Geschwindigkeitsgrenze wurde überschritten, um eine Frau in letzter Minute zur kurz bevorstehenden Entbindung zu bringen!

Bei harmlosen Delikten läßt sich die Sache meistens durch ein Verwarnungsgeld erledigen.

Pflicht zum Einschreiten

Die Polizei darf die Annahme einer mündlich vorgetragenen Strafanzeige nicht verweigern (§ 158 StPO). Sie muß normalerweise ein Protokoll anfertigen und die Sache bearbeiten. Gerade im Verkehrsrecht gibt es aber eine wichtige Ausnahme: Bei leichten Ordnungswidrigkeiten kann die Polizei von einer Anzeige absehen. Sie kann den Schuldigen mit einem Verwarnungsgeld belegen. Neuerdings lehnt die Polizei manchmal sogar bei Unfällen mit Schäden unter DM 3000,– die Anfertigung eines Protokolls ab.

Personalien

Die Polizei hat nicht das Recht, ohne jeden Grund die Personalien eines Staatsbürgers zu verlangen. Sie darf aber diese Angaben fordern, wenn es zur Aufklärung oder Ermittlung von strafbaren Handlungen erforderlich ist. Daher kann die Polizei den Beschuldigten und die Zeugen um die Angabe ihrer Personalien bitten. Da es nicht vorgeschrieben ist, daß man seinen Ausweis mit sich führt, kann es dabei Schwierigkeiten geben.

Die Polizei hat bei der Feststellung der Person immer das Mittel anzuwenden, das von dem Betroffenen den geringsten Aufwand an Mühe und Belastung fordert. Bei einem Verkehrsunfall wird also das Vorzeigen des Führerscheins genügen. Hat man den Führerschein vergessen, kann durch eine Fahrt zur nahen Wohnung des Beschuldigten alles Nötige meist leicht geklärt werden. Nur wenn diese Möglichkeit scheitert, darf die Polizei den Beschuldigten zur Polizeistation bringen, um seine Personalien festzustellen.

Bei jedem Verkehrsunfall darf die Polizei auch die Fahrzeugpapiere überprüfen. Man muß dabei dem Beamten den Führerschein übergeben. Entgegen anderslautenden Gerüchten, die sich hartnäckig halten, genügt es nicht, ihn nur durchs geschlossene Autofenster zu zeigen. Die Pflicht zur Aushändigung des Führerschein, also nicht nur zum Vorweisen, steht in § 4 Abs. 2 der StVZO. Das gleiche gilt für den Kraftfahrzeugschein. Auch er ist zur Prüfung auszuhändigen (§ 24 Abs. 2 StVZO). Ferner hat die Polizei das Recht, die Schaublätter des Fahrtschreibers einzusehen.

Widerstand

Wer sich berechtigten Anordnungen der Polizei durch Gewalt oder durch Drohung mit Gewalt widersetzt, wer gar tätlich wird, riskiert eine Strafe wegen Widerstands gegen Vollstreckungsbeamte (§ 113 StGB).

Unbeteiligte

Immer wieder stellt man fest, daß sich an der Unfallstelle Neugierige sammeln, die oft die Rettungsarbeiten der Sanitäter und der Polizei behindern. Die Polizei hat daher das Recht, Zuschauer wegzuschicken. Die Neugierigen müssen dieser Aufforderung Folge leisten.

Wer sich der Anordnung der Polizei widersetzt oder die Tätigkeit der Polizei stört, kann sogar festgenommen werden (§ 164 StPO).

Die Polizei kann andererseits von Zuschauern verlangen, daß sie aktiv tätig werden und die polizeilichen Maßnahmen unterstützen. Wenn ein Fahrzeug umgekippt ist und die Insassen eingeklemmt sind, kann der Polizeibeamte, der die Insassen nicht allein befreien kann, Passanten auffordern, ihm zu helfen, wenn sonst Gefahr besteht, daß den Verletzten nicht rasch genug Hilfe gebracht werden kann.

Die Pflicht Unbeteiligter, bei Verkehrsunfällen zu helfen, geht aber noch weiter: Die Polizei kann auch verlangen, daß ein Verletzter durch einen Unbeteiligten ins Krankenhaus gebracht wird, wenn damit zu rechnen ist, daß der Krankenwagen nicht schnell genug eintrifft. Eine Weigerung könnte sogar als unterlassene Hilfeleistung und damit als Straftat bewertet werden.

Vernehmung

Jeder Beschuldigte hat Anspruch darauf, vor Erlaß einer Strafe gehört zu werden. Er soll Gelegenheit zur Rechtfertigung haben. Bei Verkehrsunfällen kann die Anhörung gleich an Ort und Stelle erfolgen. Jeder Staatsbürger sollte wissen, welche Rechte er dabei hat.

Besondere Vorsicht ist beim ersten ›Kontaktgespräch‹ mit der Polizei angebracht. Sie kann nicht von vornherein wissen, wen sie beschuldigen wird. Deshalb sind die ersten Fragen meist entscheidend. Wer sich dabei nicht zurückhält, schadet sich oft selbst.

Zuerst hat die Polizei dem Beschuldigten zu eröffnen, welche Tat ihm zur Last gelegt wird. Man muß von vornherein wissen, was einem bevorsteht.

Die Polizei muß den Beschuldigen aber auch darüber belehren,

- daß er zur Sache keine Angaben machen muß
- daß er vor der Vernehmung einen Verteidiger befragen kann (bei Ordnungswidrigkeiten darf diese Belehrung unterbleiben)
- daß er sich auch schriftlich äußern kann

Leider sind diese Rechte des Beschuldigten viel zuwenig bekannt, und so machen sie von den ihnen gebotenen Möglichkeiten auch zu selten Gebrauch. Bei einfachen Fällen, die

klar zu überschauen sind, kann man an Ort und Stelle antworten.

Sonst aber sollte man eine schriftliche Antwort in Aussicht stellen. Oft sagt man im ersten Schrecken nach einem Unfall Dinge, die man bei nüchterner Überlegung nicht aufrechterhalten kann.

Es ist aber besser, zu Hause in Ruhe eine wohlabgewogene Stellungnahme aufzuschreiben als am Unfallort übereilt zu antworten. Außerdem ist es äußerst schwierig, ein früheres Geständnis glaubhaft zu widerrufen. Und obendrein vermeidet man die häufig vorkommenden ›Übersetzungsfehler‹: Der Polizist schreibt nämlich die Aussage des Beschuldigten im Protokoll nicht wörtlich nieder, sondern faßt sie, so wie er sie versteht, mit seinen eigenen Worten zusammen. Dabei gibt es zwangsläufig Ungenauigkeiten und manchmal sogar den Sinn entstellende Formulierungen.

Folgendes sollte man beachten:

Zu schweren Beschuldigungen äußere man sich nie sofort, sondern erkläre, daß man schriftlich Stellung nehmen wird. Ob man das tut, kann man später immer noch entscheiden. Wer selbst bei ruhigem Überlegen nicht weiß, was tun, macht von seinem Recht Gebrauch, sich als Mitglied des ADAC beraten zu lassen oder sucht einen Anwalt auf.

Das Schweigen gilt nicht als Geständnis; es darf nicht zum Nachteil eines Beschuldigten gedeutet werden.

Wer trotzdem schon vor der Polizei Angaben machen will, sollte das Protokoll erst einmal sehr genau durchlesen, ehe er es unterschreibt.

Er soll Unklarheiten oder Fehler sofort korrigieren. Auf eine Protokollabschrift hat er keinen Anspruch. Er kann sich aber vor seiner Aussage ausbedingen, daß ihm ein Durchschlag zur Verfügung gestellt wird.

Bei der Vernehmung darf die Freiheit der Willensentschließung des Beschuldigten nicht beeinträchtigt werden. Aussagen, die durch Mißhandlung, durch Ermüdung, durch körperlichen Eingriff, durch Quälerei, Täuschung oder Hypnose zustande gekommen sind, dürfen selbst dann nicht verwertet werden, wenn der Beschuldigte der Verwertung zustimmt.

Verwarnungsgeld

Bei vielen Verkehrsunfällen, die keinen Verletzten forderten, kann die Polizei von einer förmlichen Unfallaufnahme absehen und ein Verwarnungsgeld aussprechen. Dies geschieht, wenn es sich um geringfügige Verstöße (Ordnungswidrigkeiten) handelt.
Das Verwarnungsgeld beträgt mindestens DM 5,–, höchstens DM 40,– (§§ 56, I OWiG und 27, I StVG); auch eine gebührenfreie Verwarnung ist bei unbedeutenden Ordnungswidrigkeiten möglich. Bei Fußgängern und Radfahrern soll das Verwarnungsgeld DM 10,– nicht überschreiten.
Die Verwarnung darf jeder Polizist aussprechen; die Dienstkleidung reicht dabei als Ausweis der Berechtigung (§ 57 OWiG).
Die Verwarnung wird bei Verkehrsunfällen normalerweise mündlich durch den Polizisten an der Unfallstelle oder später auf der Polizeiwache ausgesprochen.

Dabei sind folgende Regeln zu beachten:

– Wenn der Polizist eine Verwarnung aussprechen will, muß er sich an die Sätze im Verwarnungskatalog halten.
– Der Verkehrsverstoß muß mitgeteilt werden.
– Der Betroffene muß belehrt werden, daß er sich weigern kann, eine Verwarnung anzunehmen. Bei einer Weigerung kommt es zu einem Bußgeldverfahren. Es ist wichtig zu wissen, daß man auch dann noch erklären kann, man habe es sich überlegt und wolle die Verwarnung annehmen.

Niemand muß auf der Stelle zahlen. Man kann sich zur Zahlung eine Frist von einer Woche einräumen lassen.
Von dieser Möglichkeit des Zahlungsaufschubs sollte man immer Gebrauch machen, weil man sich die Sache in aller Ruhe daheim überlegen und sich notfalls von einem Anwalt beraten lassen kann. Kommt man zum Ergebnis, daß man einen Fehler gemacht hat, empfiehlt es sich dringend, die Verwarnung fristgerecht zu zahlen. Denn die Vorteile einer gebührenpflichtigen Verwarnung sind beachtlich:

– Die Tat ist gesühnt und kann nicht mehr als Ordnungswidrigkeit verfolgt werden.
– Eine weitere Verwarnung wegen der gleichen Sache ist unmöglich.
– Es erfolgt keine Eintragung in Flensburg.
– Es liegt kein verbotenes Schuldanerkenntnis vor.
– Die Fahrerlaubnis ist nicht in Gefahr.
– Die Nervenbelastung durch weitere Ermittlungen entfällt.

Der Gegner wird verwarnt

Wenn man der Geschädigte ist und die Polizei fordert von dem anderen Kraftfahrer ein Verwarnungsgeld, dann heißt das noch keineswegs, daß damit die zivilrechtliche Seite der Angelegenheit, also der Schadenersatz, bereits ebenfalls klar sei. Es kommt häufiger vor, als man denkt, daß ein ›reuiger Sünder‹ es sich anders überlegt. Wer weiß, vielleicht geht er plötzlich zum Angriff über und stellt die Tatsachen auf den Kopf.
Die Polizei kann dann nicht mehr viel helfen. Sie hat keine Notizen über den Unfallhergang gemacht. Vielfach gibt es nur Formblätter, die darüber Auskunft geben, daß ein Verwarnungsgeld verlangt wurde. Über den Grund der Verwarnung wird nichts aufgezeichnet. Lediglich aus dem Paragraphen, der angeführt wird, kann man u. U. ableiten, was wirklich vorgefallen war. Dies ist aber auch nur dann möglich, wenn nicht z. B. der berühmte ›Gummi‹-Paragraph 1 der StVO angegeben wurde.
Der Polizist, den man ja als Zeugen benennen könnte, kann sich Monate später an einen Bagatellunfall nicht mehr erinnern. Damit kann der Geschädigte im Zivilprozeß in Beweisnot geraten. Daher ist es besonders wichtig, daß gerade dann ein genaues Unfallprotokoll angefertigt wird, wenn der Gegner mit einer Verwarnung davonkommt. Genauso ist es, wenn beide Beteiligten ein Verwarnungsgeld zahlen. Auch dann muß man die Tatsachen festhalten, die nur an Ort und Stelle festgestellt werden können. Sonst hat man später das Nachsehen.

Richtlinien für die Erteilung von Verwarnungen

Die Verwarnung wird im sogenannten Verwarnungsgeld-Katalog als wichtiges Mittel zur Verkehrserziehung bezeichnet. Der Katalog enthält einheitliche Richtlinien für die Erteilung von Verwarnungen.

Eine Verwarnung darf nicht erteilt werden bei grob verkehrswidrigem oder rücksichtslosem Verhalten sowie in der Regel nicht in folgenden Fällen:

– Verstöße gegen das Rechtsfahrgebot bei Gegenverkehr, beim Überholtwerden, an Kuppen, in unübersichtlichen Kurven oder bei sonstiger Unübersichtlichkeit
– zu schnelles Fahren bei Unübersichtlichkeit oder an Straßenkreuzungen, Straßeneinmündungen oder Bahnübergängen
– Überschreiten der zulässigen Höchstgeschwindigkeit um mehr als 20 km/h
– ungenügender Sicherheitsabstand nach § 4 Abs. 1 StVO bei einer Geschwindigkeit von mehr als 80 km/h
– ungenügender Abstand vom vorausfahrenden Kraftfahrzeug nach § 4 Abs. 2 StVO
– falsches Verhalten bei Überholvorgängen
– Vorbeifahren an einem haltenden Fahrzeug, Absperrung oder sonstigem Hindernis auf der Fahrbahn links trotz Gegenverkehr
– unzulässiger Fahrstreifenwechsel unter Gefährdung anderer
– Nichtbeachten der Vorfahrt
– falsches Verhalten beim Abbiegen oder Wenden unter Gefährdung anderer oder Wenden, Rückwärtsfahren oder Fahren entgegen der Fahrtrichtung auf Autobahnen oder Kraftfahrstraßen
– falsches Ein- oder Anfahren unter Gefährdung anderer
– verbotenes Ein- oder Ausfahren auf Autobahnen oder Kraftfahrstraßen
– verbotenes Halten (ohne zu Parken, § 12, Abs. 2) auf Autobahnen oder Kraftfahrstraßen mit Verkehrsbehinderung
– verbotenes Parken
  a) auf Autobahnen oder Kraftfahrstraßen
  b) auf sonstigen Straßen in »zweiter Reihe« um mehr als 15 Minuten

– ungenügendes Kenntlichmachen liegengebliebener Fahrzeuge
– Fahren ohne Licht oder nur mit Standlicht bei erheblicher Sichtbehinderung durch Nebel, Schneefall oder Regen
– unzulässiges Überqueren von Bahnübergängen durch Fahrzeugführer
– falsches Vorbeifahren an Haltestellen öffentlicher Verkehrsmittel
– Führen eines Fahrzeugs mit mangelhaft gesicherter Ladung unter Beeinträchtigung der Verkehrssicherheit
– verbotenes Überholen oder Vorbeifahren durch Fahrzeugführer an Fußgängerüberwegen
– falsches Heranfahren durch Fahrzeugführer an Fußgängerüberwege
– Verstoß gegen das Sonntagsfahrverbot
– erhebliche Beeinträchtigung der Verkehrssicherheit durch Hindernisse auf Straßen
– Nichtbeachten des Rotlichts (als Wechsel- oder Dauerlichtzeichen) von Lichtzeichenanlagen oder des Halt-Zeichens von Polizeibeamten oder grobes Nichtbeachten des STOP-Zeichens (Zeichen 206) durch Fahrzeugführer
– Gebrauch oder Gestattung des Gebrauchs zulassungspflichtiger Fahrzeuge ohne Zulassung und betriebserlaubnispflichtiger Fahrzeuge ohne Betriebserlaubnis
– Überschreiten der Anmeldefrist zur Hauptuntersuchung um mehr als 4 Monate
– Führen eines Fahrzeugs oder Anordnen oder Zulassen der Inbetriebnahme eines Fahrzeugs mit Mängeln, die die Verkehrssicherheit erheblich beeinträchtigen
– Führen eines Fahrzeugs oder Anordnen oder Zulassen der Inbetriebnahme eines Fahrzeugs unter Überschreiten der zulässigen Gewichte, Achslasten und Anhängelasten um mehr als 10 %.
– Anordnen oder Zulassen der Inbetriebnahme eines Fahrzeugs mit mangelhaft gesicherter Ladung unter erheblicher Beeinträchtigung der Verkehrssicherheit
– Führen eines Fahrzeuges oder Anordnen oder Zulassen der Inbetriebnahme eines Fahrzeugs unter Überschreiten der zulässigen Abmessungen (Höhe, Länge, Breite)
– Führen eines Fahrzeugs oder Anordnen

oder Zulassen der Inbetriebnahme eines Fahrzeugs mit übermäßiger Abgas- oder Geräuschentwicklung in besonders schweren Fällen
– Führen eines Fahrzeugs oder Anordnen oder Zulassen der Inbetriebnahme eines Fahrzeugs mit fehlendem oder nicht vorschriftsmäßigem oder nicht vorschriftsmäßig betriebenem Fahrtschreiber oder Kontrollgerät

Verwarnungsgeldkatalog

Bei folgenden Tatbeständen wird das Verwarnungsgeld in der angegebenen Höhe festgesetzt. Dies ist die Fassung vom 12. Juni 1975. Derzeit wird an einer Neufassung noch gearbeitet.

A. Verstöße gegen die StVO

1.	Verbotenes Halten (ohne zu parken, § 12 Abs. 2)	
1.1.	auf Autobahnen oder Kraftfahrstraßen ohne Verkehrsbehinderung	40 DM
1.2.	auf sonstigen Straßen	
1.2.1.	ohne Verkehrsbehinderung	10 DM
1.2.2.	mit Verkehrsbehinderung	20 DM
2.	Verbotenes Halten (ohne zu parken, § 12 Abs. 2) in »zweiter Reihe«	20 DM
3.	Verbotenes Parken auf Geh- oder Radwegen	
3.1.	ohne Verkehrsbehinderung	10 DM
3.2.	mit Verkehrsbehinderung	20 DM
4.	Nichtbenutzen des rechten Radweges	5 DM
5.	Überschreiten der zulässigen Parkzeit oder Nicht- oder Falschbedienen von Parkuhr, Parkscheinautomat oder Parkscheibe	
5.1.	bis zu 60 Minuten	5 DM
5.2.	um mehr als 60 Minuten bis zu 3 Stunden	10 DM
5.3.	um mehr als 3 Stunden	30 DM
6.	Verbotenes Parken in »zweiter Reihe« bis zu 15 Minuten	30 DM
7.	Verbotenes Parken in anderen Fällen – als auf Autobahnen oder Kraftfahrstraßen und als in den Nummern 3–6 –	
7.1.	ohne Verkehrsbehinderung	10 DM
7.2.	mit Verkehrsbehinderung	20 DM
7.3.	um mehr als 3 Stunden ohne Verkehrsbehinderung	30 DM
8.	Nichtbeachten des Gebots, platzsparend zu halten oder zu parken	5 DM
9.	Mangelhaftes Sichern des Fahrzeugs beim Verlassen	10 DM
10.	Verstoß gegen das Rechtsfahrgebot	20 DM
11.	Behindern von	
11.1.	Schienenfahrzeugen	10 DM
11.2.	abfahrenden Linienomnibussen	10 DM
12.1.	Verkehrsbehinderndes Langsamfahren	10 DM
12.2.	Nichtermöglichen des Überholens	20 DM
13.	Überschreiten der zulässigen Höchstgeschwindigkeit (Zeichen 274)	
13.1.	um nicht mehr als 10 km/h	10 DM
13.2.	um mehr als 10 bis 15 km/h	20 DM
13.3.	um mehr als 15 bis 20 km/h	40 DM
14.	Unzulässiger Fahrstreifenwechsel ohne Gefährdung	10 DM
15.	Falsches Abbiegen, Wenden oder Rückwärtsfahren ohne Gefährdung anderer (außer auf Autobahnen und Kraftfahrstraßen)	10 DM
16.	Unzulässiges Einfahren in eine Straßenkreuzung oder -einmündung bei Verkehrsstockung	10 DM
17.	Abschleppen von Fahrzeugen	
17.1.	Nichtverlassen der nächsten Autobahn-Ausfahrt	40 DM
17.2.	Einfahren in die Autobahn	40 DM
17.3.	Nichteinschalten des Warnblinklichts	10 DM
18.	Mißbrauch der Warnblinklichtanlage oder sonstiger Warnzeichen oder Nichteinschalten der Warnblinkanlage durch den Führer eines Schulbusses	10 DM
19.	Unterlassenes oder fehlerhaftes Betätigen des Fahrtrichtungsanzeigers	20 DM
20.	Fahren ohne Einschalten der vorgeschriebenen Beleuchtung (auch Radfahren)	20 DM
21.1.	Fahren nur mit Standlicht	20 DM
21.2.	Nichtabblenden	20 DM
22.	Mißbräuchliches Benutzen von	
22.1.	Nebelschlußleuchten	20 DM
22.2.	Nebelscheinwerfern	10 DM
23.	Nichtbeleuchtung haltender Fahrzeuge	

23.1.	außerhalb geschlossener Ortschaften	20 DM
23.2.	innerhalb geschlossener Ortschaften	10 DM
24.	Behinderung von Einsatzfahrzeugen bei Fahrten	40 DM
25.	Nichtwarten eines Lkw oder eines Zuges an vorgeschriebener Stelle vor Bahnübergängen	20 DM
26.	Unzulässige Mitnahme von Personen in oder auf Fahrzeugen	10 DM
27.	Nichttragen von Schutzhelmen	20 DM
28.1.	Führen eines Fahrzeugs mit mangelhaft gesicherter Ladung ohne Beeinträchtigung der Verkehrssicherheit	20 DM
28.2.	unvorschriftsmäßiges Kenntlichmachen der Ladung	30 DM
29.	Beeinträchtigung von Sicht und Gehör des Fahrzeugführers durch Besetzung, Ladung, Geräte oder Zustand des Fahrzeugs	20 DM
30.	Nichtbeachtung von Verhaltensvorschriften für Fußgänger	
30.1.	ohne Verkehrsbehinderung	5 DM
30.2.	mit Verkehrsbehinderung	10 DM
31.1.	Unnötiger Lärm und vermeidbare Abgasbelästigung bei der Benutzung von Fahrzeugen	20 DM
31.2.	unnützes Hin- und Herfahren mit Belästigung	40 DM
32.	Nichtwechseln des Fahrstreifens in Pfeilrichtung	20 DM
33.	Nichtbeachtung des STOP-Zeichens (Zeichen 206)	20 DM
34.	Nichtbeachten der durch Zeichen 209, 211, 214 oder 297 vorgeschriebenen Fahrtrichtung oder der durch Zeichen 222 vorgeschriebenen Vorbeifahrt	20 DM
35.	Nichtbeachten des Zeichens 220 (Einbahnstraße)	20 DM
36.	Nichtbeachten der Verkehrsverbote nach Zeichen 241 (Fußgängerbereich), Zeichen 245 (Linienomnibusse), Zeichen 250 (für Fahrzeuge aller Art), Zeichen 251 (für Kraftwagen) oder Zeichen 253 (für Lastkraftwagen)	40 DM
37.	Nichtbeachten des Verkehrsverbots nach Zeichen 267 (Verbot der Einfahrt)	20 DM
38.	Nichtbeachten der Fahrstreifenbegrenzung durch ununterbrochene	

	Linie nach Zeichen 295 oder 296 oder der Sperrfläche nach Zeichen 298	20 DM
39.	Nichtrücksichtnahme auf gemeinsamen Rad- und Gehwegen auf Fußgänger durch	
39.1.	Radfahrer	10 DM
39.2.	Führer motorisierter Zweiradfahrzeuge	20 DM
40.	Nichteinhalten der Schrittgeschwindigkeit (Zeichen 241)	30 DM
41.	Nichteinhalten der Schrittgeschwindigkeit in verkehrsberuhigten Bereichen (Zeichen 325/326)	20 DM
42.	Behindern von Fußgängern durch Fahrzeugführer in verkehrsberuhigten Bereichen (Zeichen 325/326)	20 DM
43.	Nichtbeachten des Verkehrsverbots auf dem linken von drei oder mehreren in einer Richtung verlaufenden Fahrstreifen außerhalb geschlossener Ortschaften durch Lastkraftwagen (mit mehr als 2,8 t zulässiges Gesamtgewicht) oder Züge (mit mehr als 7 m Länge)	30 DM

B. Verstöße gegen die StVZO

1.	Nichtmitführen oder Nichtaushändigen von Ausweispapieren	5 DM
2.	Nichtmitführen bzw. -aushändigen der Prüfbescheinigung (Mofa 25)	
2.1.	obwohl diese erworben ist	5 DM
2.2.	da diese nicht erworben worden ist	40 DM
3.	Verstoß gegen Meldepflichten	10 DM
4.	Mangelhaftes Ausfüllen des Kraftfahrzeug- oder Anhängerscheins bei Prüfungs-, Probe- und Überführungsfahrten	10 DM
5.	Überschreitung der Anmeldefrist zur Hauptuntersuchung bis zu 4 Monaten	30 DM
6.	Überschreitung der zulässigen Gewichte, Achs- und Anhängelasten bis zu 10 %	20 DM
7.	Fehlende Angaben der zulässigen Lasten und Gewichte	5 DM
8.	Nichtmitführen von Erste-Hilfe-Material	10 DM
9.	Fehlender Unterlegkeil	10 DM
10.	Übermäßige Abgas- oder Geräuschentwicklung, ausgenommen besonders schwere Fälle	40 DM

11.	Unvorschriftsmäßige Beleuchtungseinrichtungen ohne erhebliche Beeinträchtigung der Verkehrssicherheit	10 DM
12.	Fehlende oder mangelhafte Warneinrichtungen zur Sicherung liegengebliebener Fahrzeuge	20 DM
13.1.	Fehlende oder mangelhafte Schallzeichenvorrichtung	5 DM
13.2.	Unzulässige Schallzeichenvorrichtung	10 DM
14.	Fehlender oder unbrauchbarer Rückspiegel	10 DM
15.	Mangelhaftes Kennzeichen	
15.1.	vorn	10 DM
15.2.	hinten	20 DM
16.	Einrichtungen, die zu Verwechslungen mit amtlichen Kennzeichen Anlaß geben oder deren Wirkung beeinträchtigen können	10 DM
17.	Nichtvorzeigen oder Nichtaushändigen mitzuführender Gegenstände	wie nach Nr. 8, 9 u. 12

C. Verstöße gegen die VOInt

| 1. | Nichtmitführen oder Nichtvorzeigen von Ausweispapieren | 5 DM |
| 2. | Fehlendes oder unzutreffendes Nationalitätszeichen | 5 DM |

Alkohol

Alkohol am Steuer ist eine der Hauptursachen für schwere Verkehrsunfälle. Die Statistiken liefern dafür unwiderlegbare Beweise. Der Gesetzgeber belegt deshalb das Fahren unter Alkohol mit strengen Strafen. Schon wer mehr als 0,8 Promille Alkohol in seinem Blut hat, muß mit einer Geldbuße bis DM 3000,– und einem Monat Fahrverbot rechnen. Außerdem gibt es vier Punkte in Flensburg. Kommt ein Unfall hinzu, wird die Strafe verschärft. Wer ein Fahrzeug lenkt, obwohl er »infolge des Genusses alkoholischer Getränke« nicht in der Lage ist, es sicher zu führen und dadurch »Leib oder Leben eines anderen oder fremde Sachen von bedeutendem Wert gefährdet«, wird mit Freiheitsentzug bis zu 5 Jahren bestraft (§ 315 c StGB). Was viele

Kraftfahrer nicht wissen: Auch mit weit weniger als 0,8 Promille kann man wegen Trunkenheit im Verkehr bestraft werden, wenn durch den Alkoholgenuß relative Fahrunfähigkeit vorlag. Relative Fahrunfähigkeit hat der BGH schon bei 0,3 Promille angenommen (VRS 22, 121).
Die Alkoholbeeinflussung muß aber eindeutig nachgewiesen werden. Ein Nachweis kann nur dann einwandfrei geführt werden, wenn das Blut des Verdächtigen auf seinen Alkoholgehalt untersucht wurde. Für die Blutprobe ist eine Entnahme von etwa 8 ccm Blut aus der Vene nötig, also ein Eingriff in die körperliche Unversehrtheit des Betroffenen.

Voraussetzungen für eine Blutprobe

Derart schwerwiegende Eingriffe braucht man nicht ohne weiteres zu dulden. Erst recht kann nicht jedermann, auch nicht jeder Unfallbeteiligte, verlangen, daß von einem anderen eine Blutprobe genommen wird. Wer als Unfallbeteiligter oder Zeuge den Eindruck hat, daß ein anderer Verkehrsteilnehmer unter Alkoholeinfluß steht, kann aber die Polizei auf diesen Verdacht hinweisen.
Die Anordnung einer Blutprobe ist in erster Linie dem Richter gestattet. Was aber ist zu tun, wenn die Verkehrspolizei nach einem Unfall feststellt, daß der Verdacht einer Alkoholbeeinflussung bei einem Beteiligten vorliegt? Ein Richter kann dann die Blutprobe nicht anordnen.
Auch für diesen Fall hat der Gesetzgeber vorgesorgt: Bei Gefährdung des Untersuchungserfolges durch Verzögerung dürfen auch die Staatsanwaltschaft oder ihre Hilfsbeamten eine Blutprobe anordnen. Bei einem Verkehrsunfall ist diese Voraussetzung immer gegeben. Wollte man jedesmal erst einen Richter bemühen, würde der Zeitverlust die Untersuchung beeinträchtigen. Die Ermittlung der Blutalkoholkonzentration, die ja auf den Zeitpunkt des Unfalls zurückgerechnet werden muß, ist ohnehin schon schwierig genug. In vielen Fällen wäre kein eindeutiger Nachweis mehr möglich.

Die meisten Polizisten sind gleichzeitig Hilfsbeamte der Staatsanwaltschaft. Daher hat in der Praxis eine Weigerung gegen eine Blutentnahme, die von der Polizei angeordnet wird, keinen Zweck. Theoretisch ist es zwar möglich, Beschwerde zur Staatsanwaltschaft zu erheben. Diese Beschwerde hat aber keine aufschiebende Wirkung. Die Blutentnahme wird somit durch die Beschwerde nicht behindert.

Sehr wichtig ist die Frage, wann Blut abgenommen werden darf. Das Gesetz bestimmt, daß eine Blutentnahme stets dann erfolgen darf, wenn die Feststellung des Blutalkohols für das Verfahren von Bedeutung ist.

Bei schweren Verkehrsunfällen kann also in der Regel eine Blutentnahme angeordnet werden. Die gilt besonders dann, wenn äußere Anzeichen der Alkoholisierung feststellbar sind, wenn etwa der Beschuldigte lallt, torkelt oder nach Alkohol riecht.

Bei schweren Verkehrsunfällen darf die Polizei auch ohne diese äußeren Anzeichen eine Blutprobe abnehmen lassen, falls sich ein Beschuldigter weigert, in das berühmte Röhrchen zu blasen.

Macht der Verdächtige den Blastest und tritt dabei eine Verfärbung auf, darf ebenfalls immer Blut abgezapft werden.

Keine aktive Mitwirkung

Der Beschuldigte muß nur solche Untersuchungen dulden, bei denen er nicht selbst aktiv mitarbeiten muß. Niemand muß also einen Trinkversuch mitmachen, bei dem die Reaktion geprüft werden soll. Sprechproben oder das Gehen auf einem Strich kann der Verdächtige verweigern.

Da man sich nicht selbst einer strafbaren Handlung überführen muß, steht es im Belieben des Beschuldigten, ob er Tests mitmacht, bei denen er aktiv mitwirken müßte.

Praktische Bedeutung haben all diese Tests ohnehin nicht. Entscheidend für das Gericht ist allein der Blutalkoholgehalt. Selbst wer alle Tests glänzend besteht, wird bestraft, wenn die Blutprobe mehr als 0,8 Promille ergibt.

Alcoteströhrchen

Der häufigste Fall, der aktives Mitwirken notwenig macht, ist die Aufforderung, in das Alcoteströhrchen zu blasen. Die Polizei kann auf diese Weise am einfachsten feststellen, ob der Verdacht auf Alkoholbeeinflussung begründet ist.

Das Röhrchen enthält ein chemisches Präparat, das sich verfärbt, wenn in der Atemluft mehr als 0,3 Promille Alkohol enthalten sind. Aus der Verfärbung des Teströhrchens kann man den Blutalkohol nicht ablesen. Man kann nur Anhaltspunkte gewinnen, wann etwa 0,8 Promille erreicht sein dürften. Verfärbt sich das Röhrchen über den Markierungsring hinaus, dann fordert die Polizei den Kraftfahrer auf, zur Blutprobe mitzukommen.

Zum Test kann man niemanden zwingen. Wer einen Alcotest oder einen Reaktionstest verweigert, darf dadurch keine rechtlichen Nachteile haben, zumindest in der Theorie! Denn einen Nachteil hat die Weigerung dennoch: Wenn man nicht ins Röhrchen bläst, kann der Verdacht auf Alkoholbeeinflussung nur durch eine Blutentnahme entkräftet werden. Dazu muß man aber erst einmal zum Arzt. Das dauert länger als das Blasen.

Wer ins Röhrchen blasen will, sollte eines wissen: Die Alcotestprobe gelingt nur dann einwandfrei, wenn man mindestens eine Viertelstunde lang kein alkoholisches Getränk und auch keinen Fruchtsaft zu sich genommen hat. Schon Zitronenlimonade, die man kurz vorher getrunken hat, kann das Ergebnis beeinflussen.

Blutentnahme

Die Blutentnahme und auch die damit verbundene ärztliche Untersuchung muß man sich gefallen lassen. Sie erfordert kein aktives Mitwirken. Bei einer Weigerung darf die Polizei Gewalt anwenden. Sie darf den Verdächtigen festnehmen und zwangsweise zum Krankenhaus schaffen, ihn dort gewaltsam entkleiden und festhalten, um dem Arzt die Blutentnahme möglich zu machen. Widerstand in solchen Situationen ist strafbar.

Es darf aber nur ein Arzt das Blut abnehmen. Gegen die Abnahme durch eine Krankenschwester oder einen Medizinstudenten kann sich der Beschuldigte wehren, ohne daß er deshalb wegen Widerstands gegen die Staatsgewalt belangt werden dürfte. Die Auswahl des Arztes obliegt der Polizei. Der Beschuldigte hat dabei kein Mitspracherecht.

Die Kosten der Blutuntersuchung belaufen sich auf DM 90,– bis DM 180,–. Sie treffen den Kraftfahrer nur dann, wenn er verurteilt wird. Sonst muß die Staatskasse zahlen.

Die Blutentnahme dient dazu, festzustellen, ob ein Fahrer mehr als 0,8 Promille Alkohol im Blut hat. Ergibt die Untersuchung, daß 1,3 Promille vorliegen, dann liegt eine absolute Fahruntüchtigkeit vor. Das bedeutet, daß bei einem derartigen Alkoholgehalt jedermann, unabhängig von persönlichen Toleranzgrenzen, fahruntüchtig ist. Dies gilt auch für Bierfahrer oder Weinprüfer. Der Blutalkohol wird auch nicht aufgrund einer einzigen Überprüfung festgestellt, sondern in der Regel aus fünf Einzelproben, die noch dazu nach verschiedenen Methoden ausgewertet werden.

Nachtrunk

Manche Kraftfahrer wollen sich der Bestrafung entziehen, indem sie nach einem Unfall, den sie unter Alkoholeinwirkung verursacht haben, noch einen kräftigen Zug aus der Branntweinflasche zur Beruhigung tun. Dieser Nachtrunk allein ist nicht strafbar, erwirkt aber in Verbindung mit Unfallflucht auf alle Fälle strafverschärfend. Man kann nur abraten, auf diese Weise das Ergebnis der Blutuntersuchung verfälschen zu wollen. Kommt die Polizei dahinter, daß der Betroffene danach getrunken hat, wird sie sogar eine zweite Blutprobe veranlassen, weil dadurch eine exakte Berechnung des Alkoholgehalts zur Tatzeit möglich ist.

Andere Rauschmittel

Viele wissen nicht, daß nicht nur das Fahren unter Alkohol, sondern jedes Fahren unter Einfluß berauschender Mittel strafbar ist. Dazu gehören auch Opiate, LSD, Marihuana, Heroin, ja sogar Psychopharmaka wie Valium oder Librium, wenn sie im Übermaß genommen werden.

Beschlagnahmen

Führerschein

Nicht selten kassiert die Polizei nach einem Unfall den Führerschein des schuldigen Kraftfahrers.

Die Beschlagnahme des Führerscheins ist, wie die Blutentnahme, ein schwerwiegender Eingriff. Daher ist auch sie ein Privileg des Richters. Aber auch hier gibt es Ausnahmen: Wenn verhindert werden soll, daß ein Betrunkener weiterfährt, sind Polizei und Staatsanwaltschaft zur Beschlagnahme des Führerscheins befugt.

Eine weitere Voraussetzung für die Beschlagnahme durch die Polizei ist, daß die Entziehung des Führerscheins im Strafurteil zu erwarten ist. Bei besonders groben Verkehrsverstößen, bei Unfallflucht und Trunkenheitsfahrten entzieht der Richter normalerweise die Fahrerlaubnis. Immer dann kann auch die Polizei schon den Führerschein einbehalten.

Gibt der Beschuldigte den Führerschein freiwillig der Polizei, dann spricht der Jurist von Sicherstellung. Eine Beschlagnahme, also ein formeller Akt, ist nur nötig, wenn der Führerschein nicht freiwillig herausgegeben wird. Sie kostet aber zusätzlich Geld, derzeit bis DM 35,–.

Auch bei einer Beschlagnahme ist der Beschuldigte nicht der Willkür der Polizei ausgeliefert. Der Betroffene kann jederzeit um eine richterliche Entscheidung nachsuchen. Die Kontrolle durch das ordentliche Gericht ist also gewährleistet.

Sogar dann, wenn der Betroffene selbst keine richterliche Entscheidung begehrt, soll die Polizei innerhalb von drei Tagen einen Beschluß des Strafrichters über die Rechtmäßigkeit der Beschlagnahme einholen.

Der Richter prüft den Sachverhalt und stellt fest, ob der Führerschein zurückgegeben werden muß. Sonst ordnet er den vorläufigen Entzug der Fahrerlaubnis an.

Auch dem Richter gegenüber ist der Beschuldigte nicht ohne Rechte. Gegen den Entzug der Fahrerlaubnis kann er Beschwerde einlegen. Davon ist aber meist abzuraten; denn es dauert lange, bis darüber entschieden wird. Inzwischen wäre meist schon das endgültige Urteil ergangen. Im Endeffekt muß man also bei einer Beschwerde oft länger auf seinen Führerschein verzichten, also wenn man auf dieses Rechtsmittel verzichtet.

Die Aussichten, den Führerschein vor der Gerichtsverhandlung wiederzuerhalten, sind bei den sogenannten Todsünden des Verkehrs gleich Null. Niemand, der nach einem Unfall mit Toten oder Schwerverletzten davongefahren ist oder der einen solchen Unfall unter dem Einfluß von Alkohol verursachte, darf hoffen, seinen Führerschein behalten zu können.

Der Rat für die Praxis: Man muß dringend davon abraten, nach Verlust des Führerscheins weiter Auto zu fahren. Wer sich trotz Beschlagnahme oder vorläufiger Entziehung des Führerscheins ans Steuer setzt, riskiert eine Freiheitsstrafe und den Verlust des Versicherungsschutzes.

Zündschlüssel

Treffen die Voraussetzungen für den Führerscheinentzug zu, kann die Polizei natürlich auch die Herausgabe des Zündschlüssels vom Kraftfahrer verlangen. In der Praxis ist diese Maßnahme auch dann gerechtfertigt, wenn jemand noch unter dem Eindruck eines Unfalls steht und nicht sicher fahren kann.

In allen diesen Fällen darf die Polizei zunächst den Zündschlüssel behalten. Das ist das einfachste Mittel, um ungeeignete Kraftfahrer am Fahren zu hindern.

Ist ein Kraftfahrer besonders stark alkoholisiert, so kann ihn die Polizei auch noch zur Ausnüchterung mit auf die Wache nehmen.

Fahrzeug

In Extremfällen kommt auch die Beschlagnahme des Fahrzeugs in Frage. Eine solche Beschlagnahme darf durch die Polizei wiederum nur bei Gefahr im Verzug vorgenommen werden und wenn die Möglichkeit besteht, daß das Gericht in einem Verfahren den Wagen einziehen wird.

Eine Einziehung kommt in Betracht, wenn jemand gefahren ist, obwohl ihm der Führerschein entzogen oder ein Fahrverbot auferlegt war, und auch dann, wenn der Halter des Fahrzeugs eine solche Fahrt angeordnet oder geduldet hat oder wenn vorsätzlich ein nicht versichertes Fahrzeug gefahren wurde.

Wenn der Führerschein verlorengeht

Wenn der Führerschein bei einem Unfall verbrennt oder abhanden kommt, darf man erst wieder Auto fahren, wenn einem die nächste Polizeibehörde den gemeldeten Verlust bestätigt hat und wenn aufgrund dieser Bestätigung die Straßenverkehrsbehörde einen vorläufigen, auf vier Wochen befristeten Fahrausweis ausgestellt hat. Zugleich sollte man eine neue Fahrerlaubnis beantragen.

In den vier Wochen holt die Führerscheinstelle beim Kraftfahrtbundesamt und bei der Behörde, die den Führerschein ursprünglich ausstellte, Auskunft über eventuelle Hindernisse für die Ausstellung einer zweiten Fahrerlaubnis ein. Sind die Auskünfte gut, erhält man den Ersatzführerschein unter Anrechnung der Kosten, die für die Veröffentlichung der Ungültigkeitserklärung im ›Bundesanzeiger‹ anfallen.

Wer fährt, obwohl er den Führerschein verloren hat und keinen vorläufigen Fahrausweis vorweisen kann, zahlt lediglich ein geringes Bußgeld, kann aber nicht wegen Fahrens ohne Führerschein belangt werden.

Strafverfahren

Wenn der Mann auf der Straße von Strafrecht hört, denkt er in aller Regel an Verbrechen und schwere Kriminalität. Sie spielen im Verkehrsrecht aber eine untergeordnete Rolle. Das Verkehrsrecht wurde vom Gesetzgeber weitgehend entkriminalisiert. Der größte Teil aller Verkehrsverstöße wird als Ordnungswidrigkeit geahndet. Eine Ordnungswidrigkeit ist eine rechtswidrige und vorwerfbare Handlung, die den Tatbestand eines Gesetzes verwirklicht, das die Ahndung mit einer Geldbuße zuläßt (§ 1 OWiG). Bußgelder werden in der Regel durch Bußgeldbescheide, also ohne hochnotpeinliche Verhandlung ausgesprochen (vgl. Seite 57).

Bei schweren Gesetzesverstößen kommt auch das Strafgesetzbuch zur Anwendung. Verbrechen scheiden aber bei Verkehrsdelikten meistens aus, denn Verbrechen sind rechtswidrige Taten, die im Mindestmaß mit Freiheitsstrafe von einem Jahr und darüber bedroht sind (§ 12 StGB).

Es ist jedoch denkbar, daß eine Anklage wegen eines Vergehens erfolgt. Vergehen sind rechtswidrige Taten, die im Mindestmaß mit einer geringeren Freiheitsstrafe (unter einem Jahr) oder mit Geldstrafe bedroht sind (§ 12, II StGB).

Vergehen sind insbesondere: die Gefährdung des Straßenverkehrs (315 c StGB), die Trunkenheit im Verkehr (§ 316 StGB) und das unerlaubte Entfernen vom Unfallort (§ 142 StGB).

Betrachten wir, bevor wir uns den Straftaten zuwenden, zunächst einige Einzelheiten, die zur Einleitung eines Straf- oder Bußgeldverfahrens führen.

Der größte Teil der Vergehen und der Ordnungswidrigkeiten wird von Amts wegen, durch die Polizei oder durch die Staatsanwaltschaft verfolgt. Es gibt aber auch einige Delikte, bei denen der Geschädigte selbst aktiv werden muß, falls er eine Bestrafung erreichen will.

Wer bei einem Verkehrsunfall verletzt wird, muß sich entscheiden, ob er gegen den Schädiger Strafantrag stellt oder nicht. Der Strafantrag garantiert, daß die Polizei die Strafverfolgung wirklich betreibt. Normalerweise wird fahrlässige Körperverletzung nur bestraft, wenn der Verletzte sein besonderes Interesse daran durch einen Strafantrag bekundet.

Bei Verkehrsunfällen mit Körperverletzung kann sich die Staatsanwaltschaft automatisch einschalten, ohne daß der Verletzte einen Strafantrag stellen müßte, wenn ein besonderes öffentliches Interesse an einer Strafverfolgung besteht. Ein solches öffentliches Interesse besteht aber nicht immer; insbesondere fehlt es bei leichteren Verletzungen. Geht die Staatsanwaltschaft von sich aus vor, spielt der Strafantrag eine wichtige Rolle, weil er eine Vorbedingung für die Zulassung als Nebenkläger (neben der Staatsanwaltschaft) ist. Wer von der Polizei gefragt wird, ob er Strafantrag stellen will, muß die Vorteile ebenso wie die Nachteile kennen und abwägen.

Manchmal kann ein Strafantrag zwingend notwendig sein, um Schadenersatzansprüche zu realisieren.

Wer die Strafverfolgung der Staatsanwaltschaft allein überläßt, hat keinen Einfluß auf das weitere Strafverfahren. Er muß alle Maßnahmen der Staatsanwaltschaft hinnehmen. Es kann ihm passieren, daß keine Anklage gegen die Person erhoben wird, die der Verletzte für schuldig hält. Zeugen, die Wichtiges zu sagen haben, werden vielleicht nicht geladen. Gegen einen Freispruch im Strafprozeß kann der Verletzte keine Rechtsmittel einlegen. Er kann auch nichts mehr unternehmen, wenn ihm der Richter ein Mitverschulden bescheinigt.

Die Interessen des Geschädigten dürfen in den Strafverhandlungen nicht durch einen Anwalt vertreten werden. Der Verletzte darf als Zeuge nicht einmal während der ganzen

Hauptverhandlung im Sitzungssaal bleiben. Die Ausführungen des Geschädigten können unzureichend sein, weil er als Zeuge dem Gericht nur das erzählen darf, wonach er gefragt wird. Möglicherweise wird überhaupt auf seine Vernehmung verzichtet.

Dies alles wirkt sich unter Umständen nachteilig auf die Abwicklung der Schadenersatzansprüche aus. Sicher bleibt dem Verletzten immer die Chance, einen Zivilprozeß anzustrengen. Oft ist bis dahin aber so viel Zeit verstrichen, daß sich die Zeugen nicht mehr genau erinnern. Die Ausführungen des Verletzten sind dann leicht zu erschüttern. Verliert er den Prozeß, hat er zum Schaden auch noch hohe Kosten.

Alle diese Nachteile kann der Verletzte vermeiden, wenn er rechtzeitig Strafantrag stellt. Der Antrag (Musterbrief siehe unten) ist kostenlos und muß innerhalb von drei Monaten beim Gericht, der Staatsanwaltschaft oder der Polizei eingehen. Die Frist beginnt mit dem Tag, an dem der Verletzte von der Handlung und der Person des Täters Kenntnis erhält.

Der Rat für die Praxis: Man braucht nichts übers Knie zu brechen, weil ja der Strafantrag innerhalb von drei Monaten gestellt werden kann. Man behalte sich also seine Rechte vor und erkundige sich bei einem Anwalt, wie man vorgehen soll.

Der Verletzte hat sich durch den Strafantrag folgende Rechte gesichert:

Er kann Privatklage gegen den Schädiger erheben; oder er hat, wenn die Staatsanwaltschaft ein Verfahren einstellt, ein sogenanntes Klage-Erzwingungsrecht (§ 172 ff. StPO). Er kann sich als Nebenkläger der öffentlichen Klage anschließen. Das heißt, er darf

– Beweisanträge stellen.
– sich durch einen Anwalt vertreten lassen
– an der Hauptverhandlung teilnehmen
– alle Rechtsmittel gegen das Urteil nutzen

Musterbrief: Strafantrag

```
        Absender                          Tagesdatum


        An die
        Staatsanwaltschaft
        (Anschrift)


        Betrifft: Strafsache

        Sehr geehrte Damen und Herren,

        in der Strafsache gegen ....., AZ. ....., melde ich mich als
        Verletzter. Ich habe bei dem Verkehrsunfall vom ..... folgende
        Verletzungen erlitten:

        .....
        .....
        .....


        Ich stelle daher Strafantrag wegen Körperverletzung gegen
        ..... und schließe mich dem Verfahren gegen ihn als Nebenkläger
        an.

        Mit freundlichen Grüßen

        (Unterschrift)
```

Weitere Vorteile:

– Das Kostenrisiko ist geringer als bei einem Zivilprozeß mit hohem Streitwert.
– Die Regulierung der Schadenersatzansprüche durch die gegnerische Versicherung wird bei einer Verurteilung des Schädigers in der Regel erleichtert.

Eine Verzögerung der Schadensbearbeitung tritt nicht ein, weil normalerweise der Ausgang des Strafverfahrens ohnehin abgewartet wird.

Es ist also keineswegs, wie oft vermutet wird, blanke Rachsucht, wenn ein Verletzter nach einem Unfall Strafantrag stellt. Vielmehr gibt häufig die Überlegung den Ausschlag, daß er bei der Schadensabwicklung so leichter zum Ziel kommt.

Der Rat für die Praxis: Auf einen Strafantrag sollte der Verletzte aber vor allem dann verzichten, wenn der Schädiger unumwunden seine Tat vor der Polizei und der Versicherung zugibt.

Strafbefehl

Ein Großteil auch der schweren Delikte im Straßenverkehr wird nicht in einer Hauptverhandlung vor dem Gericht, sondern in einem abgekürzten Verfahren sozusagen auf dem Büroweg erledigt: durch Strafbefehl.

Das bedeutet, daß der Fall nicht in aller Öffentlichkeit erörtert wird, sondern lediglich in einem schriftlichen Verfahren, wobei vorher die Staatsanwaltschaft den Sachverhalt ermittelt und die Beweise zusammenträgt.

Der Beschuldigte erhält natürlich die Gelegenheit, sich zu den gegen ihn erhobenen Vorwürfen zu äußern. Diese Aussagen kann er schon vor der Polizei machen. Er kann sich auch schriftlich äußern. Er kann aber auch schweigen.

Ein Strafbefehl kann den Verkehrssünder erheblich treffen. Der Amtsrichter darf durch Strafbefehl zum Beispiel

– eine Geldstrafe auch über 360 Tagessätze hinaus festlegen
– ein Fahrverbot von einem bis zu drei Monaten aussprechen (§ 407 StPO)
– die Fahrerlaubnis bis zu zwei Jahren entziehen

Der Beschuldigte muß sich aber der schriftlich verhängten Strafe nicht unterwerfen. Wenn ihm durch die Post ein Strafbefehl ins Haus flattert, kann er binnen einer Woche nach Zustellung dagegen Einspruch einlegen. Tut er das nicht, erlangt der Strafbefehl die Wirkung eines rechtskräftigen Urteils.

Der Tag der Zustellung wird vom Postboten auf dem Briefumschlag vermerkt. Man sollte daher auch den Umschlag sorgfältig aufheben.

Trifft der Postbote den Beschuldigten nicht an, kann er den Strafbefehl einem erwachsenen Familienmitglied oder sogar dem im Haus wohnenden Vermieter übergeben. Man spricht dann von einer Ersatzzustellung, die voll wirksam ist. Die Einspruchsfrist läuft schon vom Zeitpunkt der Übergabe an eine dieser Personen.

Selbst wenn niemand den Strafbefehl entgegennehmen kann, beginnt die Frist zu laufen. Der Postbote hinterläßt nur einen Zettel, auf dem der Betroffene darauf hingewiesen wird, daß bei der Post ein Schriftstück zur Abholung hinterlegt ist.

Gerade bei Urlaubsfahrten wirkte sich diese ›Zustellung durch Hinterlegung‹ nachteilig aus, weil man nach der Rückkehr nur noch ein Gesuch um ›Wiedereinsetzung in den vorigen Stand‹ machen konnte. Die Wiedereinsetzung war nach Meinung mancher Strafrichter nur dann zulässig, wenn der Antragsteller durch Naturereignisse oder andere unabwendbare Zufälle an der Einhaltung der Frist verhindert war.

Das Bundesverfassungsgericht (AZ 2 BvR 724/67) hat entschieden, daß der Urlauber immer die Wiedereinsetzung erhält, wenn er nicht die Abholung des Bescheids vernachlässigt. Das Gesuch um Wiedereinsetzung muß unverzüglich bei Gericht eingereicht werden und gleichzeitig den Einspruch gegen den Strafbefehl enthalten.

Einspruch

Besonders wichtig ist, daß der Einspruch nur dann als fristgerecht eingelegt gilt, wenn er noch vor Ablauf der Frist von einer Woche nach der Zustellung bei Gericht eingeht. Es genügt nicht, daß der Brief vor Ablauf der Frist bei der Post aufgegeben wird. Ein verspätet eingelegter Einspruch wird durch Beschluß kostenpflichtig abgewiesen.

Der Einspruch kann schriftlich oder mündlich bei der Geschäftsstelle des Gerichts erhoben werden, das den Strafbefehl erlassen hat; er muß nicht begründet werden (Musterbrief siehe unten).

Daraufhin wird über die Sache in einem Strafgerichtsprozeß verhandelt. Dazu muß der Angeklagte selbst erscheinen oder sich durch einen bevollmächtigten Verteidiger vertreten lassen. Erscheint niemand, wird der Einspruch kostenpflichtig verworfen. Er kann bis zum Beginn der Hauptverhandlung noch zurückgenommen werden. Ohne Verhandlung kann der Richter den Strafbefehl nicht abändern. Auch eine Einstellung wegen Geringfügigkeit, die an sich möglich wäre, kommt nur in den seltensten Fällen in Betracht.

Der Einspruch hat Sinn

— wenn man sich unschuldig fühlt und wenn der Richter im Strafbefehlsverfahren nicht alle Zeugen des Vorfalls gehört oder sonstige Beweismittel nicht berücksichtigt hat
— wenn die Rechtslage zweifelhaft ist
— wenn keine ausreichenden Beweise für die Tat vorliegen
— wenn die Haftpflichtversicherer den Einspruch zur Abwendung unbegründeter Ansprüche für nötig hält (was sehr selten der Fall sein wird)
— wenn man annehmen kann, daß die Strafe milder ausfallen wird

Musterbrief: Einspruch gegen Strafbefehl

```
        Absender                          Tagesdatum


        An das
        Amtsgericht
        - Strafgericht -
        (Anschrift)


        Betrifft: Strafbefehl gegen .....

        Sehr geehrte Damen und Herren,

        gegen den Strafbefehl des Amtsgerichts - Strafgerichts -
        in ..... vom ....., Aktenzeichen ....., der am ..... zugestellt
        wurde, lege ich Einspruch ein.

        Mit freundlichen Grüßen

        (Unterschrift)
```

Eine Aussicht auf ein mildes Urteil besteht

- wenn ungewöhnlich hohe Strafen verhängt wurden (z. B. mehr als 180 Tagessätze)
- wenn der Angeklagte seit vielen Jahren Kraftfahrer ist und noch nicht einschlägig bestraft wurde
- wenn der Schaden geringer ist, als die Polizei annahm
- wenn ein mitwirkendes Verschulden Dritter nicht berücksichtigt wurde
- wenn die wirtschaftlichen Verhältnisse des Angeklagten besonders ungünstig sind (z. B. Schüler)
- wenn der Angeklagte sich dem Geschädigten gegenüber besonders anständig verhalten hat, z. B. daß er den Verletzten mehrfach im Krankenhaus besuchte und ihn auch sonst unterstützte

Es gibt aber auch Fälle, in denen von einem Einspruch abzuraten ist.

In eindeutigen Fällen, wenn sich der Täter seine Schuld selbst eingestehen muß und wenn auch die Beweise zu seinen Ungunsten sprechen, ist ein Einspruch nicht nur sinnlos, sondern sogar gefährlich.
Der Einspruch ist nämlich ein zweischneidiges Schwert.
Der Richter ist nicht an die Strafhöhe gebunden, die er einmal im Strafbefehl festgesetzt hat.
Vor allem dann, wenn sich erst in der Hauptverhandlung herausstellt, daß die Tat oder deren Folgen noch schlimmer waren als ursprünglich angenommen, kann die Strafe empfindlich höher ausfallen.
Liegen einschlägige, nicht unerhebliche Vorstrafen vor, muß von einem Einspruch gegen den Strafbefehl ebenfalls oft abgeraten werden.
Genauso sollte man darauf verzichten, wenn der Geschädigte als Zeuge vor Gericht erklären wird, daß er vom Angeklagten auch noch beschimpft wurde. In allen diesen Fällen darf man nicht erwarten, daß es zu einem Freispruch oder zu einer Einstellung des Verfahrens kommen wird. Sonst lädt man sich völlig umsonst Ärger, Zeitversäumnis und Kosten auf.

Strafgerichtsprozeß

Wem der Postbote ein Schriftstück aushändigt, das die wenig verheißungsvolle Überschrift ›Ladung des Angeklagten‹ trägt, dem steht eine Hauptverhandlung vor dem Strafrichter unmittelbar bevor. Was ist in dieser unangenehmen Situation zu tun?
Ganz unvorbereitet trifft es keinen, denn er mußte ja schon die Anklageschrift erhalten haben. Sie legte dar, welchen Vorwurf die Staatsanwaltschaft erhebt, welche Vorschriften verletzt wurden, was die Ermittlungen ergaben und worauf die Staatsanwaltschaft ihre Folgerungen stützt (Zeugen, Gutachten von Sachverständigen usw.).
Spätestens jetzt muß man überlegen, ob man einen Anwalt einschalten will (siehe auch Seite 26 ff.). Für eine gewöhnliche Verteidigung muß man mit Anwaltshonorar von rund DM 500,– bis 930,– rechnen. Diese Kosten werden nur bei einem Freispruch von der Staatskasse erstattet. Wem das zu teuer ist, der sollte wenigstens einen Anwalt mit der Akteneinsicht betrauen, denn als Betroffener erhält man die Strafakten nicht. Da man sich in einer Gerichtsverhandlung aber nur dann zweckmäßig verteidigen kann, wenn man weiß, was die Staatsanwaltschaft an Tatsachen und Beweisen zusammengetragen hat, ist das Geld für die Akteneinsicht (je nach Umfang des Materials ab etwa DM 45,– zuzüglich Kosten für Fotokopien) gut angelegt.
Hat die Staatsanwaltschaft nicht alle Zeugen gehört, hat sie nicht sämtliche Entlastungsbeweise ausgeschöpft oder wurden keine Sachverständigen-Gutachten angefertigt, dann kann der Angeklagte von sich aus bei Gericht beantragen, daß das Versäumte nachgeholt wird (§ 219 StPO). Dazu muß er aber wissen, was in den Akten steht.

Tag der Verhandlung

Man muß vor Gericht erscheinen, ob man will oder nicht. Wer unentschuldigt ausbleibt, kann verhaftet oder zwangsweise vorgeführt werden (§ 216 StPO). Nur in Ausnahmefällen kann der Angeklagte auf eigenen Wunsch vom persönlichen Erscheinen entbunden werden. Dadurch beschränkt er aber seine Verteidigungsmöglichkeiten selbst in so erheblichem Maße, daß man davon nur abraten kann. Lediglich, wenn die Verhandlung vor einem weit entfernten Gericht stattfinden soll und die Fahrtkosten sowie der Zeitverlust es bei der geringen Bedeutung der Sache nicht rechtfertigen, sollte man sich vom Amtsgericht am Wohnort vernehmen lassen und auf die Teilnahme am Termin verzichten.

Die Verhandlung beginnt damit, daß die Sache vom Wachtmeister aufgerufen wird. Der Richter stellt dann die Anwesenheit des Angeklagten fest und belehrt die Zeugen über ihre Pflicht, die Wahrheit zu sagen. Der Richter befragt den Angeklagten zur Person. Unwahre Angaben darüber stehen unter Strafe (§ 360, Nr. 8 StGB). Er erkundigt sich auch nach dem Einkommen, weil er einen Anhaltspunkt für die Höhe der Tagessätze bekommen möchte, nach denen eine mögliche Geldstrafe bemessen wird. Diese Frage darf unbeantwortet bleiben, wobei der Angeklagte jedoch riskiert, daß der Richter sein Einkommen bei der Strafzumessung zu hoch einschätzt.

Wichtig sind die Fragen nach einschlägigen Vorstrafen; dabei kann die Antwort auf Grund der Auskünfte aus dem Strafregister und der Flensburger Verkehrssünderkartei leicht überprüft werden. Daher darf man nur Delikte, die wirklich gelöscht sind, verschweigen.

Meistens will der Richter auch Auskünfte über die Fahrpraxis des Angeklagten. Er erkundigt sich, seit wann man den Führerschein hat und wieviele Kilometer pro Jahr man fährt.

Nachdem der Staatsanwalt die Anklage verlesen hat, beginnt die Beweisaufnahme, der wichtigste Teil jedes Strafprozesses.

Der Angeklagte darf wählen, ob er aussagt, ob er schweigt, ob er geständig ist oder ob er leugnet. Er darf sogar ungestraft lügen. Daß er sich bei Gericht nicht beliebt macht, wenn ihm Unwahrheiten nachgewiesen werden können, steht auf einem anderen Blatt.

Besonders wichtig ist, daß der Richter den Angeklagten vor der Beweisaufnahme sogar darauf hinweist, es stehe ihm frei, sich zu äußern. Der Angeklagte kann also schweigen, ohne daß für ihn deshalb negative Schlüsse gezogen werden dürften (§ 243 Abs. IV StPO). Der Angeklagte hat die Wahl, ob er die Hauptverhandlung passiv, also schweigend, verbringt oder ob er aktiv eingreift.

Welches Vorgehen für ihn günstiger ist, läßt sich nicht generell sagen. Entschließt sich der Angeklagte zur Aussage, sind dies seine wichtigsten Verteidigungsmöglichkeiten: Beweisanträge, Fragerecht, Gegendarstellung, letztes Wort.

Wenn der Angeklagte annehmen muß, daß der Richter nicht unparteiisch ist, darf er ihn wegen Besorgnis der Befangenheit ablehnen (§§ 24 ff. StPO). Allerdings muß ein solcher Antrag normalerweise bis zum Beginn der Vernehmung des Angeklagten zur Sache gestellt worden sein.

Der Angeklagte darf bis zum Schluß der Beweisaufnahme beantragen, daß ein Zeuge oder Sachverständiger zu bestimmten Tatsachen gehört wird. Der Richter kann die Beweiserhebung nicht mit der Begründung ablehnen, daß das Beweismittel oder die zu beweisende Tatsache zu spät vorgebracht worden seien.

Hat das Gericht einen früheren Beweisantrag des Angeklagten abgelehnt, mag es zweckmäßig sein, die Zeugen selbst zu laden und zur Verhandlung mitzubringen; § 220 StPO gibt dem Angeklagten ausdrücklich diese Möglichkeit.

Bei Verkehrsunfällen erweist es sich oft als notwendig, daß das Gericht die Unfallstelle besichtigt. Der Jurist sagt dann: ›Der richterliche Augenschein wird eingenommen‹ (§ 225 und § 244 Absatz V StPO). Auch der Angeklagte kann den Augenschein beantragen.

Besonders wichtig ist das Recht des Angeklagten, zu fragen. Oft kann man erst durch gezielte Fragen an Zeugen oder Sachverständige Mißverständnisse aufklären und den wahren Sachverhalt herausarbeiten. Auch die Protokolle der Polizei sind zu erschüttern, wenn zum Beispiel nach Rückfragen an den Tag kommt, daß ein Zeuge das Geschehen aus seiner Position gar nicht gesehen haben kann.

Der Angeklagte hat auch das Recht der Gegendarstellung. Er kann falsche Schlußfolgerungen widerlegen und jederzeit seine Version darlegen.

Der Richter hört sich jede sachliche Darstellung an und wird den Angeklagten nur unterbrechen, wenn dieser ins Schwafeln kommt. Im Strafprozeß gilt der Grundsatz: Im Zweifel für den Angeklagten. Das bedeutet, daß keine Verurteilung erfolgen darf, solange der Richter nicht restlos davon überzeugt ist, daß alle Merkmale einer Straftat durch den Angeklagten erfüllt sind und daß sämtliche Tatsachen, auf denen die Entscheidung beruht, bewiesen sind.

Im Schlußwort, das dem Angeklagten immer zusteht, kann er zusammenfassend darstellen, wie sich die Vorfälle aus seiner Sicht zugetragen haben. Er kann die Mosaiksteinchen, die die Beweisaufnahme geliefert hat, mit etwas Geschick zu einem Bild zusammenfügen, das für ihn günstig ist. Er wird dabei auf Schwachstellen in der Beweiskette der Staatsanwaltschaft hinweisen und dadurch versuchen, eine Verurteilung abzuwenden.

Bis zu diesem Stadium des Prozesses kann der Angeklagte auch einen Antrag auf Einstellung des Verfahrens wegen Geringfügigkeit stellen (§ 153 StPO). Erfolg wird dieser Antrag nur dann haben, wenn die Schuld des Täters gering ist und wenn kein öffentliches Interesse an der Bestrafung besteht.

Der Richter bedarf aber zur Einstellung der Zustimmung der Staatsanwaltschaft und des Angeklagten. Er wird gerade bei einem weit fortgeschrittenen Verfahren wenig geneigt sein, einem Einstellungsantrag stattzugeben. Gelegentlich hat das Angebot des Angeklagten, freiwillig einen bestimmten Betrag an eine gemeinnützige Institution (bei Körperverletzungen z. B. ans Rote Kreuz) zu zahlen, die Bereitschaft des Gerichts und des Staatsanwalts zur Einstellung gefördert. Auch die Wiedergutmachung des durch die Tat verursachten Schadens gehört in diesen Zusammenhang (§ 153 a StPO).

Eine Einstellung ist für den Angeklagten vorteilhaft. Er gilt nicht als vorbestraft, wird nirgends eingetragen und braucht keine Gerichtskosten zu bezahlen. Die Anwaltskosten und die des Nebenklägers können ihm aber auferlegt werden.

Entschließt sich das Gericht zu einer Verurteilung, ist der Angeklagte noch nicht verloren. Gegen jedes Urteil der ersten Instanz gibt es ein Rechtsmittel. Der Richter belehrt den Angeklagten noch in der Verhandlung darüber, welches Rechtsmittel für ihn zulässig ist, wann und wo es eingelegt werden muß. Außerdem geben die Gerichte Merkblätter aus. Man muß dazu wissen, daß die Berufung eine zweite Tatsacheninstanz ist. Das bedeutet, daß bei einer erneuten Verhandlung wieder sämtliche Zeugen gehört werden und dadurch eine Korrektur des Sachverhalts möglich wird.

In der Revision dagegen gibt es keine Beweisaufnahme mehr. Das Revisionsgericht muß das als gegeben unterstellen, was der erste Richter in sein Urteil geschrieben hat. In der Revision wird daher lediglich noch geprüft, ob der Richter das Recht richtig angewandt hat. Wer in der Verlegenheit kommt, gegen ein Strafurteil vorgehen zu müssen, informiere sich bitte genau über die Fristen und die Formvorschriften! Nur dann ist er vor unangenehmen Überraschungen sicher.

Auch ein rechtskräftiges Urteil kann noch geändert werden. Eine Wiederaufnahme des Verfahrens ist allerdings äußerst schwierig und nur in den seltensten Fällen durchzusetzen.

Verurteilung

Bei einer Verurteilung des Täters hat das Gericht § 46 StGB zu beachten:

»I. Die Schuld des Täters ist Grundlage für die Zumessung der Strafe. Die Wirkungen, die von der Strafe für das künftige Leben des Täters in der Gesellschaft zu erwarten sind, sind zu berücksichtigen.

II. Bei der Zumessung wägt das Gericht die Umstände, die für und gegen den Täter sprechen, gegeneinander ab. Dabei kommen namentlich in Betracht:
– die Beweggründe und die Ziele des Täters,
– die Gesinnung, die aus der Tat spricht, und der bei der Tat aufgewertete Wille, das Maß der Pflichtwidrigkeit,
– die Art der Ausführung und die verschuldeten Auswirkungen der Tat,

– das Vorleben des Täters, seine persönlichen und wirtschaftlichen Verhältnisse sowie sein Verhalten nach der Tat, besonders sein Bemühen, den Schaden wiedergutzumachen.

III. Umstände, die schon Merkmale des gesetzlichen Tatbestandes sind, dürfen nicht berücksichtigt werden.«

Bei Verkehrsverstößen kommen hauptsächlich Verurteilungen zu Geldstrafen in Betracht.

Die Geldstrafe wird nicht mehr in einer Summe, sondern in Tagessätzen verhängt. Sie beträgt mindestens 5 volle Tagessätze und, wenn das Gericht nichts anderes bestimmt, höchstens 360. Die Höhe eines Tagessatzes bestimmt das Gericht unter Berücksichtigung der persönlichen und wirtschaftlichen Verhältnisse des Täters. Es geht von dem Nettoeinkommen aus, das der Täter an einem Tag hat oder haben könnte. Der niedrigste Tagessatz wird auf DM 2,–, der höchste auf DM 10.000,– festgesetzt (§ 40 StGB).

Nur bei schwerwiegenden Delikten, den ›Todsünden‹ im Straßenverkehr, wird das Gericht eine Freiheitsstrafe verhängen. Eine Freiheitsstrafe unter sechs Monaten wird neuerdings nur noch in Ausnahmefällen ausgesprochen (§ 47 StGB).

Aber ihre Strafe absitzen müssen Verkehrssünder nur in den seltensten Fällen, denn meist wird die Strafe ausgesetzt. Dies ist in § 56 StGB vorgesehen:

»I. Bei der Verurteilung zu Freiheitsstrafen von nicht mehr als einem Jahr setzt das Gericht die Vollstreckung der Strafe zur Bewährung aus, wenn zu erwarten ist, daß der Verurteilte sich schon die Verurteilung zur Warnung dienen lassen und künftig auch ohne die Einwirkung des Strafvollzugs keine Straftaten mehr begehen wird. Dabei sind namentlich die Persönlichkeit des Verurteilten, sein Vorleben, die Umstände seiner Tat, sein Verhalten nach der Tat, seine Lebensverhältnisse und die Wirkungen zu berücksichtigen, die von der Aussetzung für ihn zu erwarten sind.

II. Das Gericht kann unter den Voraussetzungen des Absatzes 1 auch die Vollstreckung einer höheren Freiheitsstrafe, die zwei Jahre nicht übersteigt, zur Bewährung aussetzen, wenn besondere Umstände in der Tat und in der Persönlichkeit des Verurteilten vorliegen.«

Was bedeutet Bewährung?

Dem Verurteilten wird erspart, die Strafe abzusitzen, wenn er sich innerhalb einer bestimmten Frist (zwischen zwei und fünf Jahren) nichts mehr zuschulden kommen läßt. Häufig muß der Angeklagte auch noch Auflagen erfüllen.

Das Gericht kann ihm auferlegen,

– nach Kräften den durch die Tat verursachten Schaden wiedergutzumachen
– einen Geldbetrag zugunsten einer gemeinnützigen Einrichtung oder der Staatskasse zu zahlen
– gemeinnützige Leistungen zu erbringen (z. B. Krankenpflege in der Freizeit)

Erklärt sich der Verurteilte freiwillig zu angemessenen Leistungen der genannten Art bereit, sieht das Gericht von der Anordnung meistens ab.

Der Richter kann aber außerdem bestimmte Weisungen erteilen, etwa daß sich ein Trinker einer Entziehungskur unterzieht.

Das Gericht widerruft die Bewährung, wenn der Verurteilte

– in der Bewährungszeit eine Straftat begeht
– gegen Auflagen oder Weisungen ›gröblich oder beharrlich‹ verstößt
– sich der Aufsicht oder Leitung eines Bewährungshelfers beharrlich entzieht

Denn dadurch zeigt er, daß die Erwartung, die der Strafaussetzung zugrunde lag, sich nicht erfüllt hat.

Wer zu einer Freiheitsstrafe ohne Bewährung verurteilt wurde, kann auf Strafaussetzung zur Bewährung rechnen,

– wenn zwei Drittel der Strafe, mindestens zwei Monate, verbüßt sind
– wenn verantwortet werden kann, zu erproben, ob der Verurteilte außerhalb des Strafvollzugs keine Straftaten mehr begehen wird
– wenn der Verurteilte einwilligt

In Ausnahmefällen gibt es sogar schon nach Verbüßung der Hälfte der Strafe eine Aussetzung. Dann muß der Täter aber mindestens ein Jahr hinter Gittern verbracht haben.

Strafaufschub

Wer rechtskräftig zu einer Freiheitsstrafe verurteilt ist, wird von der Staatsanwaltschaft zum Strafantritt geladen. Wenn dem Betroffenen durch die Vollstreckung der Strafe erhebliche, außerhalb des Strafzwecks liegende Nachteile entstehen, kann er ein Gesuch um Strafauschub stellen (Musterbrief unten). Das Gesuch geht an das Gericht, welches das Urteil gesprochen hat. Gründe für den Strafaufschub sind zum Beispiel:

— Krankheit (durch Attest belegt)
— bevorstehende Niederkunft
— Todesfall in der Familie

Dagegen reichen für einen Strafaufschub nicht aus:

— Verdienstausfall
— drohende Kündigung
— Saisonarbeit

Wird das Gesuch um Strafaufschub abgelehnt, kann man vom Gefängnis aus versuchen, durch ein Gnadengesuch an die Staatsanwaltschaft die Strafe zu verkürzen.

Ratenzahlung

Wer eine Geldstrafe nicht bezahlen kann, sollte ein Gesuch um Stundung oder Ratenzahlung einreichen. Darin muß man dem Gericht die Einkommens- und Familienverhältnisse offenbaren (Musterbrief Seite 50).

Strafregister

»Bin ich nun vorbestraft?« Diese Frage stellen sich viele Verkehrssünder, nachdem sie einen Bußgeldbescheid oder einen Strafbefehl erhalten haben. Kraftfahrer wissen oft nicht, daß

Musterbrief: Gesuch um Strafaufschub

```
    Absender                              Tagesdatum


    An das
    Amtsgericht
    - Strafgericht -
    (Anschrift)


    Betrifft: Strafsache .....
              Aktenzeichen .....

    Sehr geehrte Damen und Herren,

    ich wurde in dem oben angeführten Strafverfahren zu einem Jahr
    Freiheitsstrafe verurteilt und für den (Datum) zum Strafantritt
    geladen.

    Da ich um den (Datum) ein Kind erwarte (oder andere Begründung),
    bitte ich um Strafaufschub bis (Datum).

    Erst zu diesem Zeitpunkt kann ich das Kind in ein Heim geben
    (oder andere Begründung).

    Mit freundlichen Grüßen

    (Unterschrift)
```

es zwei Möglichkeiten der Eintragung gibt: die Verkehrssünderkartei und das Bundeszentralregister. Zwar kann auch der Eintrag in der Flensburger Verkehrssünderkartei nachteilige Folgen haben. Viel wichtiger ist aber der Eintrag in das Zentralregister. Nur wer dort eingetragen ist, gilt als vorbestraft.

Wer im Strafregister steht, der hat auf jeden Fall eine kriminelle Straftat begangen. Ordnungswidrigkeiten, also die Fülle der leichten Verkehrsverstöße wie sie auch bei Unfällen die Regel sind, werden nicht im Strafregister verzeichnet. Selbstverständlich wird auch ein Verwarnungsgeld nicht eingetragen. Wer aber wegen fahrlässiger Körperverletzung einen Strafbefehl erhalten hat oder gar wegen Trunkenheit am Steuer in einen Unfall verwickelt war und durch ein Urteil bestraft wurde, der wird eingetragen.

Die Eintragungen bleiben nicht ewig im Zentralregister. Sie werden von Amts wegen getilgt. Die Tilgungsfrist beträgt

— 5 Jahre bei Verurteilungen, für die Geldstrafen von nicht mehr als 90 Tagessätzen oder Freiheitsstrafen (auch Arreste) von nicht mehr als drei Monaten für Ersttäter verhängt wurden;

— 10 Jahre bei schon eingetragenen Personen, höheren Geldstrafen oder Freiheitsstrafen (bis zu einem Jahr, wenn Bewährung bewilligt wird);

— 15 Jahre in allen übrigen Fällen (§ 44 BZRG). Die Tilgungsfrist läuft nicht ab, solange sich aus dem Register ergibt, daß die Vollstreckung einer Strafe noch nicht erledigt ist.

Auskunft aus dem Zentralregister erhält nicht jeder. Außer dem Täter wird sie nur Gerichten, Staatsanwaltschaften, obersten Bundesbehörden, Bundes- und Landesämtern für Verfassungsschutz, Finanzbehörden und der Kriminalpolizei gewährt (§ 39 BZRG).

Ist die Eintragung über eine Verurteilung im Register getilgt, so dürfen die Tat und die

Musterbrief: Gesuch um Ratenzahlung

```
      Absender                              Tagesdatum


      An das
      Amtsgericht
      - Strafgericht -
      (Anschrift)


      Betrifft: Strafsache gegen .....
                Aktenzeichen .....

      Sehr geehrte Damen und Herren,

      ich bin in dem oben genannten Strafverfahren zu einer Geldstrafe
      von (z. B. DM 1.800,--) verurteilt worden. Da ich eine sechsköpfige
      Familie mit einem Netto-Monatseinkommen von (z. B. DM 1.490,--)
      ernähren muß - Bescheinigung des Arbeitgebers liegt bei - und keine
      Ersparnisse habe, bin ich nicht in der Lage, die Strafe auf einmal
      zu zahlen.

      Ich bitte, mir zu bewilligen, daß ich die Strafe in monatlichen
      Raten von (z. B. DM 50,--), fällig jeweils am (z. B. 15. eines jeden
      Monats), zahlen kann.

      Mit freundlichen Grüßen

      (Unterschrift)

      Anlage
```

Verurteilung dem Betroffenen im Rechtsverkehr nicht mehr vorgehalten und nicht zu seinem Nachteil verwertet werden.
Der Verurteilte darf sich schon dann als unbestraft bezeichnen und braucht den der Verurteilung zugrunde liegenden Sachverhalt nicht zu offenbaren, wenn die Verurteilung nicht in das Führungszeugnis aufzunehmen ist.
Die Frist, nach deren Ablauf eine Verurteilung nicht mehr in das Führungszeugnis aufgenommen wird, beträgt 3 Jahre bei Verurteilung zu Geldstrafe und Freiheitsstrafe von nicht mehr als 3 Monaten; 5 Jahren in den übrigen Fällen (vgl. Verkehrssünderkartei, Seite 63 ff.).

Fahrverbot und Entzug der Fahrerlaubnis

Es gibt zwei Möglichkeiten für das Gericht, einem Verkehrssünder zumindest vorübergehend das Lenken eines Fahrzeugs zu verwehren: das Fahrverbot (§ 44 StGB) und die Entziehung der Fahrerlaubnis (§ 69 StGB).
Das Fahrverbot ist das geringere Übel. Es stellt nur eine Nebenstrafe dar, während die Entziehung der Fahrerlaubnis eine Maßregel der Besserung und Sicherung bildet.

Fahrverbot

Das Fahrverbot wird verhängt, wenn jemand wegen einer Straftat, die er bei oder im Zusammenhang mit dem Führen eines Kraftfahrzeugs begangen hat, zu einer Geld- oder Freiheitsstrafe verurteilt wurde. Das Gericht kann dem Verkehrssünder verbieten, ein Kraftfahrzeug für die Dauer von einem bis zu drei Monaten im Straßenverkehr zu führen. Das Fahrverbot wird mit Rechtskraft des Urteils wirksam. Der Führerschein wird für die Dauer des Verbotes amtlich verwahrt. Die Fahrerlaubnis selbst bleibt unberührt. Nach Ablauf der Sperrfrist wird der alte Führerschein wieder herausgegeben. Nur bei ausländischen Führerscheinen wird das Fahrverbot im Führerschein vermerkt.

Entzug der Fahrerlaubnis

Tiefgreifender ist der Entzug der Fahrerlaubnis; denn dadurch wird die Lizenz zum Führen von Kraftfahrzeugen ungültig. Auch nach Ablauf der Sperrfrist bekommt man seinen alten Führerschein nicht wieder zurück. Man muß zur Straßenverkehrsbehörde gehen und dort eine neue Fahrerlaubnis beantragen.
Es ist nicht einmal sicher, ob man überhaupt wieder einen Führerschein erhält. Die Verwaltungsbehörde prüft nämlich vor der Ausstellung eines neuen Führerscheins, ob der Antragsteller überhaupt zum Führen von Kraftfahrzeugen geeignet ist. Bestehen begründete Bedenken gegen die Eignung, darf sie ihm keine neue Fahrerlaubnis geben.
Der Gesetzgeber schreibt dem Richter in folgenden Fällen vor, die Ungeeignetheit zum Führen von Kraftfahrzeugen anzunehmen:

– Gefährdung des Straßenverkehs (§ 315 c)
– Trunkenheit im Verkehr (§ 316)
– unerlaubtes Entfernen vom Unfallort (§ 142), obwohl der Täter weiß oder wissen kann, daß beim Unfall ein Mensch getötet oder nicht unerheblich verletzt worden oder an fremden Sachen bedeutender Schaden entstanden ist
– Vollrausch (§ 330 a)

Dauer des Entzugs

Beim Fahrverbot, dem geringeren Übel, büßt man den Führerschein im günstigsten Fall einen Monat, im schlechtesten drei Monate ein. Der Entzug der Fahrerlaubnis beträgt mindestens sechs Monate, höchstens fünf Jahre. In besonders schweren Fällen kann der Richter sogar anordnen, daß auf Lebenszeit keine neue Fahrerlaubnis ausgestellt wird.
War die Fahrerlaubnis in den letzten drei Jahren schon einmal entzogen, darf die Verwaltungsbehörde mindestens ein Jahr lang keinen neuen Führerschein ausstellen.
Eine Beschlagnahme oder ein vorläufiger Entzug des Führerscheins schon vor Rechtskraft des Urteils wird bei der Mindestsperrzeit berücksichtigt. Das Mindestmaß der Sperre darf jedoch drei Monate nicht unterschreiten.

B e i s p i e l : Der Führerschein war, als das Urteil gesprochen wurde, schon vier Monate vorläufig beschlagnahmt. Der Richter hält die Mindestsperrfrist von sechs Monaten für ausreichend und bringt das auch im Urteil zum Ausdruck. Trotzdem werden nur drei Monate der Beschlagnahme angerechnet. Das heißt, der Täter muß in diesem Fall insgesamt sieben Monate auf seinen Führerschein verzichten, obwohl der Richter sechs Monate für ausreichend hielt.

Die Fahrerlaubnis erlischt mit der Rechtskraft des Urteils. Der Angeklagte kann in einem solchen Fall versuchen, daß er wenigstens die Erlaubnis für eine bestimmte Führerscheinklasse oder ein bestimmtes Fahrzeug behält. Der Richter darf z. B. einem Bauern die Pkw-Fahrerlaubnis entziehen, kann aber bestimmen, daß der Landwirt die Fahrerlaubnis für seine Zugmaschinen sofort wieder erhält.

Sowohl beim Fahrverbot als auch beim Entzug der Fahrerlaubnis kann der Betroffene nachträglich eine Abkürzung der Frist erbitten (Musterbrief unten).

Die Sperrfrist beim Führerscheinentzug darf frühestens verkürzt werden, wenn die Sperre insgesamt mindestens sechs Monate und bei wiederholter Sperre mindestens ein Jahr gedauert hat. Die Zeit der vorläufigen Wegnahme des Führerscheins wird hierbei eingerechnet.

Der Rat für die Praxis: Die Wiedererteilung der Fahrerlaubnis, also die Erteilung eines neuen Führerscheins, sollte man möglichst schon einige Wochen vor Ablauf der Sperre beantragen, denn dann kann die Verwaltungsbehörde die nötigen Vorarbeiten in Angriff nehmen, und es gibt keine weiteren Verzögerungen mehr. Man braucht für den Antrag: Geburtsurkunde, Paßbild, Sehtest-Bescheinigung, Bescheinigung über die Unterweisung in Sofortmaßnahmen am Unfallort.

Im Gegensatz zu früher muß man den Nachweis erbringen, daß man in Erster Hilfe aus-

Musterbrief: Antrag auf Abkürzung der Sperrfrist

```
     Absender                              Tagesdatum


     An das
     Amtsgericht
     - Strafgericht -
     (Anschrift)


     Betrifft: Strafsache gegen mich.
               Aktenzeichen .....

     Sehr geehrte Damen und Herren,

     durch Urteil des (z. B. Schöffengerichts) in ..... vom ..... wurde
     mir die Fahrerlaubnis für (Zeitraum) entzogen.

     Ich bitte um Abkürzung der Sperrfrist, da sich herausgestellt hat, daß
     die Verletzungen, die ich mir bei dem Unfall zuzog, zu einer (z. B.
     dauernden Gehbehinderung) führen. Nachdem mein Arbeitsplatz in ..... mit
     öffentlichen Verkehrsmitteln nur unter größten Schwierigkeiten und sehr
     viel Zeitaufwand erreicht werden kann, benötige ich dringend einen
     Führerschein, um meinen Beruf ausüben zu können.

     Eine ärztliche Bescheinigung über das Ausmaß meiner Verletzungen liegt bei.

     Mit freundlichen Grüßen

     (Unterschrift)

     Anlage
```

gebildet ist: Wer noch keinen Kurs absolviert hat, hole dies möglichst rasch nach. Verlangt die Behörde eine medizinisch-psychologische Untersuchung (Wartezeit einige Wochen!), bemühe man sich bald um einen Termin. Die Kosten betragen ca. DM 300,– bis DM 600,–.

Nachschulung

Seit einiger Zeit gibt es eine neue Möglichkeit, die Zeit zu verkürzen, während der die Fahrerlaubnis nach Alkoholfahrten entzogen bleibt: die Nachschulung. Das sind Schulungen, deren Ziel es ist, die Selbsterkenntnis der Teilnehmer im Hinblick auf ihre Trinkgewohnheiten, ihre Einstellung zum Trinken und ihr Verhalten nach Alkoholgenuß zu ändern.

Ferner soll das Wissen über die Wirkung des Alkohols und die möglichen Folgen des Trinkens auf Kraftfahrer verbessert werden. Die Teilnehmer erlernen Verhaltensweisen, mit denen man die Einnahme von Alkohol vor dem Fahren einschränken oder vermeiden kann. Schließlich sollen die Teilnehmer dazu gebracht werden, daß sie nach dem Genuß von Alkohol nicht mehr Auto fahren.

Die Kurse vermitteln mehr Wissen über das Problem »Alkohol und Fahren« und lehren Selbstbeobachtung und Selbstkontrolle. In kleinen Gruppen berichten die Teilnehmer über ihr Trink- und Fahrverhalten. Sie überlegen gemeinsam, wie es zu ihren Gewohnheiten gekommen ist und welche Folgen ihre Trunkenheitsfahrten hatten. Sie werden darüber informiert, wie der Alkohol auf den Menschen wirkt und wie er den Fahrer am Steuer seines Fahrzeuges verändert. Die Teilnehmer üben, wie sie künftig das unkontrollierte Trinken vermeiden können und wie sie der Überredung zum Mittrinken widerstehen können. Die Kurse dauern ca. 6 Doppelstunden. Die Schulungsfähigkeit muß durch eine dem Kurs vorausgehende Untersuchung nachgewiesen werden. Alle, die regelmäßig und ordnungsgemäß an den Sitzungen teilgenommen und ihre Aufgaben – z. B. Selbstbeobachtung – abgegeben haben, erhalten eine Teilnahmebescheinigung.

Der Preis für die Teilnahme an diesen Kursen beträgt ca. DM 600,–.

Näheres über Ort und Zeit dieser Kurse kann man bei der nächstgelegenen Geschäftsstelle des TÜV (Technischer Überwachungsverein) oder bei der nächsten ADAC-Gau-Geschäftsstelle erfahren.

Wer an diesen Kursen erfolgreich teilgenommen hat, kann bei Gericht eine Verkürzung der Sperrfrist beantragen. Der Richter muß anhand der Kursunterlagen prüfen, ob die Teilnahme an der Nachschulung eine Änderung an der Einstellung des Verkehrsteilnehmers herbeigeführt hat, und kann dann die Frist abkürzen, innerhalb derer dem Kraftfahrer keine neue Fahrerlaubnis ausgestellt werden darf.

Voraussetzung ist, daß die Sperre mindestens 6 Monate gedauert hat. Es ist geplant, die Frist auf 3 Monate zu verkürzen.

Der Nachweis, daß man nicht mehr ungeeignet ist, kann durch Teilnahme an einem Nachschulungskurs erbracht werden. Deshalb ist es empfehlenswert, sich bei Gericht zu erkundigen, ob durch die Teilnahme an einer ›Nachschulung für alkoholauffällige Kraftfahrer‹ eine Abkürzung der Sperrfrist erzielt werden kann. Da eine bindende Zusage vom Gericht nicht gegeben wird, weil die Entscheidung erst nach der Kursteilnahme erfolgt, genügt es, wenn eine gewisse Hoffnung geweckt wird.

Nach der Teilnahme am Kurs kann der Antrag auf Abkürzung der Sperrfrist gestellt werden. Man bedient sich dazu am besten der Hilfe eines Rechtsanwaltes.

Die hohe Rückfallquote alkoholauffälliger Kraftfahrer (30 % nach dem ersten Delikt, 60 % nach dem zweiten Delikt) zeigt, daß die Führerscheinsperre allein keine ausreichende Wirkung hat. Die Wirksamkeit von Nachschulungsprogrammen ist, nach vorliegenden Untersuchungen, beachtlich. In vielen Bundesländern gibt es auch Kurse für Rückfalltäter, also für solche Fahrzeugführer, die ein zweites Trunkenheitsdelikt begangen haben. Stellen diese einen Antrag auf Erteilung einer neuen Fahrerlaubnis, so wird in der Regel die Vorlage eines medizinisch-psychologischen Eignungsgutachtens gefordert.

Die Rechtsprechung steht der ›Nachschulung‹ geteilt gegenüber. Ein Amtsgericht hat diese Art des Bemühens, den Führerschein früher wiederzuerlangen, gar als ›Ablaßhandel‹ eingestuft. Es ist jedoch abzusehen, daß diese Rechtsprechung sich nicht auf Dauer halten kann. Der dritte Strafsenat des OLG Köln (VRS 59, 25) erkennt an, daß die Teilnahme an einem Kurs nach dem Modell ›Mainz 77‹ ein Umstand ist, der bei der Entscheidung über die Einziehung der Fahrerlaubnis zu berücksichtigen ist. Die Richter weisen aber auch darauf hin, daß die Teilnahme am Kurs allein noch nicht ausreicht, um vom Führerscheinentzug abzusehen. Es müssen weitere Umstände hinzutreten, um eine solche Maßnahme zu rechtfertigen. Ausdrücklich nennen die Kölner Richter ein besonders günstiges Persönlichkeitsbild oder längere vorläufige Entziehung der Fahrerlaubnis.

Das LG München (DAR 1980, 283) begrüßt die Einführung und Durchführung der Nachschulung angesichts des oft beklagenswerten Mangels an Kenntnissen und Pflichtbewußtsein gerade der Trunkenheitstäter uneingeschränkt und berücksichtigt die Teilnahme an einem Nachschulungskurs als eines von mehreren Beweisanzeichen der wiederhergestellten Eignung.

Das LG Duisburg (DAR 1980, 349) meint, daß ein Eignungsmangel bei dem Täter nicht mehr festzustellen ist, wenn die vorläufige Entziehung der Fahrerlaubnis den Angeklagten fühlbar getroffen hat und er aufgrund der Teilnahme an einem Kurs zur Nachschulung alkoholauffälliger Kraftfahrer seine Gewohnheiten bereits geändert hat.

Das Hanseatische OLG Hamburg (DAR 1981, 122) führt aus: Die Nachschulung ist grundsätzlich geeignet, Trunkenheitstäter in positiver, die Gefahr des Rückfalles mindernder Weise zu beeinflussen. Die erfolgreiche Teilnahme an einer Nachschulung kann aber bei einer zu stellenden Prognose zugunsten des Täters Berücksichtigung finden.

Das OLG Koblenz (ZfS 1982, 347) ist der Ansicht, daß die erfolgreiche Teilnahme an einem Nachschulungskurs für sich allein noch nicht eine vorzeitige Aufhebung der Sperre

rechtfertigt, wenn das Versagen des Verurteilten als Teilnehmer am Straßenverkehr derart massiv war (vorsätzliches Trunkenheitsdelikt, Tätlichwerden gegen Vollstreckungsbeamte und vorsätzliche Körperverletzung), daß nur besondere Umstände geeignet wären, die Annahme der Ungeeignetheit für die vom Strafrichter verhängte Sperrfrist entfallen zu lassen.

Zwischenzeitlich ist eine Reihe von Gerichten dazu übergegangen, bereits im Strafverfahren bei Vorlage entsprechender Teilnahmebescheinigungen eine verkürzte Sperrfrist zu verhängen, oder auf die Entziehung der Fahrerlaubnis ganz zu verzichten, weil der Teilnehmer nunmehr nicht mehr ungeeignet ist. Der Rat für die Praxis: In DAR 1983, 33 ff., findet sich ein Aufsatz von Dr. Bode: »Berücksichtigung der Nachschulung von Alkohol-Verkehrsstraftätern durch Strafgerichte« mit einer für jeden Anwalt sicherlich nützlichen Rechtsprechungsübersicht.

Peter Grohmann schreibt in DAR 1984, 141 ff. ebenfalls zur Problematik der Nachschulung.

Entschädigung bei Führerscheinentzug

Gegenüber Kraftfahrern, die unschuldig in die Mühlen der Justiz gerieten, zeigt sich der Staat großzügig. In einem Gesetz über die Entschädigung für Strafverfolgungsmaßnahmen wird bestimmt, daß man bei einem Freispruch auch für den Führerscheinentzug Entschädigung verlangen kann.

Nach diesem Gesetz wird aus der Staatskasse entschädigt, wer durch eine Verurteilung oder durch andere Strafverfolgungsmaßnahmen einen Schaden erlitten hat. Nicht nur bei Freispruch gilt dieses Gesetz, sondern auch bei Einstellung des Verfahrens oder der Ermittlungen, ja sogar schon dann, wenn eine Strafe geringer ausfällt als vorherige Maßnahmen wie Untersuchungshaft oder Führerscheinentzug.

Wer ungerechtfertigt auf seinen Führerschein vorübergehend verzichten mußte, kann auf vielfache Weise Entschädigung verlangen.

B e i s p i e l e sollen das erläutern:

Ein Arbeiter oder Angestellter, der eine weite Anfahrt zum Arbeitsplatz hat und wegen schlechter Verkehrsbedingungen nur mit Schwierigkeiten auf öffentliche Verkehrsmittel ausweichen kann, könnte einen Zweitwohnsitz begründen und die Kosten dafür der Staatskasse aufrechnen.

Ein Vertreter kann Verluste, die er durch geringere Verkäufe und umständlichere Reisen hinnehmen muß, dem Staat in Rechnung stellen.

Ein Handwerker darf den entgangenen Gewinn aus Arbeiten an anderen Orten geltend machen. Ein Unternehmer könnte die Kosten für den Chauffeur verlangen.

Ein Taxifahrer kann sogar seinen Beruf verlieren und die dadurch erlittenen Unbilden aufrechnen.

Nicht ersetzt werden entgangene Annehmlichkeiten oder Freuden. Wer also seinen Urlaub umstellen mußte, weil er vorübergehend den Führerschein nicht besaß, erhält dafür keine Vergütung.

Der Vermögensschaden muß DM 50,– übersteigen, wenn der Staat zur Kasse gebeten werden soll.

Wer freilich selbst dazu beigetragen hat, daß er in falschen Verdacht geriet, erhält nichts. Wer also falsche Angaben gemacht hat, darf sich nicht wundern, wenn er leer ausgeht. Wer dagegen nichts ausgesagt hat oder es unterließ, Rechtsmittel einzulegen, kann trotzdem Ansprüche stellen.

Das Verfahren, um zur Entschädigung zu kommen, ist leider nicht ganz einfach: Erst stellt der Richter fest, daß eine Entschädigungspflicht des Staates besteht. Dann muß der Schaden der Höhe nach der Staatsanwaltschaft nachgewiesen werden. Dies muß innerhalb von 6 Monaten geschehen. Wer mit der Entschädigung nicht zufrieden ist, kann beim Landgericht Klage erheben. Das alles ist aber doch so umständlich, daß man eigentlich nur raten kann, sich von vornherein einen Anwalt zu nehmen. Wenn man Recht bekommt, muß den nämlich auch der Staat bezahlen.

Weitere Auflagen

Fahrtenbuch

Gelegentlich kommt es vor, daß man nach einem Unfall nicht feststellen kann, wer das Fahrzeug lenkte. Dann darf die Straßenverkehrsbehörde dem Fahrzeughalter die Führung eines Fahrtenbuches auferlegen (§ 31 a StVZO).

Die Unmöglichkeit der Ermittlung des Fahrers liegt nur vor, wenn die Polizei alle angemessenen Maßnahmen ergriffen hat, aber dennoch den Täter nicht ausfindig machen konnte. Die Polizei muß daher bestrebt sein, das Fahrzeug anzuhalten oder den Halter möglichst rasch anhören.

Wer erst Wochen später auf einen Vorfall angesprochen wird und sich nicht an den Fahrer erinnert, braucht kein Fahrtenbuch zu führen.

Wer dagegen von seinem Recht Gebrauch macht, die Aussage zu verweigern, wodurch die Polizei zu zahllosen, weitreichenden Ermittlungen gezwungen wäre, kann zur Führung eines Fahrtenbuches verpflichtet werden (BVerwG, VRS 42, 62).

Diese Maßnahme kann unangenehm werden, denn das Fahrtenbuch muß für ein bestimmtes Fahrzeug und für jede einzelne Fahrt den zuverlässigen Nachweis darüber erbringen, wer den Wagen gelenkt hat.

Die erforderlichen Eintragungen sind unverzüglich nach Abschluß einer jeden Fahrt vorzunehmen.

Das Fahrtenbuch muß zuständigen Beamten auf Verlangen ausgehändigt werden. Es braucht allerdings nicht während der Fahrt mitgeführt zu werden.

Die Auflage, ein Fahrtenbuch zu führen, braucht nicht befristet zu sein (BVerwG, in VerkMitt 1971, 57). Die Führung eines Fahrtenbuchs kann nicht verlangt werden, wenn der Halter die Personen nennt, die außer ihm das Fahrzeug benutzen, aber erklärt, er wisse nicht mehr, wer damals gefahren sei (VG Hannover, VRS 51, 398).

Verkehrsunterricht

Die Straßenverkehrsbehörde hat ein weiteres Mittel, um die Verkehrsdisziplin zu heben: Sie kann einen Verkehrssünder zu einem Unterricht über das Verhalten im Straßenverkehr vorladen (§ 48 StVO).

Allerdings darf der Verkehrsunterricht nicht bei völlig harmlosen Verstößen angeordnet werden, weil sonst der Grundsatz der Verhältnismäßigkeit (der Volksmund würde sagen: man darf nicht mit Kanonen auf Spatzen schießen) nicht gewahrt ist.

Die Vorladung zum Verkehrsunterricht muß auch die beruflichen Verpflichtungen des Teilnehmers berücksichtigen. Wer dem Verkehrsunterricht unentschuldigt fernbleibt, kann bestraft werden.

Bußgeld

Die große Masse der leichten Verkehrsverstöße wird nicht mit krimineller Strafe, sondern mit einem sogenannten Bußgeld geahndet. Das Verfahren ähnelt dem beim Strafbefehl. Es besteht jedoch ein wesentlicher Unterschied: Der Bußgeldbescheid wird nicht von einem Gericht erlassen wie der Strafbefehl, sondern von der Polizei und in Bayern von einer Zentralen Bußgeldbehörde. Eine besondere Qualifikation zur Unterzeichnung des Bußgeldbescheides ist nicht vorgesehen. Gleichwohl wird die Verfolgung leichter Verkehrsverstöße dem Richter nicht gänzlich entzogen. Wenn man gegen einen Bußgeldbescheid Einspruch einlegt – das geschieht genauso wie beim Strafbefehl (siehe Seite 44) –, kommt die Sache vor ein ordentliches Gericht. Dadurch erreicht man, daß auch leichte Verkehrsdelikte vom Richter nachgeprüft werden. Weil das Bußgeld keine kriminelle Strafe ist, spricht der Jurist von Ordnungswidrigkeiten.

Wann ergeht ein Bußgeldbescheid? Wenn keine Straftat begangen, der Verstoß jedoch so schwerwiegend ist, daß ein Verwarnungsgeld nicht mehr ausreicht, ist die Polizei gehalten, ein Bußgeld zu verhängen. Das gilt besonders bei Unfällen mit mehr als DM 1000,– Sachschaden. Die Polizei kann aber das Bußgeld nicht willkürlich festsetzen. Der Gesetzgeber zieht eine Schranke. Bei Verkehrssachen können Geldbußen von DM 5,– bis DM 1000,– und ein Fahrverbot bis zu 3 Monaten verhängt werden. Bei Verstößen gegen das 0,8-Promille-Gesetz sind Bußen bis zu DM 3000,– möglich.

Für die Geldbußen gibt es genau wie für das Verwarnungsgeld einen Katalog. Der Bußgeldkatalog, der bundeseinheitlich gilt, umfaßt 70 Positionen. Aber auch die Länder können Bußgeldkataloge erlassen; Bayern hat einen sehr umfangreichen, mit 865 Positionen allein für die StVO. Trotz aller föderalistischen Freiheit hat man versucht, weitgehend einheitliche Bußgeldsätze festzulegen. Die Kataloge sind für die Polizei die Richtlinie für das Vorgehen bei Ordnungswidrigkeiten im Straßenverkehr.

Bußgeldkatalog

Der bundeseinheitliche Bußgeldkatalog (Fassung vom 1. Januar 1976) wurde von einem Ausschuß der Innen- und Verkehrsverwaltungen der Bundesländer erstellt. Er enthält Richtsätze für besonders häufige Zuwiderhandlungen und wird derzeit überarbeitet.

Manche Verwaltungsbehörden wollen erreichen, daß höhere Geldbußen als im Katalog vorgesehen verhängt werden. Sie begründen dies mit dem Argument, die Bußgeldsätze des Katalogs seien schon längere Zeit nicht mehr erhöht worden.

Solche Wünsche sind von den Gerichten bisher aber zu Recht abgelehnt worden.

Die Bußgeldbeträge des Katalogs sind Regelsätze. Das bedeutet, daß sie angewandt werden, wenn es sich um eine normale Ordnungswidrigkeit handelt. Abweichungen nach oben und unten sind möglich. Dann müssen aber erschwerende oder mildernde Umstände vorliegen.

Eintragungen in Flensburg können zur Erhöhung führen, wie auch der ›Regelsatz‹ um mindestens 20 % höher sein muß, wenn ein anderer geschädigt wurde. Bei mehreren Verstößen durch ein und dieselbe Handlung wird der höchste in Betracht kommende Regelsatz erhöht.

Im Bußgeldbescheid kann ein Fahrverbot zwischen einem und drei Monaten verhängt werden. Dies geschieht nicht nur in den im Katalog ausdrücklich genannten Fällen, sondern auch, wenn der Betroffene ›unter besonders grober oder beharrlicher Verletzung der Pflichten eines Kraftfahrzeugführers gehandelt hat‹.

Das Bundesverfassungsgericht hat diese weitgehenden Rechte stark eingeschränkt. Vom Fahrverbot darf erst Gebrauch gemacht werden, wenn feststeht, daß der angestrebte Erfolg im Einzelfall auch mit einer verschärften Geldbuße nicht erreicht wird (NJW 1969, 1623). Die Dauer des Fahrverbots beträgt mindestens einen, höchsten drei Monate. Sie ist von der Polizeibehörde nach pflichtgemäßem Ermessen festzusetzen. Vor Anordnung eines Fahrverbots fragt die Polizei beim Kraftfahrtbundesamt in Flensburg an, ob der Betroffene in der Verkehrssünderkartei steht. Der Katalog sieht folgende Bußgelder und Punkte vor, wobei die Punkte nicht Gegenstand der amtlichen Fassung sind:

Nr.	Ordnungswidrigkeit	§§	DM	Punkte
1.	Verstoß gegen das Rechtsfahrgebot bei Gegenverkehr, beim Überholtwerden, an Kuppen, in unübersichtlichen Kurven oder bei sonstiger Unübersichtlichkeit	§ 2 Abs. 1, 2 StVO	80,–	2
2.	Zu schnelles Fahren bei Unübersichtlichkeit oder an Straßenkreuzungen, Straßeneinmündungen oder Bahnübergängen	§ 3 Abs. 1, § 19 Abs. 1 Satz 2 StVO	100,–	3
3.	Überschreiten der zulässigen Höchstgeschwindigkeit um mehr als	§ 3 Abs. 3, § 18 Abs. 5, § 41 (Zeichen 274) StVO, § 1 Höchstgeschwindigkeits-V[2]		
3.1.	20 km/h 60,– DM	bei den in § 3	80,–	1
3.2.	25 km/h 100,– DM	Abs. 3 Nr. 2 StVO	120,–	3
3.3.	30 km/h 150,– DM	genannten Kraft-	200,–	3
3.4.	40 km/h 200,– DM	fahrzeugen	300,–*	4[1]
3.5.	50 km/h 300,– DM		400,–*	4
3.6.	60 km/h 400,– DM		500,–*	4
4.	Ungenügender Sicherheitsabstand bei einer Geschwindigkeit von mehr als 80 km/h	§ 4 Abs. 1 StVO	100,–	3[1]
5.	Ungenügender Abstand vom vorausfahrenden Kraftfahrzeug	§ 4 Abs. 2 StVO	50,–	1
6.1.	Verbotenes Rechtsüberholen außerhalb geschlossener Ortschaften	§ 5 Abs. 1 StVO	100,–	3
6.2.	Überholen bei Unübersichtlichkeit oder bei unklarer Verkehrslage	§ 5 Abs. 2 Satz 1 Abs. 3, § 41 StVO		
6.2.1.	unter Nichtbeachten des Überholverbotszeichens 276 oder 277 oder der Fahrstreifenbegrenzung durch ununterbrochene Linie nach Zeichen 295 oder 296		150,–	4
6.2.2.	in sonstigen Fällen		100,–	3
6.3.	Verbotenes oder falsches Überholen in sonstigen Fällen einschl. Nichtbeachten des Überholverbots-Zeichens 276 oder 277 oder der Fahrstreifenbegrenzung durch ununterbrochene Linie nach Zeichen 295 oder 296	§ 5, § 18 Abs. 4, § 41 StVO	60,–	1

---

* Fahrverbot
[1] innerhalb geschlossener Ortschaften; außerhalb kein Fahrverbot und nur 3 Punkte
[2] Seit 1.1.1976 ersetzt durch § 3 Abs. 3 Nr. 2 Buchst. c StVO

Nr.	Ordnungswidrigkeit	§§	DM	Punkte
7.	Vorbeifahren an einem haltenden Fahrzeug, einer Absperrung oder einem sonstigen Hindernis auf der Fahrbahn links trotz Gegenverkehrs	§ 6 StVO	60,–	1
8.	Unzulässiger Fahrstreifenwechsel unter Gefährdung anderer	§ 7 StVO	60,–	2
9.	Nichtbeachten der Vorfahrt durch	§ 8 Abs. 1, § 18 Abs. 3 StVO		
9.1	Kraftfahrzeugführer		100,–	3
9.2.	Führer anderer Fahrzeuge		50,–	1
10.1.	Wenden, Rückwärtsfahren oder Fahren entgegen der Fahrtrichtung	§ 18 Abs. 7, § 2 Abs. 1 StVO		
10.1.1.	auf Nebenfahrbahnen von Autobahnen		200,–	4
10.1.2.	auf Autobahnein- und -ausfahrten		100,–	4
10.1.3.	sonst auf Autobahnen oder Kraftfahrstraßen		300,–*	4
	Abbiegen nach links trotz entgegenkommender Fahrzeuge	§ 9 Abs. 3 Satz 1, Abs. 4 StVO	80,–	2
10.3.	Sonstiges falsches Verhalten beim Abbiegen oder Wenden unter Gefährdung anderer	§ 9 StVO	60,–	2
11.	Falsches Ein- oder Anfahren unter Gefährdung anderer	§ 10 StVO	60,–	2
12.	Verbotenes Ein- oder Ausfahren auf Autobahnen oder Kraftfahrstraßen	§ 18 Abs. 2, 11 StVO	50,–	3
13.	Verbotenes Halten (ohne zu parken, § 12 Abs. 2) auf Autobahnen oder Kraftfahrstraßen mit Verkehrsbehinderung	§ 18 Abs. 8 StVO	60,–	1
14.	Verbotenes Parken			
14.1.	auf Autobahnen oder Kraftfahrstraßen	§ 18 Abs. 8 StVO		
	ohne Behinderung		60,–	2
	mit Behinderung		80,–	2
14.2.	auf sonstigen Straßen in »zweiter Reihe« um mehr als 15 Minuten	§ 12 Abs. 4 StVO	50,–	1
14.3.	in sonstigen Fällen außer auf Geh- oder Radwegen oder an Parkuhren – um mehr als drei Stunden – mit Verkehrsbehinderung	§ 12 Abs. 1, 3, 4 StVO		
15.	Ungenügendes Kenntlichmachen liegengebliebener Fahrzeuge	§ 15 StVO	80,–	2
16.	Fahren ohne Licht oder nur mit Standlicht bei erheblicher Sichtbehinderung durch Nebel, Schneefall oder Regen	§ 17 Abs. 3 Satz 1 StVO		
16.1.	außerhalb geschlossener Ortschaften		100,–	3
16.2.	innerhalb geschlossener Ortschaften		50,–	1
17.	Unzulässiges Überqueren von Bahnübergängen durch	§ 19 Abs. 2 StVO		
17.1.	Kraftfahrzeugführer		100,–	3
17.2.	Führer anderer Fahrzeuge		50,–	3
18.	Falsches Vorbeifahren an Haltestellen öffentlicher Verkehrsmittel	§ 20 Abs. 1 StVO	50,–	2
19.	Führen eines Fahrzeuges mit mangelhaft gesicherter Ladung unter Beeinträchtigung der Verkehrssicherheit	§ 22 Abs. 1 StVO	100,–	3

* Fahrverbot

Bußgeldkatalog

Nr.	Ordnungswidrigkeit	§§	DM	Punkte
20.1.	Verbotenes Überholen oder Vorbeifahren an Fußgängerüberwegen	§ 26 Abs. 3 StVO		
20.1.1.	unter Gefährdung von Fußgängern		100,–*	1[1]
20.1.2.	ohne Gefährdung von Fußgängern		50,–	1
21.	Falsches Heranfahren an Fußgängerüberwege	§ 26 Abs. 1 StVO	50,–	1
22.	Verstoß gegen das Sonntagsfahrverbot	§ 30 Abs. 3 StVO	100,–	1
23.	Erhebliche Beeinträchtigung der Verkehrssicherheit durch Hindernisse auf Straßen	§ 32 Abs. 1 StVO	80,–	1
24.	Nichtbeachten des Rotlichts (als Wechsel oder Dauerlichtzeichen) von Lichtzeichenanlagen oder des Haltezeichens von Polizeibeamten oder grobes Nichtbeachten des STOP-Zeichens (Zeichen 206) durch	§§ 36, 37, 41 StVO		
24.1.	Kraftfahrzeugführer		100,–	3
24.2.	Führer anderer Fahrzeuge		50,–	3
25.	Gebrauch oder Gestattung des Gebrauchs zulassungspflichtiger Fahrzeuge oder Zulassung oder betriebserlaubnispflichtiger Fahrzeuge ohne Betriebserlaubnis	§§ 18, 19 StVZO	100,–	3
26.	Überschreiten der Anmeldefrist zur Hauptuntersuchung	§ 29 StVZO		
	um mehr als 4 Monate		50,–	2
	um mehr als 8 Monate		80,–	2
	um mehr als 12 Monate		100,–	2
27.1.	Führen eines Fahrzeugs mit Mängeln, die die Verkehrssicherheit erheblich beeinträchtigen, und zwar	§§ 30, 32 ff StVZO; bei nicht im Geltungsbereich der StVZO zugelassenen Fahrzeugen: § 23 StVO		
27.1.1.	mit mangelhaften Reifen (Geldbuße je Reifen)		50,–	3
27.1.2.	in sonstigen Fällen, z. B. mit mangelhafter Bremse, Lenkung oder Anhängerkupplung (Geldbuße je Mangel)		100,–	3
27.2.	Anordnen oder Zulassen der Inbetriebnahme eines Fahrzeugs mit Mängeln, die die Verkehrssicherheit erheblich beeinträchtigen, und zwar	§ 31 Abs. 2 StVZO; bei nicht im Geltungsbereich der StVZO zugelassenen Fahrzeugen: § 23 StVO (§ 14 OWiG)		
27.2.1.	mit mangelhaften Reifen (Geldbuße je Reifen)		75,–	3
27.2.2.	in sonstigen Fällen, z. B. mit mangelhafter Bremse, Lenkung oder Anhängerkupplung (Geldbuße je Mangel)		150,–	3

---

* Fahrverbot
[1] Bei Kraftfahrzeugführern: 4 Punkte und Fahrverbot

Nr.	Ordnungswidrigkeit	§§	DM	Punkte
28.1.	Führen eines Fahrzeugs unter Über- schreiten der zulässigen Gewichte, Achslasten und Anhängelasten um mehr als	§§ 34, 42 StVZO		
28.1.1.	10 % 50,– DM	bei den in § 3 Abs. 3	100,–	1
28.1.2.	15 % 75,– DM	Nr. 2 StVO genann-	150,–	1
28.1.3.	20 % 100,– DM	ten Kraftfahrzeugen	200,–	3
28.1.4.	25 % 150,– DM		300,–	3
28.1.5.	30 % 250,– DM		500,–	3
28.2.	Anordnen oder Zulassen der Inbetrieb- nahme eines Fahrzeugs unter Überschreiten der zulässigen Gewichte, Achslasten und Anhängelasten um mehr als	§ 31 Abs. 2, §§ 34, 42 StVZO		
28.2.1.	10 %		150,–	3
28.2.2.	15 %		200,–	3
28.2.3.	20 %		250,–	3
28.2.4.	25 %		350,–	3
28.2.5.	30 %		500,–	3
29.	Anordnen oder Zulassen der Inbetrieb- nahme eines Fahrzeugs mit mangelhaft gesicherter Ladung unter Beein- trächtigung der Verkehrssicherheit	§ 31 Abs. 2 StVZO; bei nicht im Gel- tungsbereich der StVZO zugelassenen Fahrzeugen: § 22 StVO (§ 14 OWiG)	150,–	3
30.1.	Führen eines Fahrzeugs unter Über- schreiten der zulässigen Abmessungen (Höhe, Länge, Breite)	§ 32 Abs. 1 StVZO	100,–	1
30.2.	Anordnen oder Zulassen der Inbetrieb- nahme eines Fahrzeugs unter Überschreiten der zulässigen Abmessungen (Höhe, Länge, Breite)	§ 31 Abs. 2, § 32 Abs. 1 StVZO	150,–	1
31.	Führen eines Fahrzeugs oder Anordnen oder Zulassen der Inbetriebnahme eines Fahrzeugs mit übermäßiger Abgas- oder Geräuschentwicklung in besonders schweren Fällen	§§ 47, 49, § 31 Abs. 2 StVZO	60,–	1
32.	Führen eines Fahrzeugs oder Anordnen oder Zulassen der Inbetriebnahme eines Fahrzeugs mit fehlendem oder nicht vorschriftsmäßigem oder mit nicht oder nicht vorschriftsmäßig betriebenem Fahrtschreiber oder Kontrollgerät	§ 57 a StVZO, EWG VO Nr. 1463/70	100,–	1
33.	Führen eines Kraftfahrzeugs im Straßen- verkehr mit 0,8 Promille oder mehr Alkohol im Blut oder mit einer Alkohol- menge im Körper, die zu einer solchen Blutalkoholkonzentration führt	§ 24 a StVG		
	1. Verstoß		500,–*[1]	4
	2. Verstoß		1000,–*[2]	4
	3. Verstoß		1500,–*[2]	4

---

* Fahrverbot
[1] ein Monat
[2] drei Monate

Einspruch

Wer einen Bußgeldbescheid erhält und sich eingestehen muß, daß er die ihm vorgeworfene Tat wirklich begangen hat, sollte prüfen, ob die Sätze nach dem Bußgeldkatalog eingehalten wurden. Ist dies der Fall, wird der billigste Weg aus der Affäre die Zahlung des Bußgelds und der Gebühren (diese übernimmt eine Rechtsschutzversicherung) sein.

Wenn der Betroffene ein Bußgeld akzeptiert, es aber wegen schlechter wirtschaftlicher Verhältnisse nicht sofort bezahlen kann, soll er sich an die Bußgeldstelle wenden. Sie darf einen Zahlungsaufschub oder Ratenzahlung bewilligen.

Gegen einen Bußgeldbescheid kann man innerhalb einer Woche nach Zustellung Einspruch einlegen und damit die Sache vor ein ordentliches Gericht bringen. Die Behörde, an die der Einspruch zu richten ist, wird im Bußgeldbescheid unter der Überschrift ›Rechtsmittelbelehrung‹ genannt.

Zugestellt ist der Bescheid schon an dem Tag, an dem ihn der Postbote zum ersten Mal bringt. Es spielt keine Rolle, ob der Empfänger angetroffen wird oder nicht. Der Postbote hinterläßt eine Benachrichtigung, daß ein wichtiger Brief bei der Post bereitliegt. Diese Benachrichtigung ersetzt die Zustellung. Wann der Empfänger den Brief abholt, ist gleichgültig. Darauf kann auch keine Rücksicht genommen werden, denn sonst könnte jedermann durch Liegenlassen der Sendung den Zugang verhindern. Daher soll man hinterlegte Briefe möglichst rasch bei der Post abholen. Nur so kann man vermeiden, daß erhebliche Nachteile entstehen.

Wichtig ist ferner, daß die Frist gewahrt wird. Dabei ist nicht entscheidend, wann der Brief mit dem Einspruch zur Post gegeben wird, sondern wann er bei der Behörde eingeht.

Der Rat für die Praxis: Wer sich in Zeitnot befindet, legt telegrafisch Einspruch ein. Geht der Einspruch zu spät ein, kann nur in Ausnahmefällen durch ›Wiedereinsetzung in den vorigen Stand‹ geholfen werden. Die Wiedereinsetzung ist aber nur bei höherer Gewalt möglich, wozu die Gerichte auch Krankheit und Urlaub zählen. Allerdings muß die Unab-

wendbarkeit der Säumnisse glaubhaft gemacht werden. Ein Anwalt sollte unbedingt zu Rate gezogen werden.

Wann ein Einspruch sinnvoll ist, steht im Kapitel über den Strafbefehl (Seite 43 ff.). Die Folgerungen kann man entsprechend übertragen.

Beim Verfahren gibt es einige wichtige Besonderheiten gegenüber dem Strafbefehl: Die Verwaltungsbehörde, die den Bußgeldbescheid erlassen hat, kann ihn bis zur Übersendung der Akten an die Staatsanwaltschaft zurücknehmen.

Die Hauptverhandlung verläuft im wesentlichen genauso wie bei einer Straftat. Aber: Der Betroffene ist zum Erscheinen in der Verhandlung nicht verpflichtet. Das Gericht kann jedoch zur Aufklärung des Sachverhalts sein persönliches Erscheinen anordnen. Das kann dann teuer werden, denn zuständig ist in der Regel das Gericht, in dessen Bezirk die Tat begangen worden sein soll. Nur in manchen Ländern, wie z. B. Bayern, kann die Verhandlung auch am Wohnsitz des Betroffenen stattfinden. Der Betroffene selbst kann eine Verlegung der Verhandlung anregen, hat aber kein Recht darauf.

Der Betroffene kann sich, sofern nicht sein Erscheinen angeordnet wurde, durch einen schriftlich bevollmächtigten Verteidiger vertreten lassen. Der Verteidiger muß Rechtsanwalt sein.

Die Staatsanwaltschaft ist zur Teilnahme an der Hauptverhandlung nicht verpflichtet. Möglicherweise tritt aber die Verwaltungsbehörde auf, die den Bußgeldbescheid erlassen hat. Die wesentlichen Ergebnisse der Beweiserhebung müssen nicht protokolliert werden.

Am Schluß der Verhandlung verkündet der Richter das Urteil. Er kann den Betroffenen freisprechen. Bei einer Verurteilung darf er beim Bußgeld über den Betrag hinausgehen, der im Bußgeldbescheid verhängt war.

Hat der Richter den Fall geprüft und eine Buße verhängt, gibt es dagegen – egal ob die Buße durch Urteil oder Beschluß ausgesprochen wurde – die Rechtsbeschwerde, über die das Oberlandesgericht entscheidet. Allerdings wird der Weg zu diesem Obergericht eingeschränkt: Nur wenn eine Buße von mehr als DM 200,– festgesetzt oder, unabhängig von der Höhe der Buße, ein Fahrverbot erlassen wurde, kann man sich beschweren. Will man sich in anderen Fällen mit dem richterlichen Entscheid nicht zufriedengeben, muß man die Zulassung der Rechtsbeschwerde durch das Oberlandesgericht erreichen. Das schafft man aber nur dann, wenn es geboten ist, die Nachprüfung der Entscheidung ›zur Fortbildung des Rechts‹ oder ›zur Sicherung einer einheitlichen Rechtsprechung‹ zu ermöglichen. Bei normalen Routinefällen wird man dies schwerlich erreichen können.

Beschlußverfahren

Ein Entscheid des Richters durch ›Beschluß ohne Verhandlung‹ ist möglich, wenn der Betroffene und der Staatsanwalt diesem Verfahren nicht widersprechen. Dann trifft der Richter seine Entscheidung allein auf Grund der Tatsachen, die er den ihm vorliegenden Ermittlungsakten entnehmen kann. Eine Beweisaufnahme findet dabei nicht statt.

Das Beschlußverfahren hat für den Betroffenen aber einen Vorteil: Der Richer ist insoweit an den Bußgeldbescheid gebunden, als er nicht zum Nachteil des Betroffenen abweichen darf. Wer sich mit einem Entscheid durch Beschluß einverstanden erklärt, kann also im schlechtesten Fall wieder die gleiche Buße erhalten, die schon der Bußgeldbescheid vorsah.

Wann ist das Beschlußverfahren zu empfehlen? Nur dann, wenn nach Akteneinsicht feststeht, daß zur Tat selbst nichts Neues mehr vorgetragen werden kann, daß alle Beweismittel ausgeschöpft und sämtliche Milderungsgründe dargelegt sind. Man geht aber immer das Risiko ein, daß sich der Richter nicht an das Verbot hält und dennoch ein höheres Bußgeld verhängt. Es ist kaum glaublich aber wahr: Der Bundesgerichtshof hat erklärt, wenn der Richter das Bußgeld von ursprünglich DM 20,– auf DM 80,– anhebt, obwohl er das nicht darf, ist dagegen nichts zu machen.

Einem Verfahren ohne mündliche Verhandlung, also durch Beschluß des Gerichtes, sollte man nur dann zustimmen, wenn das Gericht ausdrücklich darauf hingewiesen hat, daß dann die Buße nicht höher werden kann, als sie im Bußgeldbescheid festgesetzt wurde. Andernfalls kann nämlich das Gericht eine höhere Buße trotz des Verbotes in § 72, Abs. 2 OWIG aussprechen. Liegt die erhöhte Buße unter DM 200,– gibt es dagegen kein Rechtsmittel (BGH, Beschluß vom 10. 7. 1984 – AZ 1 StR 13/84).

Flensburger Verkehrssünderkartei

In die Verkehrssünderkartei – sie heißt offiziell Verkehrszentralregister beim Kraftfahrt-Bundesamt – wird folgendes eingetragen:

– alle Maßnahmen der Verwaltungsbehörde, die Führerscheinentzug, Erteilung der Fahrerlaubnis nach vorangegangener Entziehung oder Versagung, Fahrverbot oder Versagung der Fahrerlaubnis zum Gegenstand haben
– alle rechtskräftigen Verurteilungen in Verkehrsstrafsachen, wobei es keine Rolle spielt, ob die Verurteilung in einer Verhandlung vor dem Strafrichter oder nur durch Strafbefehl ausgesprochen wurde oder ob das Gericht von Strafe abgesehen hat, weil die Folgen der abgeurteilten Tat den Täter sehr schwer getroffen haben
– alle rechtskräftigen Bußgeldbescheide ab DM 80,– und alle Bußgeldbescheide, bei denen ein Fahrverbot (1 – 3 Monate) verhängt wurde. Es ist gleichgültig, ob die Entscheidung im Bußgeldverfahren durch die Verwaltungsbehörde oder, nach Einspruch, durch das Gericht getroffen wurde.

Nicht eingetragen werden: Bußgeldbescheide bis DM 79,– und Verwarnungsgelder. Wer sich über Einzelheiten informieren will, lese §§ 13 ff. StVZO.

Tilgungsfristen

Die Eintragungen im Verkehrszentralregister werden nach Ablauf einer bestimmten Zeit aus dem Register entfernt oder unkenntlich gemacht.

Die Tilgungsfrist (§ 13a StVZO) beträgt z w e i Jahre
– bei Entscheidungen wegen einer Ordnungswidrigkeit,
– wenn auf Erziehungsmaßregeln oder Zuchtmittel erkannt worden ist,
– wenn eine Jugendstrafe von nicht mehr als einem Jahr nach § 21 Abs. 1 des Jugendgerichtsgesetzes zur Bewährung ausgesetzt worden ist oder wenn bei einer solchen Strafe nach § 88 des Jugendgerichtsgesetzes die Vollstreckung des Restes zur Bewährung ausgesetzt worden ist.

Zur Erläuterung:
Punkte aufgrund eines Bußgeldbescheides werden nach Ablauf von zwei Jahren gelöscht. Wird in diesem Zeitraum aber wieder eine Verkehrsordnungswidrigkeit begangen, für die Punkte eingetragen werden, so erfolgt die Löschung aller eingetragenen Punkte wegen der Bußgeldbescheide erst zusammen mit der letzten Löschung.
Aber kein Bußgeldbescheid (außer solchen wegen Überschreitung der 0,8-Promillegrenze) bleibt länger als 5 Jahre eingetragen, gleichgültig, ob noch andere Eintragungen vorhanden sind.

Die Tilgungsfrist (§ 13a StVZO) beträgt f ü n f Jahre
– wenn auf Geldstrafe, auf Freiheitsstrafe von nicht mehr als drei Monaten oder auf Jugendstrafe erkannt worden ist,
– wenn von Strafe abgesehen worden ist,
– wenn die Untersagung der Erteilung einer Fahrerlaubnis auf Zeit oder ein Fahrverbot nach § 44 des Strafgesetzbuches angeordnet worden ist oder wenn das Recht, von einem ausländischen Fahrausweis Gebrauch zu machen, auf Zeit aberkannt worden ist, es sei denn, daß nach der im Zusammenhang hiermit ausgesprochenen

Verurteilung eine Tilgungsfrist von 10 Jahren anzusetzen ist,
– bei Verboten, ein Fahrzeug zu führen, nach § 3,
– bei Versagung oder Entziehung einer Fahrerlaubnis nach § 2 Abs. 1, Satz 2 oder § 4 des Straßenverkehrsgesetzes oder bei Aberkennung des Rechts, von einem ausländischen Fahrausweis Gebrauch zu machen, nach § 11 Abs. 2 der Verordnung über internationalen Kraftfahrzeugverkehr, wenn der Betroffene im Zeitpunkt der beschwerenden Entscheidung noch nicht 18 Jahre alt war.

Zur Erläuterung:
Punkte wegen gerichtlicher Entscheidung (Geldstrafe und Freiheitsstrafe bis zu drei Monaten) bleiben 5 Jahre im Verkehrszentralregister. In dieser Zeit werden keine anderen Punkte gelöscht.

Die Tilgungsfrist (§ 13 a StVZO) beträgt z e h n Jahre
– in allen übrigen Fällen

Zur Erläuterung:
Gerichtliche Entscheidungen, in denen eine Freiheitsstrafe von mehr als drei Monaten verhängt wurde, bleiben 10 Jahre eingetragen. In dieser Zeit werden keine Punkte gelöscht.
Die Frist beginnt mit dem Tag des ersten Urteils und bei Strafbefehlen mit dem Tage der Unterzeichnung durch den Richter. Dieser Tag bleibt auch maßgebend, wenn eine Gesamtstrafe oder eine einheitliche Jugendstrafe gebildet oder nach § 30 Abs. 1 des Jugendgerichtsgesetzes auf Jugendstrafe erkannt wird oder wenn eine Entscheidung im Wiederaufnahmeverfahren ergeht, die eine registerpflichtige Verurteilung enthält. Bei Entscheidungen der Gerichte oder der Staatsanwaltschaft nach § 153a der Strafprozeßordnung beginnt die Frist mit dem Tage der Entscheidung. Bei gerichtlichen oder verwaltungsbehördlichen Bußgeldentscheidungen sowie bei anderen Verwaltungsentscheidungen beginnt die Frist mit dem Tag der Rechtskraft oder Unanfechtbarkeit der beschwerenden Entscheidung.

Privatpersonen wird über den sie betreffenden Inhalt des Verkehrszentralregisters auf Antrag kostenpflichtige Auskunft erteilt. Das kostet bei Vorauszahlung DM 9,60 und bei Nachnahme DM 12,80. Dem Antrag ist eine behördliche Identitätsbescheinigung (amtliche Beglaubigung der Unterschrift) beizufügen, damit sichergestellt ist, daß nur der Betroffene die Auskunft erhält.

Außerdem sind in dem Antrag alle Vornamen, der Geburtsort und das Geburtsdatum anzugeben. Dieser Antrag ist zu richten an das Kraftfahrt-Bundesamt, 2390 Flensburg, Födestraße 16. Telefonische Auskünfte werden nicht erteilt.

Punktsystem

Die meisten Verkehrssünder scheuen weniger die Geldbuße als den Eintrag in das Verkehrszentralregister. Das mit gutem Grund, denn mit jedem Eintrag rückt der Führerscheinentzug näher.

Zum Schutz vor Willkürmaßnahmen hat der Bundesminister für Verkehr Richtlinien für die Behandlung von sogenannten Mehrfachtätern erlassen. Wie ist danach zu verfahren?

Als erstes prüft die Behörde bei allen Mehrfachtätern unabhängig vom Punktsystem, ob sie wegen der begangenen Verstöße ungeeignet sind, ein Fahrzeug zu lenken. Steht die Ungeeignetheit fest, wird der Führerschein entzogen.

Gibt es Zweifel an der körperlichen und geistigen Eignung, wird ein Gutachten angefordert und daraufhin entschieden.

Das Punktsystem kommt erst zum Tragen, wenn nicht ohne weiteres begründete Zweifel an der Eignung des Führerscheininhabers bestehen. Jeder Verstoß, der eingetragen ist, wird nach einer Skala, die von einem bis zu sieben Punkten reicht, bewertet. Wie hoch das Punktekonto ist, läßt sich nach dem folgenden Schema (Verkehrszentralregister; Allgemeine Verwaltungsvorschrift zu § 156 StVZO, Fassung vom 3.1.1974) errechnen:

1. mit s i e b e n Punkten
folgende Straftaten
1.1 Straßenverkehrsgefährdung (§ 315 c StGB),
1.2 Führen eines Fahrzeugs bei Fahrunsicherheit infolge Genusses alkoholischer Getränke oder anderer berauschender Mittel (§ 316 StGB),
1.3 Rauschtat (§ 330 a StGB),
1.4 Verkehrsunfallflucht (§ 142 StGB);

2. mit s e c h s Punkten
folgende weitere Straftaten
2.1 Führen oder Anordnen oder Zulassen des Führens eines Kraftfahrzeugs ohne Fahrerlaubnis, trotz Fahrverbots oder trotz Verwahrung, Sicherstellung oder Beschlagnahme des Führerscheins (§ 21 StVG),
2.2 Kennzeichenmißbrauch (§ 22 StVG),
2.3 Gebrauch oder Gestatten des Gebrauchs unversicherter Kraftfahrzeuge oder Anhänger (§ 6 PflVG, § 9 AuslPflVG);

3. mit f ü n f Punkten
alle anderen Straftaten, soweit sie nicht unter die Nummern 1 oder 2 fallen;

4. mit v i e r Punkten
folgende Ordnungswidrigkeiten
4.1 Führen eines Kraftfahrzeugs trotz eines Blutalkoholgehalts von 0,8 Promille oder mehr oder einer Alkoholmenge im Körper, die zu einer solchen Blutalkoholkonzentration führt,
4.2 Überschreiten der zulässigen Höchstgeschwindigkeit innerhalb geschlossener Ortschaften um mehr als 40 km/h oder außerhalb geschlossener Ortschaften um mehr als 50 km/h,
4.3 Überholen unter Nichtbeachtung von Überholverbotszeichen oder Fahrstreifenbegrenzungen über Unübersichtlichkeit oder bei unklarer Verkehrslage,
4.4 Wenden oder Rückwärtsfahren auf Autobahnen oder Kraftfahrstraßen,
4.5 verbotenes Überholen oder Vorbeifahren durch Kraftfahrzeugführer an Fußgängerüberwegen unter Gefährdung von Fußgängern;

5. mit d r e i Punkten
folgende Ordnungswidrigkeiten
5.1 zu schnelles Fahren bei Unübersichtlichkeit oder an Straßenkreuzungen, Straßeneinmündungen oder Bahnübergängen,
5.2 Überschreiten der zulässigen Höchstgeschwindigkeit um mehr als 25 km/h außer in den in Nummer 4.2 genannten Fällen,

5.3 ungenügender Sicherheitsabstand bei einer Geschwindigkeit von mehr als 80 km/h,

5.4 verbotenes Rechtsüberholen außerhalb geschlossener Ortschaften,

5.5 Überholen bei Unübersichtlichkeit oder Überholen bei unklarer Verkehrslage in anderen als den in Nummer 4.3 genannten Fällen,

5.6 Nichtbeachten der Vorfahrt durch Kraftfahrzeugführer,

5.7 verbotenes Ein- oder Ausfahren auf Autobahnen oder Kraftfahrstraßen,

5.8 Fahren außerhalb geschlossener Ortschaften ohne Licht oder nur mit Standlicht bei erheblicher Sichtbehinderung durch Nebel, Schneefall oder Regen,

5.9 unzulässiges Überqueren von Bahnübergängen durch Fahrzeugführer,

5.10 Führen eines Fahrzeugs mit mangelhaft gesicherter Ladung,

5.11 Führen eines Fahrzeugs mit Mängeln, die die Verkehrssicherheit erheblich beeinträchtigen (z. B. mangelhafte Reifen, Bremsen, Lenkung, Anhängerkupplung),

5.12 Führen eines Fahrzeugs unter Überschreitung der zulässigen Gewichte, Achslasten oder Anhängelasten um mehr als 20 %,

5.13 Nichtbeachten des Rotlichts (als Wechsel- oder Dauerlichtzeichen) von Lichtzeichenanlagen oder des Haltezeichens von Polizeibeamten oder grobes Nichtbeachten des STOP-Zeichens durch Fahrzeugführer,

5.14 Führen oder Anordnen oder Zulassen des Führens eines Kraftomnibusses, einer Kraftdroschke, eines Mietwagens, eines Krankenkraftwagens oder eines Omnibusanhängers ohne die vorgeschriebene Fahrerlaubnis zur Fahrgastbeförderung,

5.15 Gebrauch oder Gestatten des Gebrauchs zulassungspflichtiger Fahrzeuge ohne Zulassung oder betriebserlaubnispflichtiger Fahrzeuge ohne Betriebserlaubnis,

5.16 Anordnen oder Zulassen der Inbetriebnahme eines Fahrzeugs mit Mängeln, die die Verkehrssicherheit erheblich beeinträchtigen (z. B. mangelhafte Reifen, Bremsen, Lenkung, Anhängerkupplung),

5.17 Anordnen oder Zulassen der Inbetriebnahme eines Fahrzeugs mit mangelhaft gesicherter Ladung,

5.18 Anordnen oder Zulassen der Inbetriebnahme eines Fahrzeugs unter Überschreiten der zulässigen Gewichte, Achslasten oder Anhängelasten um mehr als 10 %;

6. mit z w e i Punkten folgende Ordnungswidrigkeiten

6.1 falsches Ein- oder Anfahren unter Gefährdung anderer,

6.2 verbotenes Parken auf Autobahnen oder Kraftfahrstraßen,

6.3 Nichtkenntlichmachen oder ungenügendes Kenntlichmachen liegengebliebener Fahrzeuge,

6.4 falsches Vorbeifahren an Haltestellen öffentlicher Verkehrsmittel,

6.5 Verstöße gegen das Rechtsfahrgebot bei Gegenverkehr, beim Überholtwerden, an Kuppen, in unübersichtlichen Kurven oder bei sonstiger Unübersichtlichkeit,

6.6 unzulässiger Fahrstreifenwechsel unter Gefährdung anderer,

6.7 falsches Verhalten beim Abbiegen oder Wenden unter Gefährdung anderer,

6.8 Überschreiten der Anmeldefrist zur Hauptuntersuchung um mehr als 4 Monate;

7. mit e i n e m Punkt alle übrigen Ordnungswidrigkeiten

Ist die Fahrerlaubnis bereits einmal entzogen worden, so bleibt die Punktbewertung für die vor der Entziehung begangenen Zuwiderhandlungen unberücksichtigt.

Wie wirkt sich die Bewertung aus? Welche Maßnahmen trifft die Verwaltungsbehörde nach Erreichen eines bestimmten Punktestandes?
Dafür gibt es ein abgestufes System:

9 Punkte

Hat ein Betroffener 9 Punkte erreicht, wird er schriftlich verwarnt und ermahnt.

14 Punkte

Bei 14 Punkten wird geprüft, ob der Betroffene noch ausreichende Kenntnisse der für den Führer eines Kraftfahrzeugs maßgebenden gesetzlichen Vorschriften besitzt und ob er mit den Gefahren des Straßenverkehrs und den zu ihrer Abwehr erforderlichen Verhaltensweisen vertraut ist. In der Regel erfolgt eine schriftliche Prüfung. Dabei sollen die bei der Führerscheinprüfung zugelassenen Fragebogen verwendet werden (= theoretische Prüfung). Wenn Anlaß zu der Annahme besteht, daß der Betroffene sein Kfz nicht genügend beherrscht, so ist zusätzlich auch eine praktische Fahrprobe anzuordnen, die durch einen amtlich anerkannten Sachverständigen abgenommen wird. Die Begutachtung muß spätestens innerhalb von zwei Monaten durchgeführt sein. Der Betroffene hat einen Monat Vorbereitungszeit (= praktische Prüfung).

Bei negativem Ergebnis ist die Begutachtung innerhalb der gleichen Frist zu wiederholen. Bei unzureichendem Ergebnis wird die Fahrerlaubnis entzogen.

18 Punkte innerhalb von zwei Jahren

Erreicht der Betroffene innerhalb von zwei Jahren 18 Punkte, so wird die Fahrerlaubnis entzogen.
Meistens wird vorher die Einholung eines Gutachtens der medizinisch-psychologischen Untersuchungsstelle angeordnet. Das Gutachten ist für die Verwaltungsbehörde nur eine Entscheidungshilfe. Die Verwaltungsbehörde hat sich ein eigenes Urteil zu bilden. Hält sie danach die Nichteignung des Betroffenen für erwiesen, so muß sie die Fahrerlaubnis entziehen. Gegen die Entziehung der Fahrerlaubnis ist der Verwaltungsrechtsweg gegeben. Kommt der Betroffene der Aufforderung zur Beibringung eines Gutachtens nicht nach, so ist die Verwaltungsbehörde berechtigt, daraus auf die Nichteignung des Betroffenen zu schließen und hat dann die Fahrerlaubnis zu entziehen. Auf diese Folge ist der Betroffene zusammen mit der Aufforderung hinzuweisen.

18 Punkte nach Ablauf von zwei Jahren

Bei Erreichen von 18 Punkten in diesem Zeitraum wird die Beibringung eines Gutachtens der medizinisch-psychologischen Untersuchungsstelle angeordnet. Hält die Verwaltungsbehörde danach den Betroffenen für ungeeignet, so wird ihm die Fahrerlaubnis entzogen.

9 Punkte nach Fahrerlaubnisentziehung und Neuerteilung

Ergeben sich 9 Punkte innerhalb von zwei Jahren nach Neuerteilung der Fahrerlaubnis (wenn also dem Betroffenen die Fahrerlaub-nis entzogen war und nach einem gewissen Zeitraum neu erteilt wurde), so wird ebenfalls die Beibringung eines Gutachtens der medizinisch-psychologischen Untersuchungsstelle angeordnet.

Nichtbeibringung des Gutachtens

Aus der Nichtbefolgung der Aufforderung zur Beibringung eines Gutachtens schließt die Verwaltungsbehörde auf Nichteignung und hat die Fahrerlaubnis zu entziehen.
Spätestens nach Erhalt der Verwarnung sollte der Betroffene die weitere Entwicklung seines Punktekontos, unter Berücksichtigung der Tilgungsfristen, genau beobachten. Um dem schweren Nachteil einer Fahrerlaubnisentziehung zu entgehen, muß die Kette unbedingt unterbrochen werden. Es darf dann z. B. zwei Jahre lang kein Bußgeldbescheid mehr ergehen und eingetragen werden, wenn die Löschung der anderen Punkte, die Verkehrsordnungswidrigkeiten betreffen, ermöglicht werden soll.
Einen angebotenen Nachschulungskurs – mit Punkterabatt – sollte man besuchen.
Für die Neuerteilung einer Fahrerlaubnis nach vorangegangener Entziehung gelten die gleichen Vorschriften wie für die Ersterteilung. Die Fahrerlaubnis wird nur dann neu erteilt, wenn gewährleistet ist, daß die für die Entziehung maßgebenden Gründe nicht mehr fortbestehen. In der Regel wird ein Gutachten der MPU erforderlich sein.
Die Punktebewertung beginnt neu nach jeder Entziehung der Fahrerlaubnis.

Abwicklung des Unfallschadens

Nach einem Verkehrsunfall muß man nicht nur wissen, wofür man Schadenersatz verlangen kann, sondern vor allem, von wem. Vier verschiedene Anspruchsgegner kommen in Betracht:

- der Halter des anderen Fahrzeugs
- der Fahrer des anderen Fahrzeugs
- andere Personen (z. B. Fußgänger, Radfahrer)
- die Kraftfahrzeug-Haftpflichtversicherung

Wenn man von dem Ausnahmefall eines sehr geringen Schadens absieht, wird normalerweise weder der Halter noch der Fahrer persönlich herangezogen, sondern die Kraftfahrzeug-Haftpflichtversicherung des schuldigen Teils übernimmt für ihn die Schadensregulierung. Der Gesetzgeber hat daher auch die Möglichkeit eröffnet, gegen den Haftpflichtversicherer selbständig zu klagen. Natürlich gibt es daneben Sonderregelungen: der Staat hat z. B. seine Fahrzeuge nicht versichert; für Schäden, die durch Bundeswehrfahrzeuge entstehen, sind Sonderregelungen (bei den Ämtern für Verteidigungslasten) vorgesehen. Wenn man einen Unfall verschuldet hat, muß die Haftpflichtversicherung den Schaden gutmachen. Selbst braucht man im Normalfall keine finanziellen Einbußen zu befürchten. Das ist der Vorteil dieser Versicherung, die jeder Kraftfahrer abschließen muß.

Die Haftpflichtversicherung zahlt fast immer. Auch wenn man betrunken gefahren ist, kommt sie auf. Größter Leichtsinn des Fahrers entbindet die Versicherung nicht von der Leistungspflicht.

Nur, wer einen anderen vorsätzlich mit dem Auto überfährt, darf nicht auf die Versicherung bauen.

Die Haftpflichtversicherung darf nur selten Rückgriff nehmen, und auch dann ist der Betrag oft der Höhe nach beschränkt.

Wer seine Prämie nicht rechtzeitig bezahlt hat und einen Unfall verursacht oder wer fährt, obwohl er weiß, daß die Bremsen seines Wagens nicht funktionieren, der darf sich nicht wundern, wenn ihn die Versicherung für den von ihr bezahlten Schaden in Regreß nimmt. In einem weiteren Fall haftet der Kraftfahrer mit seinem privaten Vermögen, nämlich dann, wenn die Versicherungssumme überschritten wird. Die Mindesthöhe der Haftpflichtversicherung beträgt bei Kraftfahrzeugen 1,5 Millionen DM für Personenschäden, 400 000 DM für Sachschäden und 40 000 DM für die übrigen Vermögensschäden. Bei Tötung oder Verletzung mehrerer Personen beträgt die Mindesthöhe der Versicherungssumme eine halbe Million Mark.

Man kann sich gegen eine geringe Mehrprämie zu 2 Millionen Mark Deckungshöhe und sogar gegen Schäden in unbegrenzter Höhe versichern.

Unfallmeldung

Man war an einem Unfall beteiligt. Der ganze Trubel danach, mit Unfallaufnahme und polizeilicher Vernehmung, hat Nerven gekostet. Man ist froh, daheim zu sein und endlich Ruhe zu haben. Aber noch darf man die Hände nicht in den Schoß legen. Man hat zwar für die Abgabe der Unfallmeldung eine Woche Zeit, (§ 7 I (2) AKB), sollte aber trotzdem sofort eine Meldung an seine Versicherungen machen (Musterbrief Seite 69). Für die Unfallversicherung gibt es noch eine kürzere Meldefrist: Ihr ist ein Todesfall sogar innerhalb von 24 Stunden telegrafisch zu melden.

Wer den Unfall nicht oder nicht rechtzeitig meldet, begeht eine Obliegenheitsverletzung. Er verstößt gegen Pflichten aus dem Versicherungsvertrag. Das heißt, die Versicherung prüft die Sache und zahlt dem unschuldigen Opfer seinen Schaden. Dann aber erwägt sie, ob durch die verzögerte Meldung der Schaden vergrößert wurde. In diesem Fall kann sie eventuell auf den Versicherungsnehmer rückgreifen. Ausnahme: Der Schaden liegt voraussichtlich nicht über DM 500,–, und der Versicherungsnehmer wollte ihn selbst übernehmen. Dann darf er den Schaden, wenn er nicht zum Ziel kommt oder wenn er einen weiteren Schaden hat, bis zum Ende des Kalenderjahres nachmelden (VerBAV 1979, 176).

Was muß man seiner Versicherung sagen? Der eigenen Versicherung muß man grundsätzlich die Wahrheit sagen, selbst dann, wenn man einen Unfall verschuldet hat. Die Wahrheit schadet nicht. Sie stellt auch kein verbotenes Schuldanerkenntnis dar: Man liefert der Versicherung ja nur Tatsachen, aus denen sich der Hergang des Geschehens ergibt. Auch im Strafverfahren erleidet man keine Nachteile, denn die Angaben, die man der Versicherung macht, sind vertraulich. Polizei oder Staatsanwalt erhalten davon keine Kenntnis.

In der Praxis wird einem die Versicherung nach Kenntnis des Unfalls ohnehin einen Fragebogen schicken, in dem nach allem gefragt ist, was sie über den Unfall wissen will. Man kann aber auch eine Abschrift des Unfallprotokolls verwenden.

Wer seiner Versicherung einen Bericht schickt, aus dem sich ergibt, daß er den Unfall mitverschuldet hat, braucht nicht zu befürchten, daß die Versicherung nun dem Gegner voll und ganz dessen Schaden ersetzt und man selbst dann leer ausgeht. Die Versicherung hat nämlich eine doppelte Aufgabe: Sie muß begründete Ansprüche (und nur begründete) befriedigen, unbegründete Ansprüche dagegen von ihrem Versicherungsnehmer abwenden. Dazu kann es notwendig sein, daß die Versicherung in Einzelfällen sogar einen Zivilprozeß in Kauf nimmt. Dann muß sie auch das Kostenrisiko übernehmen. Der Rat für die Praxis: Man kann es gar nicht oft genug wiederholen, daß die Wahrheit

Musterbrief: Unfallmeldung

```
        Absender                        Tagesdatum

        1. An die eigene Haftpflichtversicherung (Name, Anschrift)
        2. An die eigene Rechtsschutzversicherung (Name, Anschrift)
        3. An die eigene Kaskoversicherung (Name, Anschrift)
        4. An die eigene Krankenkasse (Name, Anschrift)


        Betrifft: Meine Versicherung, Policenummer .....

        Sehr geehrte Damen und Herren,

        ich war am ..... in ..... in einen Verkehrsunfall verwickelt. Dabei wurde
        (z.B. mein im Fahrzeug mitfahrender Sohn verletzt und mein Fahrzeug
        beschädigt . Mein Sohn befindet sich noch im Krankenhaus in ..... )

        Ich bin (z. B. auf einen anderen Wagen aufgefahren) und wurde mit DM .....
        verwarnt. Das andere Fahrzeug gehört ..... . Der Unfall ist von der
        (z. B. Landpolizei .....) aufgenommen worden.

        Mit freundlichen Grüßen

        (Unterschrift)
```

nicht schadet! Auch wenn sie dazu führt, daß die Versicherung vielleicht einen hohen Schaden bezahlen muß. Nur die Lüge kann Geld direkt aus dem eigenen Geldbeutel kosten. Wer über den Unfallhergang bewußt falsche Angaben machte, setzte früher sogar seine Existenz aufs Spiel.

So schlimm sind die Bräuche heutzutage zum Glück nicht mehr, denn die Versicherer haben ihr Regreßrecht eingeschränkt. Aber bei bewußt falschen Angaben verliert man dennoch eine ganze Menge Geld. Betrachten wir § 7 Abs. V AKB:

»Die Leistungsfreiheit des Versicherers ist auf einen Betrag von DM 1000,– beschränkt. Bei vorsätzlich begangener Verletzung der Aufklärungs- oder Schadenminderungspflicht (z. B. bei Verkehrsunfallflucht, unterlassener Hilfeleistung, Abgabe wahrheitswidriger Angaben gegenüber dem Versicherer), wenn diese besonders schwerwiegend ist, erweitert sich die Leistungsfreiheit des Versicherers auf einen Betrag von DM 5000,–.«

Für Obliegenheitsverletzungen vor Eintritt des Versicherungsfalles haben die Versicherer dem Bundesaufsichtsamt für das Versicherungswesen gegenüber erklärt:

»In Fällen der Leistungsfreiheit wegen Verletzung einer vor Eintritt des Versicherungsfalles zu erfüllenden Obliegenheit oder wegen Gefahrerhöhung (§§ 23 ff VVG) werden wir in der Kraftfahrzeug-Haftpflichtversicherung auf die Geltendmachung unserer gesetzlichen Rückgriffsansprüche gegen den Versicherungsnehmer und mitversicherte Personen mit folgender Maßgabe verzichten:
Der Verzicht erstreckt sich auf denjenigen Betrag, der DM 5000,– bei dem einzelnen Rückgriffsschuldner überschreitet.
Er gilt nicht gegenüber einem Fahrer, der das Fahrzeug durch eine strafbare Handlung erlangt hat.«

Trotz des teilweisen Regreßverzichtes lohnt es sich, die Schadenmeldung wahrheitsgemäß abzufassen.

Wer zum Beispiel der Versicherung verschweigt, daß er unter Alkoholeinfluß stand, als sich der Unfall ereignete, ist schlecht beraten. Die Versicherung erfährt mit Sicherheit die Wahrheit, weil sie sich auch das Polizeiprotokoll kommen läßt, wo natürlich die Blutentnahme und das Ergebnis festgehalten sind. Im Verschweigen des Alkoholgenusses

liegt eine Obliegenheitsverletzung, mit der Folge, daß die Versicherung Rückgriff nehmen kann.

Mancher meint, es sei doch egal, ob man den Alkoholgenuß angibt oder verschweigt, denn die Versicherung versage in jedem Fall den Schutz. Diese Meinung ist falsch. Wer angibt, daß er veilchenblau war, als der Unfall passierte, braucht nicht mit dem Entzug des Haftpflichtversicherungsschutzes zu rechnen (anders ist es allerdings in der Kaskoversicherung; dort wird der Schutz entzogen). Die Gerichte haben es abgelehnt, bei Trunkenheitsfahrten eine Gefahrenerhöhung anzunehmen, die die Haftpflichtversicherung von der Leistung befreit.

Dagegen können z. B. abgefahrene Reifen (weniger als 1 mm Profil an jeder Stelle des Reifens) oder das häufige Vermieten eines Wagens ohne Kenntnis der Versicherung dazu führen, daß wegen der Gefahrerhöhung der Versicherungsschutz versagt wird.

Wer ohne Führerschein fährt, ist übrigens gegen Rückgriffsforderungen des Sozialversicherungsträgers nicht gefeit (OLG München, VersR 1980, 618). Auch die Haftungsbeschränkung auf DM 5000,– gilt in diesem Fall nicht. Hier ergeben sich Härtefälle, die trotz mancher Appelle des ADAC und des Deutschen Verkehrsgerichtstags bis heute nicht beseitigt sind.

Der Rat für die Praxis: Die Meldefrist bei der Versicherung nicht versäumen! Den Unfallhergang wahrheitsgemäß schildern!

Was ist noch zu tun?

Wer bei einem Unfall verletzt wurde, muß unbedingt einen Arzt aufsuchen.

Unmittelbar, nachdem man von einem Unfall betroffen wurde, sollte man eine Aufstellung aller Gegenstände anfertigen, die beschädigt wurden. Dazu gehört Gepäck genauso wie Kleidung. Später vergißt man sonst vieles.

Wer alleine nicht zurechtkommt, hole unverzüglich fachmännischen Rat ein. Für die Durchsetzung von Unfallansprüchen ist in erster Linie der Anwalt zuständig.

Den Anwalt wählt man am besten selbst aus. Vom Autoverleiher oder der Werkstätte läßt man sich keinen Rechtsanwalt aufschwätzen. Viele Leute glauben, daß sie sich den Anwalt sparen können. Sie wickeln ihre Verkehrsunfälle ohne sachkundige Hilfe ab. Sie freuen sich noch, daß sie die Reparaturkosten erhalten haben, und merken gar nicht, daß sie eigentlich ihr gutes Geld verschenken. Wertminderung, Nutzungsausfall, Schmerzensgeld usw. sind für den Laien Begriffe, die er nicht zu kennen braucht. Er muß auch nichts über Fristen wissen.

Allerdings sollte er dann so klug sein und sich fachkundiger Hilfe bedienen. Dies ist um so ratsamer, als die Anwaltskosten in der Regel Teil des Schadens sind und daher von der gegnerischen Versicherung genauso übernommen werden müssen wie die Kosten für den Sachverständigen.

Über die Höhe der Kosten wurde bereits informiert (Seite 27 f.). Selbst wenn man den Anwalt aus eigener Tasche bezahlen müßte, ist sein Honorar nicht unerschwinglich.

Der Rat für die Praxis: Wer sich seiner Unfallsache nicht gewachsen fühlt oder nicht die Zeit erübrigen kann, um sich intensiv der Durchsetzung seiner Ansprüche zu widmen, sollte sich der Hilfe eines Fachmannes bedienen. Er braucht sich um nichts mehr alleine zu kümmern und kann nichts falsch machen.

Die Unfallabwicklung ist zeitraubend. Denn mit der Unfallmeldung an die Versicherung allein ist es nicht getan. Man muß der Versicherung helfen, die Sache richtig abzuwickeln. Folgendes ist zu beachten:

Man darf keine Teilzahlungen aus eigener Tasche leisten.

Dadurch würde man die Schuld anerkennen und gegen seine Pflichten aus dem Versicherungsvertrag verstoßen.

Selbst wenn einem andernfalls mit einer Strafanzeige gedroht wird, braucht man die Brieftasche nicht zu zücken. Auch durch eine Teilzahlung kann niemand verhindern, daß es sich der andere Teil anders überlegt und doch zur Polizei marschiert.

Wenn einem ein Rechtsanwalt schreibt und einen zur Zahlung auffordert, genügt es, den Brief an seine Versicherung weiterzuleiten und den Anwalt davon zu verständigen.

Ein schriftliches Schuldanerkenntnis darf man nicht abgeben. Es ist aber kein schädliches Eingeständnis der Schuld, wenn man

einen Verletzten im Krankenhaus besucht und ihm ein Präsent mitbringt.

Kommt ein Mahnbescheid ins Haus, dann gibt es nur eins: sofort Widerspruch einlegen und die Versicherung verständigen. Man muß auf alle Fälle verhindern, daß der Mahnbescheid die Wirkung eines rechtskräftigen Urteils erlangt. Das geschieht, wenn man tatenlos die Hände in den Schoß legt und wartet.

Auch von einer Ladung zu einem Zivilprozeß muß man seine Versicherung auf der Stelle informieren.

Wie ist es bei einem Strafbefehl oder Bußgeldbescheid? Kann auch da die Versicherung Schwierigkeiten machen, wenn man bezahlt? Die Antwort lautet: nein! Genauso wie man ein Verwarnungsgeld zahlen kann, ohne erst bei der Versicherung zu fragen, darf man selbst entscheiden, ob man einen Strafbefehl oder einen Bußgeldbescheid akzeptiert oder nicht. Es handelt sich in keinem Fall um ein schädliches Eingeständnis der Schuld.

Der Einspruch bringt es mit sich, daß vielleicht in einem öffentlichen Verfahren die Sache behandelt wird. Das ist für einen unbescholtenen Kraftfahrer nicht angenehm. Der Richter ist beim Strafbefehl auch nicht an das Strafmaß gebunden. Es kann also eine Verschlechterung eintreten.

Schließlich kann die Aufklärung des wahren Sachverhalts außer im Strafverfahren auch im Zivilprozeß erfolgen. Das Interesse der Versicherung an der Aufklärung des Falls muß daher hinter dem Interesse des Betroffenen zurückstehen.

Nachdrücklich sei hier noch einmal darauf hingewiesen, daß Unfallhilfe durch zweifelhafte Abschleppunternehmen oder Werkstätten in aller Regel negativ für den Geschädigten zu bewerten ist. Zwar ist das Angebot verlockend, daß als Kundendienst die Schadensregulierung versprochen wird. Dennoch tritt man seine Ansprüche nicht ab, damit ein anderer das Geld für einen eintreibt!

Eine Abtretung ist höchstens dann angebracht, wenn sie zur Sicherung der Werkstatt in bezug auf die Reparaturkosten erfolgt. In allen übrigen Fällen sollte man bedenken, daß Unfallhelfer ihre Leistungen nicht umsonst erbringen. Wer einen Mietwagen vermittelt, hat in erster Linie Interesse daran, daß dessen Kosten bezahlt werden. Wieviel Wertminderung der Geschädigte erhält, ist dem Mietwagenunternehmer genauso gleichgültig wie der Werkstatt, der es nur darauf ankommt, ihre Reparaturkosten wieder hereinzubekommen.

Schadenersatz

Gesetzgebung und Rechtsprechung in Deutschland sorgen dafür, daß Verkehrsopfer zu ihrem Recht kommen. Alle privaten Kraftfahrzeuge müssen versichert sein. Sogar dann, wenn aus irgendeinem Grund keine Versicherung besteht oder das Versicherungsverhältnis, z. B. mangels Zahlung der Prämie, »krank« ist, wie der einschlägige Fachjargon es ausdrückt, darf das nicht zu Lasten des Geschädigten gehen. Meistens läßt sich ein Weg finden, um ihm zu seinem Recht zu verhelfen. Auch wenn der Schädiger selbst bettelarm ist und man von ihm keine müde Mark holen könnte, gibt es Schutz für die Verkehrsopfer, denn für sie springt eine finanzstarke Versicherung ein. Sogar dann, wenn der Schädiger davonfährt und nie gefunden wird, sollte man bei Personenschäden die Flinte nicht vorzeitig ins Korn werfen (vgl. Kapitel ›Verkehrsopferhilfe‹, Seite 163 f.). Man sieht also, wie wichtig die richtige Beratung ist. Es gibt nämlich unzählige Besonderheiten und Möglichkeiten.

Wir wollen uns hauptsächlich mit der Frage befassen, wie der Geschädigte, gleichgültig, ob ganz oder nur teilweise unschuldig, zu seinem Recht kommt und wie hoch seine Entschädigung sein muß.

Natürlich muß der Geschädigte aktiv werden und sich um die Durchsetzung seines Rechts kümmern. Wer die Hände in den Schoß legt und darauf wartet, daß die Versicherung des Schädigers von sich aus Geld ins Haus bringt, hat auf Sand gebaut. Er darf sich nicht wundern, wenn er schließlich zu kurz kommt.

Viele Geschädigte stehen auf dem Standpunkt: Ich habe den Unfall nicht verschuldet, also sehe ich nicht ein, warum ich zur Behebung der Schäden auch noch Arbeit und Freizeit aufwenden soll. Diese Meinung ist verständlich; aber mit Fatalismus kommt man nicht weiter. Je aktiver der Geschädigte ist, um so besser sind seine Chancen auf eine gerechte Entschädigung. Das konnte schon bei den Hinweisen zur Spuren- und Beweissicherung deutlich gemacht werden.

Wir sprechen immer vom Geschädigten und von Schadenersatz und unterstellen, daß jeder genau weiß, was damit gemeint ist. In Wirklichkeit streiten selbst die Gelehrten bei der Frage, was eigentlich Schadenersatz ist. Schauen wir zunächst ins Gesetz (§ 249 BGB):

»Wer zum Schadenersatze verpflichtet ist, hat den Zustand herzustellen, der bestehen würde, wenn der zum Ersatz verpflichtende Umstand nicht eingetreten wäre. Ist wegen Verletzung einer Person oder wegen Beschädigung einer Sache Schadenersatz zu leisten, so kann der Gläubiger statt der Herstellung den dazu erforderlichen Geldbetrag verlangen.«

Das Gesetz sieht in erster Linie vor, daß der ursprüngliche Zustand wieder herzustellen ist (sog. Naturalrestitution). In der Praxis ist es freilich genau umgekehrt. Bei Verkehrsunfällen wird so gut wie immer Schadenersatz in Geld verlangt.

Die Höhe des Schadens wird in zwei Schritten ermittelt, und zwar:
— Wie würden die Vermögensverhältnisse des Geschädigten ohne den Unfall aussehen?
— Wie haben sie sich durch den Unfall verschlechtert?
Die Differenz zwischen diesen beiden Feststellungen ist der eingetretene Schaden. Bei Autounfällen sind folgende Ersatzansprüche möglich:

Anspruchsarten für Ersatzansprüche

I. Sachschäden

A Fahrzeugschaden

- Abschleppkosten
- Fahrzeugschaden
  a) Reparaturkosten lt. Rechnung, Gutachten oder Voranschlag (evtl. Trinkgelder)
  b) zusätzliche Prüfungskosten (z. B. optische Vermessung)
  c) Preis für Kostenvoranschlag
- Bei Kauf eines Ersatzwagens
  a) Preis des angeschafften Fahrzeugs oder geschätzter Wiederbeschaffungswert
  b) abzüglich Restwert des beschädigten Wagens
- Wertminderung
- Kosten für die technische Prüfung eines oder mehrerer Ersatzwagen
- Sachverständigengebühren
- Zulassungskosten
- Kfz-Nummernschilder
- Überführungskosten (nur wenn der Neuwagen voll von der Versicherung bezahlt werden muß; siehe Seite 128)
- Verlust bei Haftpflichtversicherung und Steuer
- Mietwagen lt. Rechnung abzüglich 15 Prozent Eigenersparnis
- Nutzungsausfall für ... Tage je DM ...
- Zusätzliche Fahrt- und Taxikosten
- Finanzierungskosten

B Sonstige Sachschäden

- Kleiderschäden
  a) Neupreis
  b) alter Zeitwert
  c) Wertminderung
  d) Kosten für Reinigung oder Kunststopfen usw.
- Sonstige beschädigte Gegenstände
  (z. B. Armbanduhr, 10 Flaschen Wein)
  a) Kaufpreis
  b) Anschaffungsdatum
  c) Zeitwert
  d) Reparaturkosten

- Verschwundene Gegenstände
  (z. B. Warndreieck, Perlen aus gerissener Kette)
- Pauschale Unkosten

C Verdienstausfall oder entgangener Gewinn

II. Personenschäden

A Verletzungen

- Heilbehandlung
  a) Arztkosten vgl. Rechnungen
  b) Krankenhauskosten vgl. Rechnungen
  c) Medikamente vgl. Rechnungen
  d) sonstige Heilmittel
  e) Massagen, Kuren, Bäder
  f) spezielle Ernährung
  g) Hilfspersonal
     (abzüglich Zahlung von Krankenkasse)
- Vermehrte Bedürfnisse
  a) Haushaltshilfe
  b) Kosten für Pflege
  c) Sonstiges
- Schmerzensgeld
- Verdienstausfall
  a) Lt. Bescheinigung des Arbeitgebers abzüglich Lohnfortzahlung durch Arbeitgeber oder Leistungen der Sozialversicherung.
  b) Bei Freiberuflichen: durchschnittlicher Umsatz, Verdienst oder Provision pro Monat abzüglich Umsatz, Verdienst oder Provision während der Krankheit.
- Kosten für eine Aushilfe

B Tötung

- Kosten einer versuchten Heilung
- Minderung der Erwerbsfähigkeit bis zum Tod
- Vermehrung der Bedürfnisse
- Beerdigungskosten
- Ersatz für entzogenes Unterhaltsrecht
- Ersatz für entgehende Dienste

Alle diese Ansprüche werden im folgenden genauer behandelt.

Der zu ersetzende Schaden muß normalerweise das Vermögen des Verletzten betroffen haben. Ausnahmen sind im Gesetz besonders geregelt, z. B. Ersatz für Unterhalt und entgehende Dienste. Der nur mittelbar an seinem Vermögen Geschädigte hat keinen Ersatzanspruch. Andernfalls würde das Schadenersatzrecht unkontrolliert ausufern. Das klingt alles sehr abstrakt. Man kann aber die Zusammenhänge erläutern.

B e i s p i e l : Herr Meyer war für einen Augenblick am Steuer unaufmerksam. Daher übersah er eine Fußgängerin, die die Straße überquerte. Er bremste zwar noch, dennoch stieß er die Fußgängerin zu Boden. Sie erlitt Hautabschürfungen und Prellungen. Herr Meyer hatte ausgerechnet die große Sängerin Mia Mariani angefahren. Sie wollte zum Theater. Die Vorstellung mußte ausfallen. Das Publikum erhielt sein Eintrittsgeld zurück, ein beachtlicher Schaden also für das Theater. Dennoch: Weder Herr Meyer noch seine Haftpflichtversicherung müssen den Einnahmeausfall ersetzen, da es sich nur um einen mittelbaren Schaden handelt. Frau Marianis Gage, ihre Heilbehandlung und ein Schmerzensgeld müssen dagegen bezahlt werden.

Was Schadenersatz ist, wissen wir nun wenigstens in groben Zügen. Aber wann der Schaden ersetzt werden muß, ist noch offengeblieben.

Wie auch offen ist, wer einen Schaden ersetzen muß, obwohl es dafür eine eindeutige Antwort gibt: immer die Person (oder Personen), die den Unfall verursacht hat (haben). Das klingt einfach, hat aber Tücken. Normalerweise macht es keine Schwierigkeiten, den ausfindig zu machen, der einen Verkehrsunfall verursacht hat. Manchmal ergeben sich hierbei aber komplizierte Rechtsfragen.

B e i s p i e l e : Herr Hagen wurde bei einem Auffahrunfall schwer, aber nicht lebensgefährlich verletzt. Er wird mit dem Krankenwagen abgeholt. In der Eile übersieht der Fahrer des Krankenwagens das Haltelicht vor einem unbeschrankten Bahnübergang. Das Auto wird vom Zug erfaßt. Dabei erleidet Herr Hagen tödliche Verletzungen. Hat der Fahrer des auffahrenden Wagens auch den Tod von Herrn Hagen verschuldet?

Herr Xaver war vor dem Unfall, bei dem er so schwer verletzt wurde, daß er seitdem arbeitsunfähig ist, schon schwerkrank. Er wäre über kurz oder lang ohnehin arbeitsunfähig geworden.

In solchen und ähnlichen Fällen werfen Juristen mit besonders vielen Fremdwörtern um sich. Die Verursachung wird zur Kausalität (lat.: Ursächlichkeit), und diese muß im Zivilrecht adäquat (also: angemessen) sein, während im Strafrecht die Conditio sine qua non gilt. Das bedeutet, Ursache ist jedes Ereignis, das nicht hinweggedacht werden kann, ohne daß der Erfolg entfiele.

Es wäre wenig sinnvoll, in diesem Buch die schwierigen Probleme der Kausalität erschöpfend klären zu wollen. Man sollte nur erfahren, worum es sich dabei handelt. Wenn nach einem Verkehrsunfall tatsächlich Rechtsfragen dieser Art auftauchen, gibt es nur den einen Rat, unverzüglich einen Anwalt zu konsultieren.

Schadenersatz für einen Verkehrsunfall gibt es, wenn

— der Gegner die Alleinschuld trägt (Musterbeispiel: Auffahrunfall)
— der Gegner teilweise schuld ist (z. B., weil beide Beteiligten zu weit in der Straßenmitte fuhren und deshalb beide Wagen kollidierten)
— der Gegner ohne Schuld einen Unfall verursachte, dessen Folgen ihm aber zugerechnet werden (z. B., weil trotz guter Wartung die Bremse blockierte, weshalb Fußgänger angefahren und verletzt wurden)

Verweilen wir einmal beim letztgenannten Fall, denn die Haftung ohne Verschulden ist dem Laien oft fremd.

Gefährdungshaftung

Die landläufige Meinung lautet: Wer an einem Unfall Schuld hat, der muß auch die Folgen tragen. Das ist zwar richtig – aber nur halb. Der Halter eines Kraftfahrzeugs unterliegt in erster Linie der Haftung ohne Verschulden. Aber auch für den Fahrer von Automobilen sieht der Gesetzgeber eine Gefährdungshaftung vor. Auch ohne Schuld kann Haftung durchaus gerecht sein.

Beispiel: Herr Beier hing an seinem Auto fast so sehr wie an seiner Frau. Er hegte und pflegte es wie seinen Augapfel. Kein Schmier- oder Wartungsdienst wurde von ihm versäumt. Die Prüfung beim TÜV auf Verkehrssicherheit brauchte Herr Beier nicht zu scheuen. Ohne Beanstandung bekam er die Plakette. Um so merkwürdiger war es, daß er dennoch einen Unfall herbeiführte. Die Lenkung seines Wagens versagte, und Herr Beier mußte hilflos geschehen lassen, daß er auf das Schaufenster der Lebensmittelfirma Engelmeier zufuhr, die Scheibe durchbrach und eine schreckliche Verwüstung in der Auslage anrichtete. Zum Glück war gerade Mittagszeit. So wurde nur eine Verkäuferin leicht verletzt, weil eine der herumwirbelnden Konservendosen auf ihren Kopf fiel.

Die Schuld an dem Unfall trifft Herrn Beier nicht. Was hätte er tun sollen? Das Versagen der Lenkung war nicht vorherzusehen. Selbst Sachverständige fanden später keine rechte Begründung dafür. Schlampig gewartet hatte Herr Beier sein Auto auch nicht. Die Geschwindigkeit, mit der er gefahren war, kann man als angemessen bezeichnen. Dennoch würde man es sicher für Unrecht halten, wenn Herr Beier dem Herrn Engelmeier nicht wenigstens die Schaufensterscheibe und die unbrauchbar gewordenen Lebensmittel ersetzen müßte. Auch die Verkäuferin darf sich auf Kosten von Herrn Beier in ärztliche Behandlung begeben, hat aber keinen Anspruch auf Schmerzensgeld.

Herr Beier haftet – wie jeder Fahrzeughalter – für Schäden, die durch den Betrieb seines Autos angerichtet werden.

Der Gesetzgeber trägt damit dem Umstand Rechnung, daß der Betrieb eines Kraftfahrzeugs immer eine gewisse Gefährdung für die Allgemeinheit darstellt. Daher nennt der Jurist diese Haftung auch Gefährdungshaftung. Schauen wir wieder ins Gesetz (§ 7 Abs. 1 StVG):

»Wird beim Betrieb eines Kraftfahrzeugs ein Mensch getötet, der Körper oder die Gesundheit eines Menschen verletzt oder eine Sache beschädigt, so ist der Halter des Fahrzeugs verpflichtet, dem Verletzten den daraus entstehenden Schaden zu ersetzen.«

Demnach kann im Grunde genommen jeder, der einen Unfall erleidet, an dem ein Kraftfahrer beteiligt ist, Schadenersatz verlangen, ohne daß er die Schuld des Kraftfahrers beweisen müßte. Diese Regelung erscheint vielleicht auf den ersten Blick ungerecht; sie ist es aber nicht.

Gäbe es den § 7 StVG nicht, dann müßten die Hinterbliebenen eines bei einem Verkehrsunfall Getöteten beweisen, daß der andere Kraftfahrer schuld war. Würde sich herausstellen, daß der Kraftfahrer den Fußgänger überfahren hatte, weil die Lenkung seines Autos versagte, würden die Ehefrau und die Kinder des Getöteten leer ausgehen.

Der Gesetzgeber hat allerdings die Gefährdungshaftung eingeschränkt (§ 7 Abs. 2 StVG):

»Die Ersatzpflicht ist ausgeschlossen, wenn der Unfall durch ein unabwendbares Ereignis verursacht wird, das weder auf einem Fehler in der Beschaffenheit des Fahrzeugs noch auf einem Versagen seiner Vorrichtungen beruht. Als unabwendbar gilt ein Ereignis insbesondere dann, wenn es auf das Verhalten des Verletzten oder eines nicht bei dem Betrieb beschäftigten Dritten oder eines Tieres zurückzuführen ist, und sowohl der Halter als auch der Führer des Fahrzeugs jede nach den Umständen des Falles gebotene Sorgfalt beobachtet haben.«

Das bedeutet: Jeder Kraftfahrzeughalter kann sich von der strengen Gefährdungshaftung befreien, wenn er einen Entlastungsbeweis führt. Keine Haftungsbefreiung gibt es, wenn der Unfall auf einem technischen Fehler des Fahrzeugs beruht, z. B. auf Versagen der Bremsen, der Lenkung, auf einem Reifendefekt oder einem Achsbruch.

Der Gesetzgeber stellt an den Entlastungsbeweis strenge Anforderungen. Nur wer mit weit über das Normalmaß hinausgehender Sorgfalt gehandelt hat, wird sich entlasten. Der Bundesgerichtshof hat diese Anforderungen, die man an einen Kraftfahrer in dieser Hinsicht stellen darf, einmal so formuliert:

»Als unabwendbar gilt ein Ereignis nur dann, wenn es auch durch die äußerste, nach den Umständen des Falles gebotene Sorgfalt nicht zu verhindern war. Diese äußerste Sorgfalt ist nur dann erfüllt, wenn der Fahrer eine über die gewöhnliche Sorgfaltspflicht hinausgehende, besonders überlegene Aufmerksamkeit, Geistesgegenwart und Umsicht gezeigt hat, die z. B. auch die Rücksichtnahme auf eine durch die Umstände nahegelegte Möglichkeit eines unrichtigen oder ungeschickten Verhaltens anderer gebietet.«

So hat beispielsweise der BGH einmal erklärt, daß man von einem umsichtigen Fahrer Bremsen, Hupen und Ausweichen gleichzeitig verlangen könne. Wer nun glaubt, daß solche Supermenschen am Steuer nicht zu finden seien, der irrt.

Ein Musterbeispiel für ein unabwendbares Ereignis ist dieser Fall: Frau Dohmen fährt in einer Kolonne. Es kommt zu einer Stockung. Frau Dohmen bremst ihr Fahrzeug ab und kommt zum Stehen. Der Hintermann fährt auf ihren Wagen so heftig auf, daß er auf das vorausfahrende Fahrzeug geschoben wird. Der Unfall des Vordermannes wird für Frau Dohmen unabwendbar. Sie kann ja nicht samt ihrem Fahrzeug in die Luft entschweben.

Für den Schadenersatzprozeß hat die Gefährdungshaftung erhebliche Bedeutung, denn der Kläger braucht nur darzutun, daß der Beklagte Halter des Kraftfahrzeugs war, durch dessen Betrieb er geschädigt wurde. Der Beklagte muß dann seinerseits beweisen, daß der Unfall für ihn unabwendbar war oder daß der Kläger den Schaden selber verschuldet hat. Gelingt ihm das nicht, kann also der Kfz-Halter kein unabwendbares Ereignis nachweisen, ist seine Haftung gegeben.

Das würde bedeuten, daß in der Praxis fast immer der schuldige Kraftfahrer auch den Halter des anderen beteiligten Fahrzeugs zur Haftung heranziehen kann. Es wird nämlich schwerfallen, den Anforderungen des BGH zu genügen und z. B. nachzuweisen, daß man gleichzeitig gehupt und gebremst hat und auch noch ausgewichen ist.

Daher sieht der Gesetzgeber (§ 9 StVG) vor, daß ein bei der Entstehung des Schadens mitwirkendes Verschulden des Verletzten oder Geschädigten berücksichtigt werden muß. Es ist in der Rechtsprechung anerkannt, daß die Betriebsgefahr bei grobfahrlässigem Verhalten des anderen Beteiligten als Unfallursache ganz zurücktritt (BGH, VRS 9, 112).

Stellt sich heraus, daß der Verletzte oder Geschädigte an dem Unfall nicht schuld ist, dann hängt die Pflicht zum Schadenersatz davon ab, inwieweit der Schaden vorwiegend vom Kläger oder vom Beklagten verursacht wurde. Im Ergebnis erhält der Kläger bei einem Mitverschulden nur einen Teil seines Schadens ersetzt.

Weil die Gefährdungshaftung unabhängig vom Verschulden eingreift, ist sie auch begrenzt. Es gibt z. B. kein Schmerzensgeld. Auch die Höchstbeträge der Haftung werden festgelegt (§ 12 StVG), und zwar auf DM 500 000,– bei Tötung oder Verletzung eines Menschen, bei mehreren Verletzten oder Getöteten auf DM 750 000,– und auf DM 100 000,– bei Sachbeschädigung.

Der Ersatzberechtigte verliert seine Rechte aus der Gefährdungshaftung, wenn er nicht spätestens innerhalb zweier Monate nach Kenntnis des Schadens und der Person des Ersatzpflichtigen diesem den Unfall anzeigt (§ 15 StVG).

Der Rechtsverlust tritt nicht ein, wenn die Anzeige infolge eines vom Ersatzberechtigten nicht zu vertretenden Umstands unterblieben ist oder wenn der Ersatzpflichtige innerhalb der zwei Monate auf andere Weise von dem Unfall Kenntnis erhalten hat.

Verschuldenshaftung

Die Haftung aus Verschulden ist aus dem Blickpunkt des Laien der Normalfall. Das hat auch seine Berechtigung; denn wenn jemand falsch überholt, die Vorfahrt mißachtet oder bei Rotlicht über eine Kreuzung fährt, läßt sich das Verschulden leicht feststellen. Der Geschädigte kann dann Schadenersatz nach den Vorschriften über unerlaubte Handlung (§§ 823 ff. BGB) verlangen:

»Wer vorsätzlich oder fahrlässig das Leben, den Körper, die Gesundheit, die Freiheit, das Eigentum oder ein sonstiges Recht eines anderen widerrechtlich verletzt, ist dem anderen zum Ersatz des daraus entstehenden Schadens verpflichtet.«

Zwei Formen von Schuld führen also zur Haftung: Vorsatz oder Fahrlässigkeit. Da kaum jemand vorsätzlich einen Verkehrsunfall herbeiführt, dürfen wir uns hier auf Fälle von Fahrlässigkeit beschränken. Nun darf man aber nicht annehmen, daß Fahrlässigkeit wie im normalen Sprachgebrauch nur ein besonders leichtfertiges Verhalten sei.

Fahrlässig handelt, wer die im Verkehr erforderliche Sorgfalt außer acht läßt (§ 276 BGB). Jeder Kraftfahrer, der sich nicht an eine Vorschrift der StVO hält und deshalb einen Verkehrsunfall herbeiführt, handelt daher fahrlässig. Schon ein geringes Versehen wird von den Juristen als Fahrlässigkeit eingestuft. Auch hier unterscheidet sich die Rechtssprache vom normalen Sprachgebrauch. Ein besonders nachlässiges Verhalten ist keineswegs erforderlich; schon ein leichter Flüchtigkeitsfehler genügt, um Fahrlässigkeit und damit eine Haftung zu begründen.

Weshalb dann die Unterscheidung zur Gefährdungshaftung? Weil der Anspruch aus der Verschuldenshaftung für den Geschädigten in zweierlei Hinsicht vorteilhaft ist: Es gibt keine Höchstbeträge wie bei der Gefährdungshaftung; der schuldige Kraftfahrer haftet unbeschränkt. (Daher auch der wohlgemeinte Rat, bei der Haftpflichtversicherung die Deckungssumme von einer oder gar zwei Millionen zu wählen und sich nicht mit der Mindestsumme zu begnügen.) Außerdem gibt es bei Verletzungen Schmerzensgeld.

Der Nachteil der Verschuldenshaftung liegt in einer anderen Verteilung der Beweislast. Die Tatsachen, aus denen sich das Verschulden des Beklagten ergibt, muß voll und ganz der Kläger darlegen und auch beweisen. Kann er den Beweis nicht einwandfrei führen, verliert er den Prozeß. Was wieder unterstreicht, wie ungemein wichtig die Beweissicherung an der Unfallstelle ist.

Mitschuld

Schafft es der Kraftfahrzeughalter nicht, ein unabwendbares Ereignis nachzuweisen, haftet er für den von ihm verursachten Schaden. Das Gesetz sieht aber eine weitere Ausnahme vor: die Schuld des anderen Beteiligten am Unfall. Die gesetzliche Bestimmung (§ 9 StVG) lautet:

»Hat bei der Entstehung des Schadens ein Verschulden des Verletzten mitgewirkt, so finden die Vorschriften des § 254 des BGB mit der Maßgabe Anwendung, daß im Falle der Beschädigung einer Sache das Verschulden desjenigen, welcher die tatsächliche Gewalt über die Sache ausübt, dem Verschulden des Verletzten gleichsteht.«

Und in § 254 BGB steht:

»Hat bei der Entstehung des Schadens ein Verschulden des Geschädigten mitgewirkt, so hängt die Verpflichtung zum Ersatze sowie der Umfang des zu leistenden Ersatzes von den Umständen, insbesondere davon ab, inwieweit der Schaden vorwiegend von dem einen oder von dem anderen Teil verursacht worden ist.«

Was bedeutet das? Nichts anderes, als daß der Schaden nach der beiderseitigen Mitverursachung und Mitschuld auf die Unfallbeteiligten verteilt wird. Überwiegt die Schuld des Verletzten oder Geschädigten so, daß die Betriebsgefahr des Kraftfahrzeugs oder ein geringes Verschulden des Fahrers keine Rolle mehr spielt, muß der Geschädigte seinen Schaden allein tragen.

B e i s p i e l : Herr Rasch fährt bei Rotlicht über die Kreuzung und verursacht dadurch einen Zusammenstoß mit einem anderen Auto. Seine Schuld überwiegt so klar die Betriebsgefahr des bei Grün in die Kreuzung Eingefahrenen, daß der andere Fahrer auch dann vollen Schadenersatz erhält, wenn feststeht, daß dieser statt der vorgeschriebenen 50 km/h mit 65 km/h bei Grünlicht in die Kreuzung einfuhr.

Ein anderer Fall: Herr Rasch überfährt ein Vorfahrtszeichen. Er hat Pech, denn er gerät mit einem zu schnell fahrenden Panzer zusammen. Herr Rasch bleibt nur durch ein Wunder am Leben; sein Wagen ist Schrott. Hier tritt die Betriebsgefahr des Panzers nicht völlig in den Hintergrund: Etwa zu einem Viertel wird Herr Rasch mit Ersatzansprüchen durchdringen, denn sein Schaden wäre weit geringer, wäre er nicht ausgerechnet mit einem tonnenschweren Panzer kollidiert.

Die Haftungsquote zu ermitteln, ist meistens besonders schwierig. Die Gerichte müssen, wenn sich die Beteiligten nicht ordnungsgemäß verhalten haben, das jeweilige Fehlverhalten gegeneinander abwägen. Bei Fehlern eines Beteiligten spielt die Betriebsgefahr des Kraftfahrzeugs immer mit. Die Rechtsprechung allein zu diesen Detailfragen füllt bereits Bände.

Beispiele: Der neunjährige Kurt Hurtig wollte mit dem Roller eine Kreuzung überqueren. Er paßte nicht richtig auf, wurde von einem Omnibus erfaßt und schwerverletzt. Dem Busfahrer konnte kein Verschulden nachgewiesen werden. Der BGH verurteilte den Halter des Omnibusses dennoch aus der Gefährdungshaftung zum Schadenersatz zur Hälfte (VersR 1963, 873). Er betonte allerdings, daß das grobe Verschulden Hurtigs ausgereicht hätte, um die Betriebsgefahr in den Hintergrund treten zu lassen, wenn Hurtig nicht ein Kind, sondern ein Erwachsener gewesen wäre.

Herrn Baliks Wagen stotterte. Er lenkte ihn an den Rand der Autobahn. Halb stand das Fahrzeug schon auf der Grasnarbe, halb ragte es noch in die Fahrbahn. Der Hintermann prallte mit seinem Wagen auf das Hindernis. Hier ließ der BGH in seinem Urteil die Betriebsgefahr hinter dem Verschulden des Auffahrenden völlig zurücktreten (VersR 1963, 1159).

Herr Müller, ein begeisterter Motorradfahrer, brauste mit 80 km/h auf einer 8 m breiten Zubringerstraße zur Autobahn. Ihm kamen in einer leichten Linkskurve, die aber gut überschaubar ist, zwei Pkw entgegen. Der eine wollte gerade überholen. Herr Müller streifte den linken vorderen Kotflügel des Überholers, schrammte am Wagen entlang und stürzte 50 m weiter in ein Gebüsch. Er blieb verletzt liegen. Sein Motorrad erlitt Totalschaden. Die Bundesrichter urteilten, Herr Müller habe ein Viertel seines Schadens selbst zu tragen, denn er hätte bei aufmerksamer Fahrweise in der gut überschaubaren Kurve den Unfall durch leichtes Ausweichen nach rechts vermeiden können. Drei Viertel des Schadens mußte der unvorsichtige Überholer tragen (VersR 1963, 1131).

Wohl niemand hätte die jeweilige Schadensquote richtig erahnt. Daher der wichtige Rat: Wendet die Gegenseite Mitschuld ein, sollte man unbedingt einen Anwalt konsultieren.

Haftung des Fahrers

Während der Fahrzeughalter sehr strengen Haftungsvorschriften unterliegt, ist die Haftung des Fahrzeugführers etwas gelockert. Der Fahrer braucht nicht ein unabwendbares Ereignis darzutun, um sich zu entlasten. Das Gesetz (§ 18 Abs. 1 Satz 2 StVG) läßt es genügen, wenn der Fahrer nachweist, daß der Unfall nicht durch sein Verschulden verursacht wurde. Die Juristen sprechen hier von einer Verschuldenshaftung mit Umkehr der Beweislast. In die Praxis übertragen heißt das: Kann der Lenker nicht nachweisen, daß er bei einem Unfall die im Verkehr erforderliche Sorgfalt an den Tag gelegt hat, ist er auch für den entstandenen Schaden haftbar. Halter und Fahrer haften dem Geschädigten als Gesamtschuldner. Das bedeutet, daß jeder dem Verletzten oder Geschädigten gegenüber verpflichtet ist, die gesamte Leistung zu erbringen (§§ 421 ff. BGB).

Haftung bei Schwarzfahrten

Benutzt jemand das Fahrzeug ohne Wissen und Willen des Fahrzeughalters, so ist er anstelle des Halters zum Schadenersatz verpflichtet. Daneben bleibt der Halter zum Ersatz des Schadens verpflichtet, wenn die Benutzung des Fahrzeugs durch sein Verschulden ermöglicht worden ist (§ 7 Abs. 3 StVG). Der Fahrzeughalter kann sich auf diese Weise aber nicht entlasten, wenn der Benutzer von ihm für den Betrieb des Fahrzeugs angestellt ist oder wenn er das Fahrzeug dem Schwarzfahrer überlassen hat.

Schadensmeldung

Wer von einer Versicherung Schadenersatz will, muß erst einmal seine Ansprüche anmelden. Das geschieht am besten schriftlich. Die Versicherung kann mit diesem Brief aber nur etwas anfangen, wenn im Betreff der Name des Versicherungsnehmers, die Sparte (Kfz-Haftpflichtversicherung) und die Police-Nummer angeführt sind (Musterbrief S. 79).

Eine Unfallschilderung ist beizufügen, zusammen mit einer Skizze und nach Möglichkeit mit Zeugenaussagen. Auch die Belege über die Höhe des erlittenen Schadens will die Versicherung sehen und überprüfen.

Aber auch dem anderen unfallbeteiligten Kraftfahrer und dem Halter des anderen Fahrzeugs muß man Bescheid geben. Wenn noch nicht alle Belege verfügbar sind, schadet das nichts. Man meldet dennoch seine Ansprüche an. Von dem Brief an die Versicherung fertige man mehrere Durchschläge oder Kopien an. Übrigens: Die Verjährung tritt erst nach drei Jahren ein, gleichgültig, ob es sich um Verschuldungs- oder Gefährdungshaftung handelt. Man muß daher nichts übereilen.

Wer nicht weiß, was neben den reinen Reparaturkosten an Schadenersatz verlangt werden kann, wendet sich an einen Anwalt.

Der Rat für die Praxis: Bevor der andere Unfallbeteiligte seiner Versicherung den Schaden nicht gemeldet hat, kann diese auch keine Entschädigung leisten, es sei denn, daß man durch die Strafakten oder andere Unterlagen eindeutig die Beteiligung und das Verschulden am Unfall darlegen kann.

Meldet der Schädiger den Unfall nicht, bleibt oft nur eine Klage vor dem Zivilgericht übrig. Man kann es aber auch erst einmal mit einem Mahnbescheid versuchen, den man vom Amtsgericht an den Schuldner versenden läßt. Wenn aber schon derart massive Maßnahmen notwendig werden, läßt man sich besser durch einen Fachmann vertreten.

Schnellregulierung

Die Versicherer haben in mehreren deutschen Großstädten sogenannte Schadenschnelldienste eingerichtet. Dort kann man seinen beschädigten Wagen vorfahren. Ein Sachverständiger schätzt dann die Schadenshöhe, und wenn die Schadensmeldung

Musterbrief: Schadensmeldung

```
    Absender                        Tagesdatum


    1. An den anderen unfallbeteiligten Kraftfahrer (Name, Anschrift)
    2. An den Halter des anderen beteiligten Fahrzeugs (Name, Anschrift)
    3. An dessen Haftpflichtversicherung (Name, Anschrift)


    Betrifft: Unfall vom ..... in .....
              Beteiligte: .............
                          .............

    Sehr geehrte Damen und Herren,

    durch den im Betreff genannten Unfall wurde ich geschädigt. Den Unfall
    soll Herr ..... als Halter des bei Ihnen haftpflichtversicherten Kraftfahr-
    zeugs, amtliches Kennzeichen ....., verursacht und verschuldet haben.
    Der Versicherungsvertrag von Herrn ..... wird bei Ihnen unter der
    Policenummer ..... geführt.

    Ich melde hiermit meine sämtlichen Schadenersatzansprüche aus diesem Unfall
    bei Ihnen an. Der Schaden läßt sich im Augenblick noch nicht beziffern.
    Sobald mir das möglich ist, werde ich Ihnen eine detaillierte Aufstellung
    geben.

    Mit freundlichen Grüßen

    (Unterschrift)
```

durch den Schädiger in Ordnung geht, kann sofort das Geld ausbezahlt werden. Es ist eine erfreuliche Einrichtung, die vor allem bei niedrigen Schäden in Anspruch genommen wird und bei solchen, bei denen das Fahrzeug fahrtauglich blieb.

Man sollte sich aber davor hüten, allzu rasch und leichtgläubig ein Angebot anzunehmen und auf jeden Fall prüfen, ob das Angebot realistisch ist. Auf alle Fälle lohnt sich vorher ein Besuch bei einer Werkstatt des Vertrauens, deren Meister sicherlich ein Kostenangebot abgibt. Man weiß dann, welcher Aufwand ungefähr notwendig sein wird, um das Fahrzeug zu reparieren. In Zweifelsfällen sollte man sich mit einem Vorschuß begnügen, aber noch keine endgültige Abfindungserklärung abgeben. Unterschreiben sollte man eine Abfindungserklärung (siehe unten, rechte Spalte) daher nur, wenn man sicher ist, daß man mit dem angebotenen Betrag auch wirklich auskommen wird.

Wenn in der Schnellregulierung eine Bescheinigung ausgestellt wird, daß die Reparaturwerkstatt direkt mit der Versicherung abrechnen kann, geht die Sache in Ordnung.

Teilzahlung

Manchmal können sich Versicherer und Geschädigter über die Höhe des Ersatzes nicht einigen. Dann überweist die Versicherung den Betrag, den sie für begründet hält. Sie spricht von ›Klaglosstellung‹. Es gibt Geschädigte, die glauben, daß sie durch die Annahme des Geldes ein Anerkenntnis abgäben. Daher kommt es immer wieder vor, daß solche Teilzahlungen zurückgesandt werden. Der Empfänger erklärt dem Geldbriefträger: »Annahme verweigert«. Das sollte man nicht tun, denn was man hat, das hat man. Außerdem geht man ein erhebliches Risiko ein, wenn man die Annahme verweigert. Der Schuldner kann im Prozeß den schon vorher angebotenen Teilbetrag sogleich anerkennen. In diesem Fall erhält der Gläubiger das ihm zustehende Geld. Der Richter kann ihm aber die Prozeßkosten aufbürden, soweit sie durch den bereits vom Schuldner anerkann-

ten Teilbetrag, dessen Annahme vom Gläubiger verweigert wurde, entstehen, denn der Schuldner hatte ja keinen Anlaß zu einer Klage in dieser Höhe gegeben!

Wer rechtlich etwas beschlagen ist, wird vielleicht auf § 266 BGB hinweisen. Dort steht, der Schuldner sei zu Teilleistungen nicht berechtigt. Sinn dieser Vorschrift ist es aber, eine Belästigung des Gläubigers zu vermeiden, wie sie insbesondere durch Teilzahlungen in kleinen Raten erfolgen kann. Aber es ist ein Rechtsgrundsatz, daß der Gläubiger eine Teilleistung nicht ablehnen darf, wenn es gegen Treu und Glauben verstieße.

Ein solcher Verstoß liegt dann vor, wenn die Annahme des Geldes nicht an unzumutbare Bedingungen geknüpft wird. Das wäre z. B. der Fall, wenn die Versicherung die Zahlung nur im Hinblick auf einen Abfindungsvergleich anbietet.

Der Rat für die Praxis: Normalerweise eine Teilleistung akzeptieren und an den Versicherer schreiben, daß der Betrag nur als Teilleistung betrachtet wird.

Abfindungsvergleich

Hat man sich mit der Versicherung über die Höhe der Entschädigung zusammengerauft, wird der Versicherer häufig versuchen, vom Geschädigten eine Erklärung zu erhalten, in der die Höhe der Abfindung endgültig festgelegt wird. Die Versicherer haben für diese Erklärungen Vordrucke mit der Überschrift ›Abfindungserklärung‹ oder ›Vergleich‹. Der Vergleich ist ein Vertrag, durch den die Ungewißheit der Parteien über ein Rechtsverhältnis (hier: den Schadenersatzanspruch oder die Höhe der Erstattung) im Wege gegenseitigen Nachgebens beseitigt wird.

Es handelt sich um freiwillige Vereinbarungen zwischen der Versicherung (als Vertreter des Schädigers) und dem Geschädigten. Ein Zwang zum Abschluß eines Vergleichs oder zur Unterzeichnung einer Abfindungserklärung besteht nicht. Auf der anderen Seite muß man aber anerkennen, daß die Versicherung ein Interesse daran hat, strittige Fälle endgültig zu erledigen. Sie wird daher vielfach bereit sein, etwas mehr zu zahlen, als sie anfänglich freiwillig zu zahlen willens war, wenn der Geschädigte durch Unterzeichnung einer Abfindungserklärung dokumentiert, daß auch für ihn mit Zahlung einer bestimmten Entschädigungssumme die Sache ein für allemal bereinigt sein soll.

Ein Vergleich enthält die Vereinbarung, nach der der Versicherer eine bestimmte Geldsumme zahlt und der Geschädigte auf weitere Ansprüche verzichtet. Meist geben beide Seiten von ihren ursprünglichen Vorstellungen etwas nach. Man versucht, einen vernünftigen Kompromiß zu finden.

Soll der Geschädigte eine solche Abfindungserklärung unterzeichnen? Die Antwort lautet, wie so oft in rechtlichen Dingen, es kommt darauf an! Wenn zu überblicken ist, daß kein zusätzlicher Schaden mehr auftreten wird, ist ein Vergleich angebracht und sinnvoll. Wenn man dagegen noch nicht alle Forderungen genau überschauen kann, insbesondere, wenn Verletzungen noch nicht völlig ausgeheilt sind, wird ein Vergleich problematisch, denn ist er einmal zustande gekommen, so hat es keinen Einfluß mehr auf die Entschädigung, ob sich der Gesundheitszustand verbessert oder verschlechtert.

Ein wirksamer Vergleich kann schwer angegriffen werden. Nur wenn Spätfolgen auftreten, die nicht vorherzusehen waren und die ein so krasses Mißverhältnis zwischen der Zahlung und dem Schaden ergeben, daß der Schädiger gegen Treu und Glauben verstieße, wenn er auf dem Vergleich beharrt, ist eine Änderung denkbar. Voraussetzung für eine solche Auflösung ist aber, daß die Partner beim Vergleich übereinstimmend von einem beschränkten Schaden ausgegangen sind. Darüber hinaus muß die Änderung des Sachverhalts so erheblich sein, daß beide Parteien einen Vergleich nach den Grundsätzen des redlichen Verkehrs nicht abgeschlossen hätten, wären ihnen die Folgen zum Vergleichszeitpunkt bekannt gewesen.

Von einem unterzeichneten Vergleich kommt man also so leicht nicht wieder los. Bei schweren Körperverletzungen sollte man daher nur dann auf ein Abfindungsangebot eingehen, wenn wirklich anzunehmen ist, daß

eine weitere Verschlechterung des Gesundheitszustandes nicht in Betracht kommt. Bei Sachschäden ist es ähnlich. Aber dort wird als Ausgleich Wertminderung bezahlt. Nur sollte man vorsichtig mit einer Abfindung sein, falls die Reparatur noch nicht abgeschlossen ist. Der Rat für die Praxis: Man achte darauf, daß u. U. eine Übernahmeklausel für Steuernachzahlungen notwendig wird, wenn es um Lohnforderungen geht. Auch die Gebühren des Anwalts gehören in den Vergleich mit hinein.

Sachschaden

Nach diesen mehr theoretischen Erörterungen nun zum Praktischen.

Wer durch einen Verkehrsunfall eine Sache beschädigt oder zerstört, muß den Zustand wiederherstellen, der bestünde, wenn der Unfall nicht eingetreten wäre. Weil die Wiederherstellung vielfach nicht möglich ist, kann der Geschädigte statt dessen Geldersatz verlangen. Dabei soll er keinen Verlust erleiden, er soll aber auch nicht bessergestellt werden. Das gilt für alle Sachschäden; also nicht nur für das Auto, sondern z. B. auch für zerbrochene Schaufensterscheiben, zerrissene Kleider, verschmutzte Lebensmittel, verletzte Tiere.

Eines wurde bereits angesprochen: Was muß der Schädiger zahlen? Das Gesetz sieht als Normalfall des Schadenersatzes die sogenannte Naturalrestitution vor. Das heißt, der Schädiger müßte eigentlich das beschädigte Fahrzeug wieder in Ordnung bringen. Weil er das in der Regel nicht kann, darf der Geschädigte es selbst in die Werkstatt seines Vertrauens geben und nach seinen Wünschen reparieren lassen. Er braucht sich vom Schädiger nicht vorschreiben zu lassen, wo der Wagen gerichtet wird. Auch wenn ihm vom Schädiger eine besonders preisgünstige Werkstatt empfohlen wird, liegt es beim Geschädigten, ob er sein Auto dorthin bringen will oder nicht.

Bei kleinen Auffahrschäden, die der Schädiger aus eigener Tasche zahlen will, kann ein solches Entgegenkommen einmal angebracht sein, schon weil der andere Teil dann leichter zur Zahlung bereit sein wird.

Aber grundsätzlich darf man die Werkstatt frei wählen. Auch wenn die Wahl auf eine teure Werkstatt fällt, kann das niemand verwehren.

Man hat sogar noch viel weitgehendere Möglichkeiten: Man kann die Reparatur als Hobbybastler selbst ausführen und erhält trotzdem Schadenersatz! Man darf sogar auf eine Reparatur ganz verzichten und nach Kostenvoranschlag abrechnen! Mit dem erhaltenen Geld kann man machen, was man will.

Reparatur

Die Werkstatt darf man sich also selbst aussuchen. Aber darf man auch sonst nach Belieben vorgehen und dem Schädiger alles in Rechnung stellen, was man für notwendig hält? Zunächst, was man nicht tun darf:

B e i s p i e l : Herr Sperling fährt mit sichtlichem Stolz einen VW Käfer, Baujahr 1979. Der Wagen ist zwar überall angerostet. Die Stoßstangen sind unansehnlich. Auch das Kompressionsdiagramm ist nicht mehr allzu günstig. Für die Fahrten zur Arbeitsstelle tut es der Wagen aber immer noch. Eines Tages fährt der leichtsinnige Herr Hurtig dem Herrn Sperling ins Wagenheck. Herr Sperling ist gar nicht böse, denn nun will er sein Fahrzeug auf Kosten des Herrn Hurtig aus- und aufbessern lassen. Er fährt zu seiner Werkstatt, und die schätzt die voraussichtlichen Reparaturkosten auf DM 1800,–.

Herr Sperling müßte sich zwar sagen, daß er selbst seinem ärgsten Feind den alten Wagen nicht für mehr als DM 650,– hätte verkaufen können, denn eigentlich war das Fahrzeug reif für den Schrotthändler. Dennoch entschließt er sich zur Reparatur und verständigt erst später die Haftpflichtversicherung des Herrn Hurtig. Herr Sperling war dann sehr erstaunt zu erfahren, daß die Versicherung sich weigerte, die unverhältnismäßig hohen Reparaturkosten zu übernehmen. Sie sprach davon, daß eine Abrechnung auf Totalschadenbasis hätte vorgenommen werden müssen. Was ist daran richtig?

Der Schädiger darf natürlich nicht der Willkür des Geschädigten ausgesetzt sein. Der Ge-

setzgeber sieht daher gewisse Einschränkungen vor. So darf der Ersatzpflichtige den Gläubiger in Geld entschädigen, wenn die Herstellung nur mit unverhältnismäßigen Aufwendungen möglich ist (§ 251 Abs. 2 BGB).
Was aber sind unverhältnismäßige Reparaturaufwendungen? Woher weiß man als Laie im voraus, wie hoch die Kosten werden? Was ist zu tun, damit es bei der Abrechnung mit der Versicherung keine Schwierigkeiten gibt? Die Antworten auf diese Fragen sind nicht so schwierig wie es vielleicht auf den ersten Blick scheint.

Sachverständiger

Wessen Auto durch einen Unfall beschädigt wurde, der muß als erstes Klarheit gewinnen, wieviel die Reparatur kosten wird. Er darf also keinen Reparaturauftrag ins Blaue hinein erteilen.
Woher erfährt man diese Kosten? Zunächst einmal beim Meister einer Werkstatt. Er hat Erfahrung genug, um eine erste oberflächliche Schätzung abgeben zu können. Er macht auf Wunsch auch einen schriftlichen Kostenvoranschlag. Für den man aber zahlen muß, wenn man das Auto nicht in dieser Werkstatt reparieren läßt, denn schließlich hat der Meister das Fahrzeug genau besichtigt und für die Kalkulation auch Zeit aufgewendet.
Man kann, besonders bei leichteren Schäden und wenn der Wagen noch verkehrstüchtig ist, auch beim Schadenschnelldienst (siehe Seite 79 f.) der Haftpflichtversicherer vorfahren.
Wenn man einen ersten Überblick hat, sind verschiedene Möglichkeiten denkbar:
- Der Schaden liegt unter DM 1000,–, und das Auto ist noch jünger als 5 Jahre. Dann erteilt man sofort den Reparaturauftrag.
- Der Schaden liegt unter DM 1000,–, aber das Auto ist älter als 5 Jahre. Dann läßt man durch einen Kraftfahrzeug-Sachverständigen ein Gutachten erstellen.
- Der Schaden liegt über DM 1000,–. Dann ist meistens ein Gutachten nötig, gleichgültig, wie alt das Auto ist. Im Zweifel fragt man die

gegnerische Versicherung. Ein Gutachten muß natürlich nicht mehr gefertigt werden, wenn der Sachverständige der Versicherung den Wagen im Schnelldienst geschätzt hat.
Wenn man Name und Anschrift des Schädigers und seine Versicherung nicht bekannt sind, können Sachverständigenkosten verlangt werden, auch wenn der Schaden unter DM 500,– liegt (AG Bonn, ZfS 1980, 170). Wer den Wagen in Eigenregie reparieren will, darf auch bei Bagatellschäden einen Sachverständigen einschalten (AG Schwäbisch-Gmünd, ZfS 1981, 39).
Woher bekommt man einen Sachverständigen? Meist kann die Werkstatt jemanden benennen. Aber auch der Anwalt kennt Sachverständige. Die Anschriften der Schätzer stehen auch im Branchenverzeichnis des Telefonbuchs, etwa unter dem Stichwort ›Kraftfahrzeug-Schätzstellen‹ oder ›Sachverständige‹. Auch der ADAC oder die Industrie- und Handelskammer helfen weiter. Und wenn alle Stricke reißen, wendet man sich an die Haftpflichtversicherung des Gegners. Auch sie hat Sachverständige an der Hand.
Da es aber an sich Sache des Geschädigten ist, unverzüglich die Schadenhöhe zu ermitteln, sollte er sich selbst um den Sachverständigen kümmern. Das ist häufig auch günstiger als wenn die gegnerische Versicherung einen bei ihr angestellten Techniker schickt. Bei einer Ermittlung der Reparaturkosten, der Höhe des Zeitwerts und auch der Wertminderung sowie bei der Frage Abzug ›neu für alt‹ können nämlich manchmal auch unabhängige Sachverständige – durchaus zu Recht – geteilter Meinung sein. Es kommt daher immer wieder vor, daß zwei Gutachten zum gleichen Objekt unterschiedliche Werte aufweisen. Deshalb sollte man stets von seinem Recht Gebrauch machen, den Sachverständigen selbst auszuwählen, denn im Zweifel nimmt er vielleicht den für seinen Auftraggeber günstigeren Wert.
Guter Rat ist sprichwörtlich teuer. Die Kosten für ein Gutachten belaufen sich, je nach Umfang der Angelegenheit, auf etwa DM 250,– bis DM 600,–. Sie werden in aller Regel von der gegnerischen Versicherung übernom-

men. Einzige Ausnahme: wenn auch bei Bagatellschäden ein Gutachter herangezogen wird. In solchen Fällen handelt es sich um einen Verstoß gegen die Schadenminderungspflicht.

Nicht wegen jeder Delle ist ein Sachverständiger zu bemühen. Die Kosten sind aber auch dann zu zahlen, wenn der Geschädigte Mechaniker ist, also genügend Sachverstand mitbringt, um sich selbst ein Bild zu machen. Dazu das Landgericht Bielefeld (7 O 174/71): »Wenn der Mechaniker selbst den Schaden geschätzt hätte, könnte man ihm entgegenhalten, daß er die Werte zu seinen Gunsten frisiert habe.«

Wie sieht so ein Gutachten aus? Welche Erkenntnis kann man daraus gewinnen?

Das Gutachten enthält zunächst allgemeine Angaben über das Kraftfahrzeug. Dann wird der Schadensumfang umrissen. Anschließend schätzt der Sachverständige die Reparaturkosten, aufgeschlüsselt nach Ersatzteilen und Arbeitslöhnen. Die Summe der Instandsetzungskosten wird ohne und mit Mehrwertsteuer angegeben.

Wenn eine Reparatur technisch nicht mehr möglich ist oder wenn sie wirtschaftlich nicht sinnvoll ist (Totalschaden), ermittelt der Gutachter den sogenannten Wiederbeschaffungswert, d. h., den Wert des Fahrzeugs vor dem Unfall.

Schließlich macht er Angaben über den Restwert (d. i. der Wert des beschädigten Fahrzeugs). Er schätzt die Höhe der Wertminderung und stellt fest, ob eventuelle Wertverbesserungen eintreten, so daß ein Abzug neu für alt (siehe Seite 101) notwendig wird. Ferner enthält das Gutachten meist eine Angabe, wieviele Arbeitstage für die Reparatur voraussichtlich notwendig sein werden.

Gelegentlich macht der Sachverständige gleich noch Vorschläge, wie nach seiner Meinung abgerechnet werden muß. Er schreibt z. B.: »Da die Reparaturkosten höher liegen als der Wiederbeschaffungswert, ist nach Totalschaden abzurechnen.« Hier überschreitet er seine Kompetenz! Er hat lediglich Entscheidungshilfen zu liefern, nicht aber Schäden zu regulieren oder selbst zu entscheiden. Die Schadensregulierung obliegt ausschließ-

lich der Haftpflichtversicherung des Schädigers und dem Geschädigten.

Man darf die Angaben in einem Gutachten auch nicht wie ein Evangelium betrachten. Kein Gutachter ist unfehlbar. Wenn etwa der Gutachter bei einem Unfallschaden von DM 3000,– und mehr zur Erkenntnis käme, daß eine Wertminderung nicht gegeben sei, dann wäre dieses Gutachten offensichtlich unrichtig, denn bei einem Verkauf müßte der Besitzer des Fahrzeugs ungefragt den Käufer auf den Unfall hinweisen. Zwangsläufig müßte er dann im Preis nachgeben. Eine sogenannte merkantile Wertminderung ist auf jeden Fall gegeben. Verschweigt der Verkäufer den Unfall, könnte der Käufer den Vertrag wegen arglistiger Täuschung anfechten.

Kein Geschädigter darf warten, bis ein Sachverständiger, der mit Arbeit überlastet ist, ein ausführliches schriftliches Gutachten erstattet. Er muß auf eine möglichst schnelle Klärung der notwendigen Fragen dringen, die notfalls durch eine mündliche Auskunft des Sachverständigen geschehen kann.

Was aber, wenn sich der Sachverständige geirrt hat? Eine fehlerhafte Beurteilung durch den Sachverständigen ist dem Geschädigten nicht anzurechnen, denn er haftet nur für die ordnungsgemäße Auswahl des Sachverständigen (OLG Celle, VersR 1962, 187).

Wenn die Versicherung den Wagen besichtigen soll, so darf man nicht warten, bis der Sachverständige der Versicherung von sich aus kommt. Andernfalls würde einem vorgeworfen, daß man gegen die Schadenminderungspflicht verstoßen habe. Jeder muß selbst tätig werden und den Gutachter anfordern!

Die erste Frage, die mit Hilfe des Gutachters beantwortet werden kann, lautet: Lohnt es sich, das Fahrzeug zu reparieren oder nicht? Die Reparatur lohnt sich immer, wenn die Aufwendungen nicht unverhältnismäßig hoch sind. Das ist der Fall, wenn kein sogenannter Totalschaden vorliegt. Dazu muß das Auto nicht völlig zerstört sein. Es reicht, wenn die geschätzten Reparaturkosten den Wert des Wagens vor dem Unfall übersteigen.

Das klingt kompliziert. Es gibt aber eine einfache Faustregel: Man muß sich nur einmal vorstellen, der Wagen wäre durch eigenes, alleiniges Verschulden beschädigt worden. Da würde man doch sehr genau prüfen, ob sich eine Reparatur lohnt oder ob man sich besser einen Gebrauchtwagen kauft. Nicht anders ist es, wenn ein Fremder für den Schaden einstehen muß. Bei der Entscheidung der Frage ›Reparatur oder Ersatzwagen?‹ sollte also jeder genau so handeln, als ob er den Schaden aus der eigenen Tasche bezahlen müßte.

Totalschaden

Schon mehrfach wurde dieser Begriff verwendet, der bei Unfallschäden eine wichtige Rolle spielt und der daher einer Erklärung bedarf.

Totalschaden liegt vor:

— wenn das Fahrzeug so weitgehend zerstört wurde, daß eine Reparatur aus technischen Gründen nicht mehr in Betracht kommt (z. B. weil das Auto von einem Panzer zermalmt wurde und nur noch Schrott ist)
— wenn das Fahrzeug reparaturfähig ist, der Aufwand dafür aber in keinem vernünftigen Verhältnis zu dem Preis steht, zu dem man auf dem Gebrauchtwagenmarkt ein gleichwertiges Auto erhält.

Nur der erste Fall ist ein echter Totalschaden. Beim zweiten Fall sind wirtschaftliche Gründe ausschlaggebend. Daher spricht der Fachmann hier von wirtschaftlichem Totalschaden. Mit anderen Worten: Überhöhten Aufwand braucht der Schädiger nicht zu ersetzen. Schwierigkeiten macht aber die Frage, wann Unwirtschaftlichkeit eintritt oder bis zu welcher Höhe Reparaturkosten bezahlt werden müssen.

B e i s p i e l : Herr Schön hat eine Vorliebe für Oldtimer. Er benützt seine Tin-Lizzy sogar noch gelegentlich im öffentlichen Straßenverkehr. Nur hatte er unsagbares Pech, denn der unvorsichtige Herr Werdenfels beschädigte seinen schönen Oldtimer unter Mißachtung der Vorfahrt so erheblich, daß die Reparaturkosten DM 5000,– ausmachen würden. Die Versicherung kennt einen anderen Freund von Oldtimern, der eine ungefähr gleichwertige Tin-Lizzy zum Preis von DM 2500,– verkaufen würde. Herr Schön ist aber so in seine »Zinnliesel« verliebt, daß er sie durch kein anderes Exemplar ersetzen will. Er läßt sie reparieren. Die Folge: Für die Liebhaberei von Herrn Schön muß die Haftpflichtversicherung des Herrn Werdenfels nicht geradestehen. Herr Schön erhält lediglich DM 2500,–. Den Rest muß er aus eigener Tasche zuzahlen.

Sicher, nicht jeder hat ein Interesse an Oldtimern (Eigentümer von Oldtimern sollten auf Seite 91 weiterlesen). Dennoch trennen sich viele Leute erstaunlich schwer von ihrem alten Fahrzeug, das ihnen gute Dienste geleistet hat. Es kommt deshalb häufig vor, daß ein Autobesitzer sich keinen anderen Gebrauchtwagen als Ersatz beschaffen will.

B e i s p i e l : Herr Fröhlich besitzt so ein altgedientes Schätzchen. Er würde seinem Anwalt vielleicht folgendes sagen: »Gut, mein »Schräger Otto« – so haben wir ihn getauft – ist zwar schon 12 Jahre alt, aber bestens gepflegt. Schauen Sie selbst wie er glänzt. Noch jetzt, wo die Motorhaube völlig zerbeult ist, kann jeder erkennen, wieviel besser erhalten er ist als die meisten seiner jüngeren Markengefährten. Sehen Sie, an den Stoßstangen und Felgen ist noch kein Stäubchen Rost. Und was ich in den alles hineingesteckt habe! Erst vor 3 Monaten hat er einen Austauschmotor bekommen. Ich habe dafür 1600,– Mark bezahlt. Die Rechnung kann ich Ihnen zeigen. Und da meint dieser Sachverständige, mein Schräger Otto sei vor dem Unfall nur noch 1400,– Mark wert gewesen!«

In der Tat, das Fahrzeug des Herrn Fröhlich ist in hervorragendem Zustand für einen Wagen seines Alters. Trotz aller Einbauten und Reparaturen und der sorgfältigen Pflege kann man auf dem Gebrauchtwagenmarkt aber schon ein wesentlich jüngeres und mindestens gleichwertiges Fahrzeug für wesentlich weniger Geld erwerben als Herr Fröhlich in den letzten Monaten in seinen Schrägen Otto hineingesteckt hat. Der Sachverständige hat den guten Erhaltungszustand und den Austauschmotor ohnehin schon gebührend berücksichtigt. Investitionen von erheblicher Höhe in alte Fahrzeuge sind nun einmal unwirtschaftlich. Sie können nicht dem Schädiger angelastet werden. Wenn Herr Fröhlich daher seinen Schrägen Otto für DM 1800,– reparieren ließe, müßte er sich wiederum mit DM 1400,– nämlich dem Betrag, der notwendig wäre, um ein gleichwertiges Fahrzeug auf dem Gebrauchtwagenmarkt zu kaufen, abfinden lassen.

Ob ein Totalschaden vorliegt, muß der Geschädigte selbst ermitteln. Er darf nicht die Hände in den Schoß legen und die Entscheidung des Haftpflichtversicherers abwarten (OLG Hamm; NJW 1964, 406). Es ist also sehr wichtig, möglichst rasch einen Sachverständigen mit der Feststellung der Schadenshöhe zu beauftragen.

Die Schätzung des Zeitwertes oder besser gesagt des Werts der Wiederbeschaffung eines Autos ist problematisch. Dieser Wert richtet sich nach verschiedenen Kriterien. Alter, Kilometerstand, Fahrzeugstand und die Situation auf dem Gebrauchtwagenmarkt spielen eine Rolle. Der Preis kann in einer Großstadt anders sein als auf dem Land. Es ist aber auch wesentlich, ob das Fahrzeug erst wenige Kilometer nach der Auslieferung vom Werk in einen Unfall verwickelt wurde, für den Geschädigten also neuwertig war, oder ob es sich um ein besonders altes Nutzfahrzeug handelt, das zwar keinen eigentlichen Marktwert mehr besitzt, das dem Geschädigten aber dennoch weiterhin gute Dienste geleistet hätte (siehe unter ›Neuwagen‹ Seite 88 und ›Wagen mit großer Fahrleistung‹ Seite 91).

Wiederbeschaffungswert

Sehen wir aber mal von Sonderfällen ab und bleiben wir bei den alltäglichen Problemen der Ermittlung des Wiederbeschaffungswertes. Das ist jedenfalls nicht der Betrag, den der Besitzer des Autos bei einem Verkauf erhalten würde, sondern der Preis, den er aufwenden muß, um einen annähernd gleichwertigen Wagen auf dem freien Markt zu beschaffen. Schließlich zahlt der Händler für einen Gebrauchtwagen beim Einkauf weniger, als er beim Verkauf dafür haben will, denn er muß ja auch verdienen.

Folgendes steht fest:

»Bei der Bemessung des Schadenersatzes für ein zerstörtes Kfz ist von dem Preis auszugehen, den der Geschädigte aufwenden muß, um ein gleichwertiges gebrauchtes Fahrzeug zu erwerben. Zu ersetzen ist der Wiederbeschaffungswert.
Der Zeitwert, also der Preis, den der Geschädigte bei einem Verkauf des Fahrzeugs vor dem Unfall erzielt hätte, liegt regelmäßig darunter, denn im Gebrauchtwagenhandel werden je nach Alter, Kilometerleistung und tatsächlichem Zustand des Fahrzeugs sowie nach der Konjunkturlage Aufschläge für Unkosten und Gewinn gemacht.
Deshalb ist auf den Zeitwert ein Zuschlag zu machen, der die Kosten für die technische Prüfung des Fahrzeugs, die Werkstattgarantie und die Handelsspanne enthält. Die Höhe dieses Aufschlages läßt sich nicht allgemein bestimmen (OLG Berlin, VersR 1975, 193).«
»Der von einem Kraftfahrzeugsachverständigen geschätzte Marktzeitwert eines totalgeschädigten Fahrzeuges entspricht nicht grundsätzlich dem Wiederbeschaffungswert (OLG Bamberg NJW 68, 1832).«
»Der Wiederbeschaffungspreis schließt den im Gebrauchtwagenhandel üblichen Händlerzuschlag (ca. 10–15 Prozent) ein. Der Geschädigte muß keine gezielten Nachforschungen darüber anstellen, ob ein geeignetes Fahrzeug schon zum Zeitwert aus Privathand erworben werden könnte (OLG Stuttgart, VersR 70, 263).«

Für den Geschädigten bedeutet das folgendes: Er muß feststellen, ob der Sachverständige nur den Zeitwert seines Fahrzeuges geschätzt hat, also den Wert, den es bei einem Verkauf für ihn gehabt hätte, oder ob der Sachverständige den Wiederbeschaffungspreis geschätzt hat.
Wenn nur der Zeitwert oder Listenpreis festgestellt wurde, darf er ein Fahrzeug, das beim Händler etwa 15 Prozent mehr kostet, kaufen. Dieser erhöhte Preis ist zu ersetzen. In Ausnahmefällen kann es sogar vorkommen, daß der Wiederbeschaffungspreis noch höher anzusetzen ist, und zwar dann, wenn der Ge-

schädigte nachweisen kann, daß er für sein Fahrzeug wirklich mehr bekommen hätte, als der Sachverständige geschätzt hat.

Beispiel: Herr Frank hat sein Fahrzeug schon vor dem Unfall in Zahlung gegeben, und zwar zum Preis von DM 5000,–. Der Sachverständige schätzt den Wiederbeschaffungswert auf DM 4300,–. Herr Frank legt seinen Vertrag vor. In diesem Fall muß der Schädiger DM 5000,– erstatten (OLG Bremen, VersR 69, 333). Die gegenteilige Auffassung des LG Fürth (VersR 1978, 383) überzeugt nicht.

Das OLG Celle (VersR 1975, 143) meint, der Geschädigte brauche dem Verkaufswert seines Autos nur 15 Prozent zuzuschlagen, um den Wiederbeschaffungswert zu ermitteln. Das OLG Frankfurt hat den Satz sogar mit 20 bis 25 Prozent beziffert (VersR 1974, 497). Damit verfügen wir über eine grobe Faustregel, die aber bei sehr alten und ganz neuen Fahrzeugen versagt.

Für Fahrzeuge, die weniger als ein Jahr alt sind oder erst eine geringe Fahrleistung aufweisen, gibt es praktisch keinen Gebrauchtwagenmarkt. Der Zeitwert solcher Autos ist unter Berücksichtigung der Tatsache zu ermitteln, daß ein Wagen im Augenblick seiner Inbetriebnahme einen relativ hohen Wertverlust erleidet, der sich langsam dem linearen Abschreibungssatz angleicht und der schließlich sogar darunter liegt (OLG Schleswig, VersR 1974, 297).

Auch die Zahl der Vorbesitzer spielt eine Rolle: Bei Totalschaden eines gebrauchten Ersthandfahrzeugs ist neben dem Wiederbeschaffungspreis für einen gleichwertigen Gebrauchtwagen noch ein Betrag dafür zu zahlen, daß der Ersatzwagen für das Fahrzeug aus erster Hand nach der Zulassung auf den Geschädigten zu einem Wagen aus zweiter Hand wird (OLG Köln, NJW 1974, 2128).

Im umgekehrten Fall kann dies zu Abzügen führen: War das durch den Unfall totalbeschädigte Fahrzeug bereits in vierter Hand, so kann es zur Ermittlung des Wiederbeschaffungswertes angemessen sein, vom durchschnittlichen Wiederbeschaffungswert einen Abschlag von 10 Prozent vorzunehmen (KG Berlin, VerkMitt 1974, 27).

Ferner ist zu berücksichtigen, daß Sonderzubehör weit stärker im Wert sinkt als das Fahrzeug selbst. Bei einem verhältnismäßig neuen Fahrzeug, das beschädigt wurde, stellt eine Neulackierung keine Werterhöhung dar (OLG Düsseldorf, DAR 1974, 215).

Übrigens: Auch bei objektiv unzutreffender Beurteilung der mutmaßlichen Reparaturkosten kann der Geschädigte auf Totalschadenbasis abrechnen, wenn er sich zum Verkauf des unreparierten Unfallfahrzeugs auf Grund von Angaben eines vertrauenswürdigen Sachverständigen entschließt. Dem Geschädigten kann nicht entgegengehalten werden, daß er den falschen Weg der Schadensbehebung gewählt habe (OLG Karlsruhe, VersR 1975, 335).

Preislisten

In der Praxis spielen Listen eine Rolle, in denen Marktwerte für Gebrauchtwagen genannt werden. Bei den Notierungen handelt es sich aber um Mittelwerte. Regionale Unterschiede oder plötzlich veränderte Marktsituationen können dort nicht berücksichtigt werden. Ferner ist festzustellen, daß die Listen im allgemeinen bestimmte Kilometerleistungen für bestimmte Baujahre unterstellen. Nun werden aber manche Autos viel, andere wenig gefahren, so daß sich schon allein daraus erhebliche Preisunterschiede ergeben können. Nicht zuletzt ist bemerkenswert, daß die Listen in der Regel Händlereinkaufspreise nennen. Sie enthalten also niedrigere Werte, als sie der Gutachter einsetzen muß, denn hier ist allein der Händlerverkaufspreis entscheidend. Es ist auch zu berücksichtigen, daß die Listenpreise ohne Mehrwertsteuer angegeben sind. Dem Händler muß der Käufer aber den jeweiligen Mehrwertsteuersatz zusätzlich auf den Tisch blättern.

Die Mehrwertsteuer gehört zu einem richtig ermittelten Marktpreis für ein Fahrzeug. Sie ist auch dann zu berücksichtigen, wenn das Ersatzfahrzeug nicht bei einem Gebrauchtwagenhändler, sondern bei einem Privatmann beschafft wird (BGH, DAR 1982, 270).

Man muß also vom Gebrauchtwagenhandel schon eine ganze Menge wissen, um prüfen zu können, ob der Wiederbeschaffungswert reell angegeben ist. Informieren kann man sich zunächst im Anzeigenteil einer großen Zeitung. Dadurch erhält man auf billige Weise den besten Überblick.

Ergebnis: Liegt ein Totalschaden vor, hat der Geschädigte Anspruch auf den Preis, den er für einen gleichwertigen Gebrauchtwagen (einschließlich Mehrwertsteuer) bezahlen muß.

Neuwagen

Ebenso wie es Leute gibt, die sich höchst ungern von ihrem alten Auto trennen, gibt es andere, die es rundweg ablehnen, einen Unfallwagen zu fahren. Sie legen daher nicht den mindesten Wert darauf, daß ihnen die Reparaturkosten ersetzt werden. Ein neuer Wagen ist ihr einziges Ziel. Sie akzeptieren keinen Gebrauchtwagen, denn er könnte schon in einen Unfall verwickelt gewesen sein. Was sagt die Rechtsprechung dazu? Am besten erläutert man das an einem Fall.

B e i s p i e l : Herr Plotz hatte seinen teuren Luxuswagen seit fünf Monaten und war damit 8800 Kilometer gefahren. Er wurde in einen Unfall verwickelt. Die Reparaturkosten hätten DM 2800,– betragen. Die Wertminderung wurde auf DM 900,– geschätzt. Die Versicherung machte folgendes Angebot: Reparaturkosten DM 2800,–, Wertminderung DM 900,– = DM 3700,– zuzüglich sonstiger Unkosten. Herr Plotz lehnte jedoch entrüstet ab: Er kaufe jedes Jahr ein neues Fahrzeug und begehre folgende Abrechnung:

Neupreis des Unfallwagens	DM 20 000,–
abzüglich gefahrene 8800 km à DM –,15	DM 1 320,–
	= DM 18 680,–
abzüglich Erlös für den verkauften Wagen	DM 12 000,–
Forderung ohne Nebenkosten somit	DM 6 680,–

Die Richter des OLG Köln waren mit der Berechnung durch Herrn Plotz nicht einverstanden. Sie billigten die Abrechnungsmethode der Versicherung. Die Begründung: Den subjektiven Erwägungen des Geschädigten, insbesondere dem Unlustgefühl, ein repariertes Fahrzeug benutzen zu müssen, könne – außer im Falle der Beschädigung eines neuwertigen Fahrzeugs – nicht Rechnung getragen werden.

Die weitere Begründung des Gerichts geht allerdings fehl: Die Kölner Richter meinten, der Eigentümer eines beschädigten Fahrzeugs könne eine Reparatur nur ablehnen und auf Totalschadenbasis abrechnen, wenn die voraussichtlichen Reparaturkosten so hoch seien, daß eine Reparatur unwirtschaftlich erscheine. Das sei jedoch grundsätzlich nur dann anzunehmen, wenn die voraussichtlichen Reparaturkosten den Zeitwert des Wagens vor dem Unfall übersteigen würden oder unbedeutend niedriger seien. Diese Voraussetzungen hätten nicht vorgelegen.

In Wirklichkeit mußte Herr Plotz nicht deshalb den Prozeß verlieren, weil er zu Unrecht ein neues Fahrzeug angeschafft hat, sondern einzig und allein deshalb, weil er gegen die Pflicht zur Schadenminderung verstieß, als er seinen Wagen so billig in Zahlung gab. Wenn Reparaturkosten und Wertminderung richtig mit DM 3700,– errechnet waren, hätte das beschädigte Auto gut und gern DM 15 000,– Erlös bringen müssen. Denn normalerweise muß sich der Restwert immer aus dem Wert des Autos vor dem Unfall (hier ca. DM 18 700,–) abzüglich Reparaturkosten und Wertminderung errechnen.

Auch der Bundesgerichtshof hat sich zu der Frage geäußert, ob der Eigentümer eines erheblich beschädigten Kraftfahrzeugs die Reparatur ablehnen und dem Schädiger die Kosten der Beschaffung eines Ersatzfahrzeugs in Rechnung stellen darf (DAR 1966, 99). Die obersten deutschen Richter meinten, daß die Reparatur eines Kraftfahrzeugs und die zusätzliche Zahlung eines Betrages zum Ausgleich des merkantilen Minderwerts eine wirtschaftlich ausreichende Herstellung des früheren Zustands bedeuten könne. Es sei auch nicht zu billigen, daß immer dann, wenn ein merkantiler Minderwert vorliege, schon ein neues Fahrzeug angeschafft werden dürfe. Da in dem vom BGH entschiedenen Fall jedoch der Rahmen verzerrt war und die Reparaturwerkstatt eine Garantie für erfolgreiche Ausführung der Arbeiten nicht übernehmen wollte, sah das Gericht Anhaltspunkte dafür, daß ein anderes Fahrzeug doch angeschafft werden durfte.

Im Prinzip sind solche Prozesse aber Streitigkeiten um des Kaisers Bart, denn wenn die Reparaturkosten, die Wertminderung, der Restwert und der Abzug vom Neupreis, den sich der Geschädigte gefallen lassen muß, richtig berechnet sind, müßte in beiden Fällen zumindest ungefähr der gleiche Betrag herauskommen.

Außerdem kann der geschädigte Fahrzeughalter immer die Reparaturkosten und die Wertmindert verlangen, wenn er das Unfallfahrzeug verkauft oder in Zahlung gibt (BGH, VersR 1976, 874). Auch die Mehrwertsteuer und der Nutzungsausfall für die geschätzte Dauer der Reparatur sind zu ersetzen (BGH, VersR 1977, 134).

Beschaffung eines Ersatzwagens

Wer muß sich bei Totalschaden um ein Ersatzfahrzeug bemühen? Muß der Schädiger tätig werden und Kaufgelegenheiten nachweisen oder ist das Aufgabe seiner Versicherung? Die Antwort gab das OLG München (DAR 1964, 188):

»Der Geschädigte hat nur einen Anspruch auf Geld. Zur Verschaffung eines möglichst gleichartigen und gleichwertigen Ersatzfahrzeugs ist der Schädiger – von Notzeiten abgesehen – nicht verpflichtet.«

Dem Geschädigten wird also zugemutet, Geld, Zeit und Arbeit in Kauf zu nehmen und sich selbst einen Gebrauchtwagen zu suchen. Er muß auch Marktstudien vornehmen.

Hat der Geschädigte Anspruch darauf, ein Fahrzeug des gleichen Typs zu erhalten? Wenn Fahrzeuge anderer Marken gleichwertig sind, ist die Frage zu verneinen (OLG Oldenburg, DAR 1969, 185). In den Mittelklassen

gibt es sicher meist mehrere Autotypen, die in bezug auf Leistung und Fahrkomfort gleichwertig sind. In den Nutzungsausfall-Tabellen (Seite 109 ff.) findet man für bestimmte Fahrzeuggruppen, die durch Großbuchstaben gekennzeichnet sind, gleiche Geldbeträge. Im großen und ganzen kann man die mit gleichen Buchstaben bezeichneten Fahrzeuggruppen als gleichwertig bezeichnen. Man kann sich auf diese Weise informieren, ob man umsteigen muß oder nicht. Wer sich weigert, von einem Typ, der gerade nicht verfügbar ist, auf einen gleichwertigen anderen umzusteigen, der gerade angeboten wird, verstößt gegen die Schadenminderungspflicht. Er muß damit rechnen, daß ihm der Leihwagen nicht für die volle Zeit bezahlt wird.

Mit dem Kauf des Ersatzwagens allein sind die Nachteile meist nicht ausgeglichen. Wer einen Gebrauchtwagen kauft, weiß nicht, was er sich einhandelt. Die Reparaturanfälligkeit läßt sich im voraus nicht abschätzen. Einige Gerichte gewährten daher einen sogenannten Risikozuschlag zum Marktwert, der zwischen 10 und 15 Prozent lag (vgl. KG Berlin, DAR 1966, 79 und OLG Celle, DAR 1964, 191). Der Bundesgerichtshof als oberste Instanz entschied jedoch, daß ein Risikozuschlag nicht gewährt werden dürfe (DAR 1966, 215). Maßgebend sei, ob eine Schätzung unter objektiven Wertmaßstäben zur Feststellung einer wirtschaftlichen Gleichwertigkeit führt. Dabei gehe es nicht an, den Schädiger generell mit einem Risikozuschlag zu belasten. Schon der Kaufpreis für einen Gebrauchtwagen trage diesem Risiko verborgener Mängel Rechnung. Und auch der durch den Unfall beschädigte Wagen hätte vielleicht später Mängel gezeigt. Eine subjektive Abneigung gegen gebrauchte Wagen rechtfertige es allein nicht, vom Schädiger einen höheren Ersatz zu verlangen.

Auch einen ›Zweithandzuschlag‹ dafür, daß man bisher ein Fahrzeug aus erster Hand fuhr und es nun gegen ein gebrauchtes Auto eintauscht, hat der BGH abgelehnt (NJW 1978, 1373).

Trotzdem braucht man als Geschädigter noch nicht die Flinte ins Korn zu werfen. In dem gleichen Urteil hat der Bundesgerichtshof aufgezeigt, wie man dennoch den vom Sachverständigen geschätzten Zeitwert erhöhen kann, indem man Spesen und eine technische Überprüfung geltend macht.

Der Geschädigte braucht sich nämlich nicht mit dem erstbesten, scheinbar gleichwertigen Gebrauchtwagen zufriedenzugeben. Er darf eine eingehende technische Prüfung des zum Kauf ausgewählten Fahrzeugs vornehmen. Wenn er selbst dazu nicht in der Lage ist, kann er sich fachmännischen Rat holen. Die Kosten dafür gehen zu Lasten des Schädigers (OLG Nürnberg, VersR 1978, 578). Das bedeutet, daß man auch die Kosten für ein Sachverständigengutachten über den Zustand eines Gebrauchtwagens von der gegnerischen Versicherung verlangen kann.

Entspricht der erste ernsthaft zum Kauf ins Auge gefaßte Gebrauchtwagen nicht den Erwartungen, muß der Schädiger auch die Kosten für die technische Untersuchung von weiteren Ersatzfahrzeugen übernehmen. Bei einem Totalschaden muß man also unter Umständen zweimal oder öfter einen Sachverständigen bemühen. Das erste Mal, um festzustellen, ob es sich noch lohnt, das Unfallauto zu reparieren, und das zweite Mal, um den Ersatzwagen auf seine Funktionstüchtigkeit prüfen zu lassen. Manche Gerichte sprechen eine Pauschale von DM 175,– zu (z. B. AG Helmstedt, ZfS 1985, 74).

Das LG Wiesbaden (NJW 1974, 150) hat sogar entschieden, daß der Anspruch auf die Kosten eines Gutachtens auch dann gegeben sei, wenn der Geschädigte kein gebrauchtes, sondern ein neues Auto gekauft habe.

Statt der Kosten für eine technische Untersuchung darf der Geschädigte einen seriösen Händler mit der Beschaffung des Ersatzwagens betrauen, auch wenn dieser etwas mehr verlangt.

Lag das total beschädigte Fahrzeug noch innerhalb der Werksgarantie, dann ist es gestattet, wenigstens einen Gebrauchtwagen mit Werkstattgarantie als Ersatz zu kaufen. Das gilt auch dann, wenn sich der Preis wegen dieser Zusatzleistung des Händlers erhöht.

Ergebnis: Der Geschädigte muß nicht das erstbeste Gebrauchtfahrzeug nehmen. Er darf in manchen Fällen eine Werkstattgarantie für den Gebrauchtwagen verlangen.

Der Geschädigte muß sich selbst um einen Gebrauchtwagen bemühen. Er muß zu seinem Schaden noch erhebliche Opfer an Zeit und Geld erbringen. Seine Aufwendungen dafür braucht er aber nicht aus eigener Tasche zu zahlen.

Beispiel: Herr Frank besorgt sich einen Gebrauchtwagen. Dazu sind Fahrten zu Händlern notwendig. Wenn er dafür ein Taxi benützt, darf er die entstandenen Kosten in Rechnung stellen. Auch Kostenersatz für Telefonate mit dem Händler oder für ein Inserat in der örtlichen Tagespresse kann verlangt werden. Darüber hinaus sind, wie schon dargelegt, Kosten für eine Begutachtung des ausersehenen Fahrzeugs zu ersetzen.

Herr Frank findet nicht von heute auf morgen ein Ersatzfahrzeug. Wieviel Zeit zur Suche wird ihm zugebilligt? Das OLG Hamm (NJW 64, S. 406) hat erklärt, daß eine Woche bis drei Wochen in der Regel ausreichen, um ein Ersatzfahrzeug zu beschaffen (ähnlich OLG Oldenburg, DAR 63, S. 352).

Wenn in dieser Zeit trotz aller Bemühungen kein geeigneter Gebrauchtwagen aufzutreiben ist, darf sich der Geschädigte nicht damit trösten, daß er ja drei Monate lang mit dem Mietwagen herumfahren und diese Kosten dem Schädiger in Rechnung stellen kann. Er ist möglicherweise gehalten, zur Kostenersparnis ein Übergangsfahrzeug auf dem Gebrauchtwagenmarkt zu nehmen, das nicht seinem beschädigten Fahrzeug gleichzusetzen ist (OLG Frankfurt, MDR 65, S. 481). Kann dieses Übergangsfahrzeug nur mit Verlust weiterverkauft werden, wenn endlich ein gleichwertiges Fahrzeug ausfindig gemacht ist, so muß der Verlust von der Versicherung des Schädigers getragen werden.

›Interimsfahrzeuge‹ als Zwischenlösung bis zur endgültigen Ersatzbeschaffung müssen insbesondere Gewerbetreibende einsetzen, die ihr Auto als Erwerbsquelle benötigen, zum Beispiel Taxiunternehmer (KG Berlin, VRS 1954, 241).

Autowrack

Nun wissen wir zwar, daß der Geschädigte sich selbst nach einem Gebrauchtwagen umschauen muß. Was hat aber mit dem Autowrack zu geschehen? Muß sich auch hier der Geschädigte selbst um den Verkauf kümmern?

Das liegt bei ihm. Er hat die Möglichkeit, mit seinem Eigentum nach Belieben zu verfahren. Er darf es selbst verkaufen oder ausschlachten. Dann muß er sich den Wert des Wracks anrechnen lassen. Er kann aber auch erklären, daß er keine weiteren Opfer an Zeit und Geld auf sich nehme und das Wrack der Versicherung zur Verfügung stelle (BGH, VersR 1983, 758). In diesem Fall muß er den vollen Wiederbeschaffungspreis seines Fahrzeugs von der Versicherung erhalten. Verwertet der Geschädigte den Unfallwagen selbst, wird der Restwert des Wracks von der Entschädigung abgezogen.

Ein Standgeld für die Unterstellung des Wracks bis zum Verkauf muß ebenfalls ersetzt werden.

Verfehlt wäre es, das Wrack lange Zeit stehenzulassen und es erst viel später zu verwerten. Das OLG Düsseldorf hatte sich mit einem solchen Fall zu befassen. Der Restwert des beschädigten Fahrzeugs war zum Unfallzeitpunkt vom Sachverständigen auf DM 2400,– geschätzt worden. Der Geschädigte ließ seinen Wagen ein Jahr lang stehen und konnte ihn dann nur noch für DM 1400,– verkaufen. In diesem Fall (VersR 65, 770) hat das Gericht entschieden, daß der Verlust von DM 1000,– zu Lasten des Geschädigten geht. Es gehöre zur Schadenminderungspflicht des Eigentümers eines Unfallwagens, binnen angemessener Frist für den Verkauf des Wagens zu sorgen.

Nun kann es aber vorkommen, daß der Geschädigte wesentlich mehr für sein Autowrack erhält, als der Sachverständige geschätzt hat. Die in der Rechtsprechung lange umstrittene Frage, wem der Mehrerlös zugute kommen soll, hat der BGH (BGHZ 66, 239) geklärt. Er befindet, daß es den Schädiger nichts angeht, wie der Geschädigte mit dem ihm gehörenden Wrack verfährt. Damit steht fest, daß nur der vom Gutachter geschätzte Restwert des Wagens angerechnet wird. Was der Geschädigte beim Verkauf darüber hinaus erzielt, darf er selbst einstecken.

Wer sein Auto vor dem Unfall zu einem Preis in Zahlung gegeben hatte, der höher lag als der vom Sachverständigen ermittelte, kann den höheren Preis vom Schädiger verlangen (BGH, DAR 1982, 271).

Sonderfälle

O l d t i m e r : Unter Oldtimer versteht man ein Fahrzeug aus den Baujahren vor dem zweiten Weltkrieg. Wenn ein solches Auto durch einen Unfall zerstört wird, richtet sich die Höhe des vom Schädiger zu leistenden Schadenersatzes nicht nach dem Gebrauchswert des Fahrzeugs. Ausschlaggebend ist der Verkehrswert. Dieser ist identisch mit der Summe, die der Eigentümer bei einem Verkauf des Fahrzeugs am Tag des Unfalls in Liebhaberkreisen auf dem Interessentenmarkt mutmaßlich erzielt haben würde. Hiernach ist auch die Frage zu beantworten, ob das Fahrzeug reparaturwürdig war oder nicht (LG Berlin, VersR 69, 431).

W a g e n   m i t   g r o ß e r   F a h r l e i s t u n g : Es gibt aber auch alte Autos, die eine große Fahrleistung hinter sich haben und deren Marktwert praktisch Null ist. Wie ist dann zu verfahren?

B e i s p i e l : Wenn Frau Ambros einen 13 Jahre alten VW-Käfer als Zweitwagen zu gelegentlichen Einkäufen benutzt und dieses Fahrzeug beschädigt wird, nützt es gar nichts, daß der Sachverständige einen Wert von DM 450,– vor dem Unfall ermittelt; denn zu diesem Preis kann ein Fahrzeug, das noch einigermaßen fahrtüchtig ist, nicht erworben werden. Frau Ambros muß also darlegen, notfalls durch Auskünfte der befragten Kraftfahrzeughändler, daß mindestens DM 800,– notwendig sind, um ein Fahrzeug zu erhalten, das auch wieder die TÜV-Plakette erhält und das noch einige Zeit laufen wird. In diesem Fall muß die Versicherung DM 800,– statt der geschätzten DM 450,– bezahlen (BGH, DAR 66, 217).

Spezialfahrzeuge: Wird bei einem Unfall ein Spezialfahrzeug (z. B. ein Spezialanhänger) beschädigt, für das auf dem Markt Ersatz nicht zu haben ist, so kann sich der Wiederbeschaffungswert des Fahrzeugs aus der Summe der Kosten für ein ähnliches Fahrzeug und der für den Umbau dieses Fahrzeugs ergeben (KG Berlin, VersR 1976, 391).

Neuwagen: Wessen fast neuer Wagen beschädigt wird, der möchte als Ersatz natürlich am liebsten ein nagelneues Auto. Manchmal bekommt er es auch. In der Regel – so das KG Berlin (DAR 71, 184) – seien nur Reparaturkosten und Wertminderung zu zahlen. Manchmal reiche das aber nicht aus:

»Das kann der Fall sein, wenn ein neues oder fast neues Kraftfahrzeug von einem Unfall betroffen wird, bei dem die Abnutzungserscheinungen weder meßnoch spürbar sind, oder wenn der Unfall im Verhältnis zu dem Wert des Fahrzeugs umfangreiche Aufwendungen für Instandsetzungen erfordert.«

Das bedeutet: Wenn ein nagelneues Fahrzeug beschädigt wird, kann der Neupreis verlangt werden. Gestritten wird gelegentlich darüber, wann ein Wagen noch als neuwertig angesehen werden kann und wie schwer der Schaden daran sein muß, um einen Neukauf zu rechtfertigen.

Nach einer Faustregel ist der Neuwagenpreis ohne jeden Abzug zu erstatten, wenn die Fahrleistung höchstens 1000 Kilometer betrug (BGH, DAR 1982, 120). Bei einer höheren Laufleistung (bis etwa 3000 Kilometer) gibt es den ungekürzten Neupreis,

– wenn Rahmen oder Achssystem beschädigt wurden,
– wenn erhebliche sichtbare Schäden zurückbleiben,
– wenn Garantieansprüche gefährdet sind,
– wenn für das Fahrzeug über 1000 Kilometer hinaus Einfahrvorschriften gelten.

Kein Anspruch auf Ersatz eines Neuwagens besteht dagegen, wenn zwar das Fahrzeug

bis zu dem Unfall nur einen Monat lang benutzt wurde, während dieser Zeit aber schon 3800 km gefahren worden war und sich zudem noch technisch einwandfrei reparieren läßt (KG Berlin, AZ 12 U 50/70).

Das gleiche Kammergericht meint in einer Entscheidung (DAR 1971, 184), daß keine starren Grenzen, insbesondere hinsichtlich der Fahrleistung, gesetzt werden können. Dementsprechend bezeichneten die Berliner Richter einen Mercedes 280S zwei Monate nach der ersten Zulassung bei einer Fahrleistung unter 3000 km noch als neuwertig. Sie räumten der Versicherung aber einen Abschlag von 3 Prozent des Kaufpreises ein. Ein solcher Abschlag von ca. 1 Prozent pro tausend gefahrenen Kilometern ist wohl auch recht und billig.

Mit der Frage, wie schwer das Auto beschädigt sein muß, damit man ein neues kaufen darf, hat sich auch das Oberlandesgericht Koblenz auseinandergesetzt. Die Reparatur eines Opel Rekord mit 1000 km Laufleistung machte 18 Prozent des Wagenneuwerts aus, und der Sachverständige meinte, dann sei alles wieder in Ordnung. Daß der Wagen nach der Reparatur noch verborgene Mängel haben könne, sei praktisch ausgeschlossen: schließlich habe ihn eine anerkannte Werkstatt instandgesetzt. Diese Schlußfolgerung hat das Gericht nicht akzeptiert:

»Auch anerkannte Werkstätten bieten keine sichere Gewähr dafür, daß die ihnen übertragenen Reparaturen in jedem Fall ordnungsgemäß und sorgfältig ausgeführt werden. Dagegen spricht die tägliche Erfahrung. Gerade in jüngster Zeit hat eine vom ADAC vorgenommene umfangreiche Überprüfung von Reparaturarbeiten, die in anerkannten Werkstätten durchgeführt worden waren, diese Erfahrung in aufsehenerregendem Umfang bestätigt.«

Reparatur – ja oder nein?

Wir wissen also jetzt, daß man es als unverhältnismäßige Aufwendungen ansieht, wenn die Reparaturkosten den Wiederbeschaffungswert des Fahrzeugs erheblich übersteiं-

gen. Wann ist das aber der Fall? Die Versicherer tendieren zu der Erklärung, ein Totalschaden, und damit eine Reparaturunwürdigkeit, liege bereits vor, wenn die voraussichtlichen Reparaturkosten zuzüglich Wertminderung des Fahrzeugs höher sind als der Zeitwert des Wagens vor dem Unfall.

In der Praxis würde das folgendermaßen aussehen:

Der Sachverständige schätzt die Reparaturkosten auf DM 2800,–, die Wertminderung auf DM 200,– und den Wiederbeschaffungswert auf DM 2900,–. Es läge bereits Totalschaden vor. Der Geschädigte dürfte sein Fahrzeug nicht mehr reparieren lassen.

Ein solches Vorgehen ist jedoch von den Gerichten nicht gebilligt worden. Der Geschädigte darf sich zwar auch hier nicht anders verhalten, als wenn er den Schaden selbst zu tragen hätte (OLG Hamm, DAR 1962, 293). Gegen eine Reparatur ist in diesem Beispiel nichts einzuwenden. Kritisch für den Geschädigten aber wird es, wenn objektiv ein Mißverhältnis zwischen Wiederbeschaffungswert und Reparaturkosten entsteht.

Ein Reparaturaufwand von etwa DM 3500,– gegenüber einem Zeitwert von DM 3000,– ist noch nicht unverhältnismäßig hoch (OLG Nürnberg, DAR 1959, 45). Sogar Reparaturkosten von DM 4000,– können bei einem Zeitwert von DM 3200,– nicht als unverhältnismäßig hoch angesehen werden, wenn sich der Wagen in besonders gutem Zustand befunden hatte und der Geschädigte deshalb die Reparatur der Anschaffung eines anderen Gebrauchtwagens vorgezogen hatte (OLG München, VersR 1963, 714).

Als Faustregel gilt: Wenn die Reparaturkosten den Wiederbeschaffungswert des beschädigten Fahrzeugs um nicht mehr als 10 bis 20 Prozent übersteigen, liegen keine unverhältnismäßigen Aufwendungen vor. Dann darf man sein bisheriges Fahrzeug reparieren lassen.

Manche Gerichte sprechen dem Geschädigten sogar noch eine merkantile Wertminderung zu, die bis zu 20 Prozent der Reparaturkosten beträgt. Daher kann diese Abrechnungsmethode dem Geschädigten zu einem guten Geschäft verhelfen.

B e i s p i e l : Der Sachverständige hat die Reparaturkosten auf DM 4000,– geschätzt. Der Wiederbeschaffungswert des beschädigten Wagens beträgt nur DM 3400,–. Der Sachverständige rät zur Abrechnung auf Totalschadenbasis und schätzt den Restwert (das ist der Wert des Wracks) auf DM 300,–. Die Abrechnung würde dann folgendermaßen aussehen:

Wiederbeschaffungswert	DM 3400,–
abzüglich Restwert	DM 300,–
Summe	DM 3100,–
dazu 14 % Mehrwertsteuer	DM 434,–
Entschädigung	DM 3534,–

Herr Schlau, der sich genau erkundigt hat, erklärt der Versicherung, er denke nicht daran, dieses Angebot anzunehmen. Ein echter Totalschaden liege nicht vor. Es handle sich nicht um unverhältnismäßige Aufwendungen. Er werde den Wagen reparieren lassen und macht folgende Gegenrechnung auf:

Reparaturkosten	DM 4000,–
14 % Mehrwertsteuer	DM 560,–
Merkantile Wertminderung	DM 500,–
Entschädigung	DM 5060,–

Er hätte gute Aussichten, in einem Rechtsstreit diesen Betrag erstattet zu erhalten, und zwar unabhängig davon, was er später mit dem Fahrzeug zu unternehmen gedenkt. Wenn er wirtschaftlich denkt, wird er natürlich die Reparatur nach Erhalt der Entschädigung durch den Versicherer nicht ausführen lassen, sondern sich auf dem Gebrauchtwagenmarkt für etwa DM 3500,– ein gleichwertiges Ersatzfahrzeug beschaffen. Herr Schlau hätte also ca. DM 1500,– verdient, noch dazu steuerfrei, da es eine Schadenersatzleistung ist.

Wer auf diese völlig legale Weise am Verkehrsunfall verdienen will, trifft auf den erbitterten Widerstand der Versicherer. Das ist verständlich, denn die Versicherer wollen Geld sparen. Daher braucht man nicht nur starke Nerven, sondern der Geschädigte muß sich auch darüber im klaren sein, daß er seinen Anspruch notfalls nur in einem langwierigen Zivilprozeß durchsetzen kann. Während dieser Zeit darf er aber das Fahrzeugwrack weder verkaufen noch einen Gebrauchtwagen anschaffen, weil sonst die Versicherung zu Recht sagen könnte, daß der Geschädigte gar nicht die Absicht hatte, das Fahrzeug reparieren zu lassen.

Daher ist dieser Weg in der Praxis kaum zu beschreiten. Der BGH hat nämlich auch erklärt (VersR 1978, 182), daß bei mehreren gleichwertigen Möglichkeiten der Schadensbeseitigung (gemeint ist der Vergleich zwischen fiktiven Reparaturkosten und fiktiven Kosten der Wiederbeschaffung) die Methode mit dem deutlich geringeren Aufwand zu wählen ist. Abgesehen davon scheint der BGH (NJW 72, 1800) nurmehr etwa 15 Prozent Kostenüberschreitung als ›verhältnismäßig‹ hinnehmen zu wollen.

Personalrabatte müssen bei der Abrechnung der Reparaturkosten berücksichtigt werden (AG Charlottenburg, ZfS 1981, 39).

Nehmen wir an, das Fahrzeug soll repariert werden. Was hat der Geschädigte dann zu tun?

Zuerst wird er der Werkstatt einen Auftrag über die Reparatur erteilen. Den Umfang des Auftrags kann er bestimmen.

Folgende Möglichkeiten sind denkbar:

Teilreparatur: Am Auto sind der Kotflügel und der Scheinwerfer beschädigt. Es ist zulässig, zuerst den Scheinwerfer richten zu lassen und das Fahrzeug dadurch wieder verkehrssicher zu machen. Mit der Reparatur des Kotflügels darf der Geschädigte warten, bis der Wagen einmal nicht so dringend benötigt wird. Dadurch verhält er sich korrekt, weil er den Schaden mindert.

Neuteile: Ausbessern oder Neuteile? Geschädigte müssen der Werkstatt bei der Auftragserteilung sagen, ob sie damit einverstanden sind, daß die beschädigten Teile durch neue ersetzt werden oder ob eine Ausbesserung gewünscht wird. Bei den heutigen Stundensätzen im Kraftfahrzeughandwerk ist es wirklich oft billiger, ein beschädigtes Fahrzeugteil zu erneuern, als kostspielige und zeitraubende Ausbesserungen zu versuchen. Hin und wieder sind die Ergebnisse von Ausbeulungen so wenig zufriedenstellend, daß es zusätzlich Streit gibt. Gelegentlich kann die Erneuerung sogar geboten sein, und zwar dann, wenn dadurch eine Senkung der sonst eintretenden Wertminderung erreicht wird.

Auch hier ist es zweckmäßig, genauso zu verfahren, als müßte man die Reparaturrechnung aus eigener Tasche bezahlen. Bei einem alten Auto kann der Einbau von Teilen aus ausgeschlachteten Wagen durchaus in Erwägung gezogen werden.

Vorschäden: Gelegentlich lassen Geschädigte bei der Reparatur eines Unfallschadens auch Vorschäden beseitigen, die sie bislang nicht gestört hatten. Dagegen ist nichts einzuwenden. Allerdings müssen die anteiligen Kosten dafür von der Rechnung, die der Kontrahent zahlen soll, abgesetzt werden. Wer andere als unfallbedingte Schäden auf Kosten der Haftpflichtversicherung des Schädigers beseitigen lassen will, begeht Versicherungsbetrug.

Nicht nur die reinen Reparaturkosten sind zu ersetzen, sondern auch alle Arbeiten, die notwendig sind, um das Fahrzeug auf seinen technischen Zustand zu untersuchen und versteckten Mängeln auf die Spur zu kommen. Natürlich darf man bei einem leichten Auffahrunfall den Wagen nicht ohne weiteres optisch vermessen lassen, was aber bei schweren Unfällen immer notwendig ist. Auch eine Prüfung der Spur empfiehlt sich. Bei leichten Auffahrunfällen kann es erforderlich werden, die Reifen neu auswuchten zu lassen. Auch die Bremsleitung und der Auspuff sollten überprüft werden. Derartige Kosten werden in der Praxis häufig übersehen. Wessen Fahrzeug bei einem Unfall durch fremdes Verschulden beschädigt wurde, der ist nicht verpflichtet, sich bei mehreren Reparaturwerkstätten nach der voraussichtlichen Dauer der Arbeiten zu erkundigen. Er darf vielmehr dem Unternehmen seines Vertrauens den Auftrag erteilen, wenn kein Anhaltspunkt für eine ungewöhnliche Verzögerung der Arbeiten besteht (OLG München, VersR

1966, 786). Er ist nicht verpflichtet, sich zu erkundigen, ob alle Ersatzteile vorhanden sind (LG Bochum VersR 1980, 392). Lediglich die Frage nach der voraussichtlichen Reparaturdauer ist zu stellen. Nennt der Werkstattmeister einen einigermaßen vernünftigen Zeitpunkt, kann man den Reparaturauftrag erteilen. Erklärt er aber, daß das Fahrzeug sechs Wochen im Hof stehen müsse, bevor mit der Arbeit begonnen werde, sollte man sich um eine andere Werkstatt bemühen. Jedenfalls dürfen nicht für diesen langen Zeitraum Mietwagenkosten (siehe Seite 102 ff.) oder Nutzungsausfall (siehe Seite 107 ff.) berechnet werden.

Wann er das Fahrzeug zur Reparatur gibt, liegt beim Geschädigten. Falls er allerdings so lange damit wartet, bis sich wegen der Beschädigung der Karosserie überall Rost bildet, braucht die Versicherung die zusätzlichen Kosten für die Beseitigung des Rostes nicht zu tragen.

Wie aber ist es im folgenden Fall? Herr Meier hatte einen amerikanischen Straßenkreuzer. Er gab ihn in eine leistungsfähige Spezialwerkstatt. Die Ersatzteile mußten erst aus den USA herbeigeschafft werden. Daher verzögerte sich die Fertigung. Diesmal muß die Versicherung die Kosten tragen. Es genügt, daß Herr Meier eine geeignete Werkstatt herausgesucht, gelegentlich angerufen und auf rasche Fertigstellung des Wagens gedrängt hat. Mehr konnte und mußte er nicht tun. Insbesondere muß er sich nicht um die Beschaffung der fehlenden Ersatzteile bemühen (LG Hamburg, VersR 1965, S. 1038).

Ganz allgemein hat daher das LG Wiesbaden (VersR 1971, S. 551) erklärt: Der Geschädigte braucht für eine von der Werkstatt verschuldete Verzögerung der Instandsetzung nicht einzutreten.

Lackierung

Fast nach jedem Verkehrsunfall werden Lackierungsarbeiten notwendig. Deshalb gibt es auf diesem Gebiet besonders häufig Differenzen. Viele Geschädigte glauben, daß sie nach jedem Unfall ihr Fahrzeug auf Kosten des Schädigers völlig neu lackieren lassen dürfen. Diese Auffassung ist irrig. Bei einer kleinen Lackschramme darf der Geschädigte keine Ganzlackierung des Wagens verlangen, auch dann nicht, wenn die Teillackierung nicht genau den gleichen Farbton trifft (OLG Düsseldorf, VersR 1965, 345).

Die Stichworte Ganz- und Teillackierung bedürfen der Erklärung. Bei der Ganzlackierung werden die gesamten Außenflächen der Karosserie des Fahrzeugs neu lackiert. Bei der Teillackierung muß sich die Lackierung nicht auf das betroffene Fahrzeugteil beschränken, sondern das jeweils betroffene Teil wird bis zur nächsten Prägekante lackiert. Das heißt, der gesamte Kotflügel, die ganze Tür oder das Seitenteil in seiner Gesamtheit werden lackiert. Da der Geschädigte den Schadensumfang selbst feststellt und die zur Beseitigung notwendigen Maßnahmen trifft, muß er sich auch entscheiden, ob eine Teil- oder eine Ganzlackierung notwendig ist. Für eine Ganzlackierung spricht, grob gesagt, der optische Eindruck. Bei einer Teillackierung können sich gewisse Abweichungen des Farbtons, des Glanzes und des Lackstandes ergeben. Vielfach wird behauptet, die Nachlackierung sei weniger wert als der Originallack, weil das Einbrennen (Trocknen bei ca. 150° C) nicht möglich sei. Richtig daran ist, daß der eingebrannte Lack schon nach wenigen Stunden völlig durchgehärtet ist, während der später aufgetragene und bei ca. 80 ° getrocknete Lack zum Nachhärten mehrere Tage benötigt. Ist aber die völlige Trocknung erreicht, sind beide Lackierungsarten gleichwertig.

Was sagt die Rechtsprechung zu diesem Problem? Werden durch eine Teillackierung sichtbare Farbdifferenzen im Lack eines zwar 6 Jahre alten, aber gepflegten Pkw hervorgerufen, kann der Geschädigte zur Beseitigung des eingetretenen Schadens eine Ganzlackierung seines Wagens verlangen. Er muß sich jedoch den durch die Neulackierung des ganzen Wagens entstandenen Vorteil anrechnen lassen (OLG München, VersR 1970, 261). Das heißt, es wird ein Abzug vorgenommen. Bei einem 6 Jahre alten Wagen kann man davon ausgehen, daß eine Ganzlackierung eine Verbesserung des früheren Zustands darstellt.

Wie hoch ist der Abzug, den man sich anrechnen lassen muß? Als Faustregel darf man für jedes Betriebsjahr je nach Zustand des Fahrzeugs etwa 10–15 Prozent der Kosten einer Ganzlackierung abziehen. Im genannten Fall hätte der Geschädigte also nur knapp die Hälfte der Kosten von der Versicherung erhalten. Es ist also nicht ohne Risiko, einfach eine Ganzlackierung zu verlangen.

Wann darf man sein Fahrzeug ganz lackieren lassen, wann nicht? Auch hier hilft am besten der gesunde Menschenverstand: Hätte man das Fahrzeug ganz lackieren lassen, auch wenn man dies aus eigener Tasche hätte bezahlen müssen, kann man verlangen, daß die Ganzlackierung von der Versicherung ersetzt wird. Oder anders ausgedrückt: Man darf das gesamte Fahrzeug lackieren lassen, wenn erhebliche Flächen beschädigt wurden, und sei es auch nur indirekt dadurch, daß der alte Lack durch die Reparaturarbeiten beschädigt wurde. Solche Fälle sind jedoch selten.

Normalerweise muß man sich mit einer Teillackierung zufrieden geben, die sich aber, wie bereits erwähnt, nicht auf die unmittelbar beschädigte Stelle beschränkt, sondern auch deren Umgebung bis zur nächsten Prägekante umfaßt.

Bei Teillackierungen können Abzüge »neu für alt« nicht vorgenommen werden. Dadurch tritt nämlich kaum je eine Wertverbesserung ein, sondern eher eine Wertminderung (siehe Seite 98 ff.), wenn die Farbunterschiede optisch deutlich erkennbar sind.

Das OLG Düsseldorf meint, geringfügige Farbabweichungen müßten hingenommen werden. Der Käufer eines Autos mit Metallic-Lackierung gehe ein gewisses Risiko hinsichtlich des Lackes ein (OLG Düsseldorf, DAR 1976, 184).

Unter Umständen kann man Farbdifferenzen durch Beipolieren weitgehend ausgleichen. In der Praxis werden die Kosten für das Beipolieren häufig nur als Vorwand benutzt, um keinen technischen Minderwert zahlen zu müssen.

Wurde am Fahrzeug lediglich ein Kotflügel ausgebeult und eine Nachlackierung vorgenommen, gibt es keine Wertminderung (siehe Seite 98 ff.). Vielfach rät aber die Werkstatt

dazu, eine Beipolierung vornehmen zu lassen. Dabei wird vom alten Lack die verwitterte Schicht abgetragen, um die ursprüngliche Farbkraft wieder zum Vorschein zu bringen. Die Kosten für eine Beipolierung können unter Umständen bei der Versicherung des Schädigers durchgesetzt werden.

Zum Schluß noch eine Warnung: Wer zunächst sein Fahrzeug teilweise lackieren läßt, dann aber zu der Erkenntnis kommt, daß eine Ganzlackierung besser gewesen wäre, kann nicht beide Kosten dem Schädiger anlasten. Das LG München (VersR 1969, 1154) hat es als Verstoß gegen die Schadenminderungspflicht angesehen, daß sich der Geschädigte nicht von vornherein darüber Klarheit verschaffte, ob eine Teillackierung wirklich ein befriedigendes Resultat erbringen würde. Lediglich die Kosten der Ganzlackierung konnte der Geschädigte in diesem Fall durchsetzen. Die vorausgegangenen Kosten für die Teillackierung von knapp DM 500,– mußte er aus eigener Tasche bezahlen.

Reparaturkosten

Wer den Wagen zur Reparatur gibt, muß bei der Auftragserteilung natürlich auch auf das Gutachten und auf die geschätzten Kosten für eine Reparatur hinweisen. Die Werkstatt hat dann einen Anhaltspunkt für den Preis.

Stellt sich während der Reparatur heraus, daß die Schäden größer sind, als der Sachverständige angenommen hat, so sollte man dem Sachverständigen von diesem Umstand Kenntnis geben. Er wird dann sein Gutachten korrigieren.

Muß der Geschädigte eine möglichst billige Reparaturwerkstatt suchen? Die Frage ist rundweg zu verneinen. Selbst dann, wenn die Werkstatt Kosten berechnet, die die ortsüblichen und angemessenen Preise übersteigen, kann dem Geschädigten kein Verstoß gegen die Schadenminderungspflicht zur Last gelegt werden (LG Hamburg, VersR 1971, 260). Das Gericht fordert nur bei größeren Schäden die vorherige Einschaltung eines neutralen Sachverständigen und die Abstimmung des Gutachtens mit der Werkstatt.

Sogar erhöhte Kosten, die durch eine unzweckmäßige Arbeitsweise der Werkstatt entstehen, sind eine adäquate Folge des Schadensereignisses und gehen daher zu Lasten des Schädigers. So jedenfalls urteilt das KG Berlin (NJW 1971, 142).

Vor allem bei kleineren Reparaturen gibt es gelegentlich Streit. Der Schädiger behauptet, auch mit weniger Aufwand hätte man eine Reparatur erreichen können. Zu einem solchen Fall äußerte sich das LG Lüneburg (MDR 1970, 675):

»Ein Reparaturaufwand, der nach der Beurteilung eines sorgfältig ausgewählten Gutachters notwendig war, ist in der Regel auch dann zu ersetzen, wenn eine weniger aufwendige Reparatur den Schaden ebenfalls beseitigt hätte.«

Es ist also wirklich wichtig, sich vor Erteilung des Reparaturauftrages abzusichern.

Hat die Werkstatt nicht sauber gearbeitet und wird eine Reklamation nötig, so sind auch die damit verbundenen Kosten vom Schädiger zu tragen, denn nach der überwiegenden Rechtsprechung ist die Werkstatt nicht Erfüllungsgehilfe des Geschädigten. Daher kann ein Verschulden bei der Reparatur nicht zu Lasten des Geschädigten gehen. Jedoch wird man darauf achten müssen, daß Schadenersatzansprüche, die gegen die Werkstatt durchsetzbar wären, nicht verlorengehen, sondern notfalls an die Versicherung des Schädigers abgetreten werden können.

Wer also bei Reparaturaufträgen folgende Regeln beachtet, braucht keine späteren Abzüge zu befürchten:

1. die Werkstatt des Vertrauens wählen
2. den Umfang der Arbeiten feststellen lassen
3. die ungefähren Kosten vereinbaren
4. auf zügige Instandsetzung drängen

Eigenreparatur

Auch, wer seinen Wagen selbst repariert, erhält von der Versicherung Geld. Die Forderung auf Schadenersatz entsteht nach dem Gesetz unabhängig davon, ob der Geschädigte den empfangenen Betrag wirklich zur Wiederherstellung verwendet.

Beispiel: Herr Vogel ist ein großer Hobbybastler. Er hat das Zeug dazu, seinen Wagen selbst sach- und fachgerecht zu reparieren. Für ihn hätte das den Vorteil, daß er nicht so viel Geld wie in einer Werkstatt ausgeben muß. Wie wirkt sich das auf die Schadensregulierung aus?

Früher waren die Haftpflichtversicherungen der Meinung, daß dem Geschädigten, der die Reparatur des Wagens selbst durchführt, überhaupt kein Schaden entstanden sei. Dieser Praxis hat das OLG München (VersR 1966, 836) erstmals widersprochen. Das Gericht stellte fest, daß in den geltend gemachten Reparaturkosten immer ein erheblicher Betrag für die Beschaffung von Ersatzteilen enthalten sei. Aber auch für die Arbeitsleistung könne der Geschädigte Ersatz verlangen.

Der Vorteil, den der Geschädigte nach Eintritt des Schadens durch sein eigenes Verhalten erlangt habe, sei zu seinem Nachteil nur dann zu berücksichtigen, wenn ihm die Arbeiten, die er ausführte, im Interesse des Schädigers zuzumuten gewesen wären. Daraus konnte man schließen, daß ein Kraftfahrzeugspengler möglicherweise nichts bekommen hätte, wenn er die Reparatur selbst ausgeführt hätte. Deshalb wurde diese Frage dem OLG Nürnberg (4 U 148/66) zur Entscheidung vorgelegt. Das Gericht sprach dem Spengler neben den Lohn- und Materialkosten auch den Unternehmergewinn zu. Wörtlich heißt es im Urteil:

»Wird eine Reparatur nicht einem fremden Betrieb übertragen, sondern im eigenen Betrieb durchgeführt, so wird dadurch die Höhe des für die Reparatur erforderlichen und dadurch vom Schädiger zu ersetzenden Betrages nicht beeinflußt.«

Inzwischen hat auch der Bundesgerichtshof in gleicher Weise entschieden. Der Schädiger muß danach alle Reparaturkosten zahlen, die der Sachverständige geschätzt hat. Dazu gehört bei einem Privatmann auch die Mehrwertsteuer (BGH, VersR 1978, 235). Die vollen Reparaturkosten sind zu zahlen, auch wenn der Geschädigte sein Auto selbst repariert. (OLG Karlsruhe, DAR 1980, 89.) Sie sind sogar dann in voller Höhe zu erstatten, wenn der Wagen unrepariert für einen Neuwagen in Zahlung gegeben wird (BGH, DAR 1976, 265).

Der Schaden muß sogar dann ersetzt werden, wenn die Reparatur unterbleibt. Selbst wenn z. B. der bereits zitierte Herr Vogel die Lust verloren hätte, seine Freizeit für Reparaturarbeiten zu opfern und diese eingestellt hätte, hätte er in voller Höhe Schadenersatz erhalten. Er durfte die nach dem Kostenvoranschlag oder dem Sachverständigengutachten zu erwartenden Reparaturkosten verlangen. Entscheidend für die Verpflichtung zum Schadenersatz ist nämlich nicht die Beseitigung des Schadens, sondern sein Eintritt. Wofür Herr Vogel das Geld verwendet, das er auf Grund des Unfalls erhält, hat den Schädiger nicht zu interessieren.

Niemand sollte sich also ins Bockshorn jagen lassen, wenn die Versicherung die Reparaturrechnung verlangt und sich weigert, auf Grund eines Kostenvoranschlags abzurechnen. Ist der Schaden richtig ermittelt, kann auch auf Grund eines Gutachtens oder eines Kostenvoranschlags abgerechnet werden. Unterbleibt eine Reparatur, wird die Versicherung die geschätzten Kosten natürlich besonders genau unter die Lupe nehmen. Das ist ihr gutes Recht, denn Phantasiepreise muß sie nicht zahlen. Dazu sagt das OLG Nürnberg (Urteil vom 12. 7. 1973, VersR 1974, 679):

»Der Anspruch auf den zur Reparatur des beschädigten Fahrzeugs erforderlichen Betrag besteht unabhängig davon, ob die Reparatur ausgeführt wird oder nicht; er findet seine Grenze lediglich in der ›Unverhältnismäßigkeit‹ des § 251 Abs. 2 BGB (erst wenn die Reparaturkosten den Zeitwert um mehr als 30 Prozent übersteigen).«

In der Regulierungspraxis ist es schwierig, einen Anspruch von 30 % über dem Wiederbeschaffungswert durchzusetzen. Nur wenn ein besonderes Interesse an der Erhaltung des Wagens besteht (z. B. verminderter Wert wegen eines Hagelschadens, aber sonst guter Zustand), darf man mit so hohen Beträgen rechnen.

Zinsen auf ›hypothetische‹ Ansprüche gibt es nicht: Hätte Herr Vogel auf Grund der erhofften Abfindung durch die Haftpflichtversicherung schon einen Kredit aufgenommen und dessen Zinsen dem Schädiger in Rechnung gestellt, wäre er damit nicht durchgekommen (LG Nürnberg/Fürth, VersR 1969, 577).

Wertminderung

Ein Auto, das durch einen Unfall erheblich beschädigt wurde, ist auch nach sorgfältiger Reparatur nicht mehr so viel wert wie vor dem Unfall. Diesen Wertverlust eines Unfallfahrzeugs nennt man Wertminderung. Die deutschen Gerichte erkennen an, daß die Wertminderung ausgeglichen werden muß.

Die Frage, was man von der gegnerischen Versicherung an Wertminderung verlangen kann, taucht bei fast jeder Schadensregulierung auf. Leider kann man keine eindeutige Antwort geben. Eine anerkannte Faustregel für ihre Berechnung existiert nicht.

Bei der Wertminderung unterscheidet man zwischen technischem und merkantilem Minderwert.

Ein technischer Minderwert ist darin zu erblicken, daß trotz sachgemäßer Reparatur technische Mängel zurückbleiben. Dazu zählen Schweißnähte, die sichtbar sind, nicht voll geglückte Ausbeulungen, Paßungenauigkeiten u. ä. Ferner liegt er vor, wenn Schäden selbst bei genauer Untersuchung verborgen bleiben. Verständlicherweise weigern sich die Versicherungen häufig, Ansprüche auf Ersatz des technischen Minderwerts zu befriedigen. Sie meinen, daß bei ordnungsgemäßer Reparatur das Fahrzeug keinerlei Beeinträchtigung erleidet. Diese Argumentation ist nicht stichhaltig. Selbst die beste Reparaturfirma kann ein Fahrzeug nicht so genau untersuchen, daß verborgene Mängel stets entdeckt würden. Dennoch ist festzuhalten: Ein technischer Minderwert ist bei ordnungsgemäßer Reparatur nicht gegeben.

Ein merkantiler Minderwert liegt vor, wenn ein Kraftfahrzeug, das bei einem Unfall erheblich beschädigt wurde, auf dem Gebrauchtwagenmarkt nur mit Preisnachlaß an den Mann gebracht werden kann. Leute, die ein Unfallfahrzeug kaufen, rechnen mit weiteren Reparaturen, auch wenn alle erkennbaren Schäden behoben sind. Dieses Risiko suchen sie durch einen niedrigeren Preis auszugleichen. Die Rechtsprechung verlangt daher sogar, daß der Verkäufer unaufgefordert auf einen Unfall hinweist, selbst auf die Gefahr hin, dadurch weniger zu erlösen. Daher muß die Versicherung die Differenz zwischen dem Zeitwert des Wagens vor dem Unfall und dem Marktwert des Fahrzeugs nach der Reparatur ersetzen.

Die Höhe des merkantilen Minderwerts hängt vom Einzelfall ab. Das Alter des Wagens spielt ebenso wie die Höhe der Reparaturkosten und der Kilometerstand eine Rolle. Vor allem aber kommt es auf die Art der Beschädigung an. Wenn komplette Teile, wie Stoßstangen oder Scheinwerfer, ausgetauscht werden, kommt eine Wertminderung überhaupt nicht in Frage. Bei Blechschäden wird man meistens keinen Minderwert feststellen. Höchstens über den Umweg der technischen Wertminderung für Farbdifferenzen kann man vielleicht zum Ziel kommen.

Bei teuren Reparaturen, insbesondere Rahmenschäden, tritt stets eine Wertminderung ein. Ein Anspruch ist immer dann gegeben, wenn man einen Käufer des Autos unaufgefordert über den Unfall aufklären mußte, wobei es unwichtig ist, ob ein Verkauf tatsächlich beabsichtigt ist oder nicht. Eine einheitlich anerkannte Formel für die Berechnung der Wertminderung gibt es nicht. Manche Händler wenden als Faustregel an: Wertminderung = ca. 15 bis 20 Prozent der Reparaturkosten. Kostet die Reparatur DM 1000,–, so können danach zusätzlich DM 150,– bis DM 200,– als Wertminderung verlangt werden.

Andere Methoden: Das OLG Nürnberg (DAR 81, 216) hat einen anderen Weg beschritten, um die Wertminderung zu schätzen: 5 Prozent des um die Reparaturkosten erhöhten Zeitwerts des Fahrzeugs! Im entscheidenden Fall betrug der Zeitwert des unreparierten Wagens nach dem Unfall DM 12 000,–. Die Reparaturkosten beliefen sich auf knapp DM 17 000,–. Die Wertminderung wurde mit 5 Prozent aus DM 29 000,– auf DM 1450,– geschätzt.

Noch komplizierter ist eine Berechnungsmethode, die Ruhkopf und Sahm (VersR 1962, 596) vorschlagen. Dabei werden die Reparaturkosten und der Wert des Wagens vor dem Unfall zueinander in Beziehung gesetzt. Betragen die Reparaturkosten 10–30 Prozent des Zeitwerts, so kann man für den merkanti-

len Minderwert im ersten Zulassungsjahr 5 Prozent, im zweiten 4 Prozent und ab dem dritten 3 Prozent vom Zeitwert und den Reparaturkosten verlangen. Bei Beschädigungen, deren Reparaturkosten bis zu 60 Prozent des Zeitwertes ausmachen, kommen im ersten Zulassungsjahr 6 Prozent, im zweiten 5 Prozent und ab dem dritten 4 Prozent vom Zeitwert und den Reparaturkosten zum Ansatz. Betragen die Reparaturkosten bis zu 90 Prozent, so sind die Sätze für die Wertminderung 7,6 und 5 Prozent der Reparaturkosten des Zeitwerts. Da dies alles sehr theoretisch ist, ein Beispiel:

Zeitwert	DM 5000,–
Reparaturkosten	DM 3000,–
Summe	DM 8000,–

Die Wertminderung eines 1 Jahr alten Wagens beträgt dann 6 Prozent von DM 8000,– = DM 480,–. Ähnlich OLG Celle (VRS 30, 321). Der 13. Verkehrsgerichtstag 1975 in Goslar hat angeregt, man solle bei den Reparaturkosten unterscheiden, ob sie für die Wertminderung erheblich seien oder nicht. Als erhebliche Reparaturkosten sollen danach nur die Lohnkosten für die Instandsetzung der tragenden Teile eines Fahrzeugs gelten. Dazu gehören in erster Linie Richt- und Schweißarbeiten.

Die Entschließung des Deutschen Verkehrsgerichtstags zur Wertminderung lautet:

»Ein merkantiler Minderwert kommt in der Regel nicht in Betracht bei sogenannten Einfachschäden (das sind Schäden an der Außenhaut und den Anbauteilen, die mit einfachen Mitteln – Schrauben, Punktschweißverbindung, Ausbeulen – behoben werden können und wobei der ursprüngliche Zustand voll wiederhergestellt wird), an Fahrzeugen, die älter als fünf Jahre sind oder bis zum Unfall eine Betriebsleistung von mehr als 100 000 km hatten. Bei Nutzfahrzeugen kommt ein merkantiler Minderwert nur ausnahmsweise in Betracht. Der merkantile Minderwert sollte in der Regel nach einem Prozentsatz der für den Minderwert erheblichen Reparaturkosten bemessen werden, der sich je nach Alter und nach der bisherigen Fahrleistung des Wagens auf 10–30 Prozent beläuft.«

Der BGH hat diese Methode zu Recht als zu schematisch bezeichnet (DAR 1980, 82).

Alle bisherigen Methoden zur Berechnung der Wertminderung können nur grobe Anhaltspunkte geben. Die geringe Wertschätzung eines Unfallfahrzeugs beruht nicht auf objektiven Faktoren, die einer Berechnung zugänglich sind, sondern sie basiert auf subjektiven und damit weitgehend unberechenbaren Phänomenen, hauptsächlich auf der psychologisch begründeten Abneigung der Gebrauchtwagenkäufer gegen Unfallautos.

Außerdem macht das LG Freiburg (VersR 1980, 366) zu Recht darauf aufmerksam, daß alle Berechnungsvorschläge bisher einen wichtigen Faktor der Wertminderung außer Betracht lassen: die Marktgängigkeit des beschädigten Wagentyps.

Gesuchte und marktgängige Fahrzeugtypen werden auch nach Unfallschäden mit oft nur geringen Preisabschlägen verkauft. Ein ohnehin schon schwer verkäuflicher Außenseitertyp kann als Unfallwagen, auch wenn er noch so sorgfältig repariert wurde, nahezu nicht mehr verkauft werden.

Während bei den gängigen Modellen somit die Wertminderung gegen Null tendieren kann, nähert sie sich beim unverkäuflichen Außenseitertyp dem vollen Verkaufspreis vor dem Unfall.

Der Rat für die Praxis: Besonders bei hohen Sachschäden sollte man immer einen Sachverständigen hinzuziehen. Zwar ist auch er nicht unfehlbar, auch gibt er nur eine Schätzung bzw. seine sachkundige Meinung zur Höhe der Wertminderung ab. Dennoch besteht dann die Gewähr dafür, daß der Betrag der Wertminderung der Versicherung gegenüber zuverlässig untermauert wird.

Für die Berechnung des Minderwerts ist der Zeitpunkt der beendeten Reparatur maßgebend. Unter Umständen kann es sinnvoll sein, die Wertminderung dadurch zu ermitteln, daß man das Fahrzeug zum Verkauf anbietet. Die Differenz zwischen dem Zeitwert des Wagens vor dem Unfall und dem zu erzielenden Preis wäre die Wertminderung. Daher muß der Sachverständige, der die Wertminderung ermittelt, weniger technisches als vielmehr kaufmännisches Wissen um die Absatzmöglichkeit eines Unfallwagens in die Waagschale werfen.

Das Hanseatische OLG Hamburg (DAR 1981, 388) weist nach, daß alle empfohlenen Methoden zu fast unerträglichen Unterschieden bei der Höhe der Wertminderung führen. Es wendet deshalb eine einfach zu handhabende Methode an, die sich mit der in diesem Buch immer vertretenen Auffassung deckt, nämlich, daß die Gepflogenheiten im Gebrauchtwagenhandel zu berücksichtigen sind. Danach gibt es bei:

Betriebsleistung	Merkantiler Minderwert
bis 20 000 km	30 % der Reparaturkosten
bis 50 000 km	20 % der Reparaturkosten
bis 75 000 km	15 % der Reparaturkosten
bis 100 000 km	10 % der Reparaturkosten

Abweichungen je nach Marktlage sind denkbar. Die Auffassung, daß es für ältere Fahrzeuge keine merkantile Wertminderung gebe, steht im Widerspruch zu der Tatsache, daß jeder Verkäufer eines Gebrauchtwagens verpflichtet ist, dem Kaufinteressenten ungefragt Unfallschäden von etwa DM 1000,– an zu offenbaren. Diese Pflicht ist abhängig vom Alter des Gebrauchtwagens. Daher kann der Marktwert auch eines älteren Fahrzeugs durch einen Unfall sinken. Die gleiche Überlegung trifft auch noch zu, wenn der Wagen schon mehr als 100.000 km gelaufen ist.

Ein paar Beispiele zur Wertminderung aus der Rechtsprechung:

»Der Anspruch auf Ersatz eines merkantilen Minderwerts kommt auch bei Beschädigung von gebrauchten Nutzfahrzeugen in Betracht. Dies gilt selbst dann, wenn die Reparaturkosten unter 10 Prozent des Fahrzeugzeitwerts liegen (KG, VersR 1974, 786).«

Wertminderung gibt es auch für Lastkraftwagen, die schon einige 100 000 km gelaufen sind (BGH VI ZR 16/79).

Problematisch, weil nicht den Verhältnissen auf dem Gebrauchtwagenmarkt entsprechend, ist die Rechtsprechung, die bei Fahrzeugen älter als fünf Jahren oder mit über 100 000 km Fahrleistung keine Wertminderung zugesteht (z. B. KG Berlin, VersR 1975, 664; OLG Celle, VersR 1984, 588).

Zur Wertminderung bei Motorrädern: OLG Köln (r+s 1979, 103).
Zur Wertminderung bei Fahrschulwagen: KG Berlin (VersR 1982, 45).

Neu für alt

Manchmal wollen die Versicherer von den Reparaturkosten etwas abziehen. Sie rechtfertigen das unter Hinweis auf das Schlagwort ›neu für alt‹.
Gemeint ist folgendes: Wenn in ein schon altes Kraftfahrzeug nach einem Unfall Neuteile eingebaut werden, könnte eine Verbesserung des ursprünglichen Zustands eintreten. Das gleiche soll übrigens gelten, wenn z. B. für gebrauchte Kleider neue angeschafft werden müssen.
Was ist dazu zu sagen? Schon aus der Formulierung ergibt sich, daß bei Reparaturen eines relativ neuen Fahrzeugs, bei dem noch keine Verschleißerscheinungen sichtbar sind, kein Abzug neu für alt vorgenommen werden darf. Auch wenn in ein altes Fahrzeug Neuteile eingebaut werden, ist das nicht unbedingt mit einer Wertverbesserung des Fahrzeugs verbunden.
Der Geschädigte soll durch den Schadenersatz weder ärmer noch reicher werden. Daher ist ein Vorteilsausgleich, also ein Abzug neu für alt, dann gerechtfertigt, wenn Teile ausgetauscht werden, die einem erhöhten Verschleiß unterliegen, die also ohnehin erneuert oder überholt hätten werden müssen, bevor das Fahrzeug aus Altersschwäche aus dem Verkehr gezogen wird. Solche Verschleißteile sind z. B. neue Reifen statt der schon halb abgefahrenen oder ein Austauschmotor statt eines Motors mit 100 000 km Fahrleistung.
Kein Abzug neu für alt kommt in Betracht, wenn eine neue Tür oder ein neuer Kotflügel eingebaut werden. Selbst wenn ein Abzug neu für alt gerechtfertigt ist, kann der Versicherer die Zahlung der Neuteile nicht gänzlich verweigern; vielmehr darf er lediglich einen prozentualen Abzug machen. Allgemeine Angaben über seine Höhe sind unmöglich.

Der Abzug darf höchstens so viel betragen, wie der Geschädigte für ein gebrauchtes Teil (eventuell von einem Ausschlachter) zahlen müßte.
Fazit: Ein Geschädigter braucht sich wegen des Einbaus von Neuteilen bei einer Fahrzeugreparatur nur dann einen Abzug gefallen zu lassen, wenn durch die Neuteile eine Wertsteigerung eingetreten ist, die sich für ihn wirtschaftlich auswirkt. Das ist dann der Fall, wenn künftige Aufwendungen ganz oder teilweise erspart werden oder wenn der Einbau von Neuteilen bei einer bevorstehenden Veräußerung einen Gewinn erbringt (OLG Celle, VersR 1974, 1032).
Ein Kuriosum am Rande: Wer ein Tier totfährt und dem Besitzer Schadenersatz leisten muß, der kann einen Abzug ›neu für alt‹ vornehmen, wenn sich der Besitzer ein wesentlich jüngeres Tier anschafft. Tiere sind juristisch gesehen Sachen und daher nicht anders zu behandeln als Kraftfahrzeuge.

Zusammenfassung

Was in den vorausgegangenen Kapiteln gesagt wurde, mag auf den Laien verwirrend wirken. Daher noch einmal eine kurze Zusammenfassung. Der Geschädigte hat im Prinzip drei Möglichkeiten zur Auswahl:

1. Er kann ein fabrikneues Fahrzeug kaufen. Wenn das beschädigte Fahrzeug nicht mehr so nagelneu ist, daß der volle Preis dafür ersetzt werden muß (mehr als 1000 bis 2000 km Laufleistung), wird ein Abzug festgesetzt.
2. Der Geschädigte kann ein gleichwertiges gebrauchtes Fahrzeug kaufen. Die Versicherung zahlt den Kaufpreis für dieses Fahrzeug, zieht aber den Wert des beschädigten Wagens ab.
3. Der Geschädigte kann die Reparatur seines Wagens und eine Wertminderung fordern, wenn die Kosten den Wert des Fahrzeugs vor dem Unfall nur unwesentlich übersteigen.

Wie Sie gesehen haben, kommt man mal bei der einen, mal bei der anderen Abrechnungsmethode besser weg. Der Geschädigte hat das Recht, zu wählen, wie er vorgehen will.

Hat er sich aber für einen der drei in Betracht kommenden Wege entschieden, dann kann er nicht auf einer anderen Abrechnungsmethode bestehen, auch wenn sie günstiger wäre. Er hat sich dann festgelegt, in welcher Weise der Schaden beseitigt werden soll. In diesem Fall ist es nicht mehr möglich, gleichsam fiktiv einen Ersatzanspruch zu verfolgen, der auf einer andersartigen Beseitigung des Schadens basiert. Der Versicherer muß nur den Aufwand übernehmen, der bei der Schadenbeseitigung im konkreten Fall tatsächlich eingetreten ist (OLG Hamburg, VersR 1971, 236).

Einzige Ausnahme: Der Geschädigte gab Reparaturauftrag. Als das Fahrzeug zerlegt war, stellte man fest, daß die Aufwendungen unverhältnismäßig hoch würden. Da entschließt sich der Geschädigte, ein gleichwertiges Fahrzeug anzuschaffen. Die Kosten für die Zerlegung des Fahrzeuges und die Kosten für die Anschaffung sind zu ersetzen, wenn auch bei Anwendung der erforderlichen Sorgfalt vor Beginn der Reparatur nicht zu erkennen war, daß die Reparatur unwirtschaftlich wird. Mit dem Ersatz für das Fahrzeug sind die Ansprüche aber noch nicht erschöpft.

Mietwagen

Die Möglichkeit, ein Auto zu nutzen, stellt einen Vorteil dar. Dessen Wegfall führt zu einem Anspruch auf Schadenersatz (BGH, NJW 1970, 1120).

Ein beschädigtes Fahrzeug kann nicht sofort wieder instandgesetzt werden. Daher darf der Geschädigte vom Schädiger für eine bestimmte Übergangszeit die Kosten eines Mietwagens verlangen. Wie lange und in welcher Höhe, wird noch ausgeführt. Es spielt keine Rolle, ob das beschädigte Kraftfahrzeug beruflich genutzt wurde oder nur privat.

Auch, wer ausschließlich zu seinem Vergnügen gefahren wäre (z. B. auf die Jagd oder in Urlaub), darf auf Kosten des Schädigers einen Mietwagen (Leihwagen) nehmen.

Vorausgesetzt wird nur, daß das Fahrzeug zu benutzen war (also nicht schon vor dem Unfall durch Panne ausfiel) und daß es benutzt werden sollte. Wer es benutzen wollte, ob der Halter, Familienangehörige, die Verlobte oder Mitarbeiter, ist gleichgültig.

Nur ausnahmsweise kann dem Geschädigten ein Verzicht auf den Mietwagen zugemutet werden: bei Benutzung des Fahrzeugs für sehr kurze Strecken. Wenn der Geschädigte z. B. nur 2 km zum Arbeitsplatz fährt und dort das Fahrzeug den ganzen Tag stehenläßt und wenn er es dann erst wieder zur Heimfahrt benutzt, wäre es unbillig, hier die hohen Kosten für einen Mietwagen verlangen zu wollen. Ein Taxi wäre wesentlich billiger. Auch ein kleiner Fußmarsch oder eine Fahrt mit der U-Bahn ist dem Geschädigten in solchen Ausnahmefällen zumutbar.

Diese Einschränkung gilt aber nur für wenige Ausnahmen. Falls der Verweis auf ein Taxi oder ein öffentliches Verkehrsmittel eine spürbare Einbuße an Bequemlichkeit oder einen anderen wesentlichen Nachteil mit sich brächte, darf der Geschädigte einen Mietwagen nehmen.

»Der Anspruch auf Ersatz unfallbedingter Mietwagenkosten scheitert nicht daran, daß der Geschädigte eine längere Reise auch mit einem billigeren Verkehrsmittel (Flugzeug, Eisenbahn) hätte unternehmen können (OLG Karlsruhe, VersR 1974, 1005).«

Die Kosten für einen Mietwagen sind, entgegen der Meinung einiger Oberlandesgerichte, bei gewerblichen Nutzfahrzeugen grundsätzlich in gleicher Weise zu ersetzen wie bei Privatfahrzeugen (BGH, EBE 1985, 63).

Fahrzeugtyp

Welches Fahrzeug darf man mieten? Normalerweise den Typ, den man vor dem Unfall fuhr. Es darf also kein teurerer Wagen sein. Auch hier gibt es aber eine Ausnahme: Falls am eigenen Wohnort der gleiche Fahrzeugtyp

A **Albstadt,** Lautlinger Str. 49
Tel. (0 74 31) 33 00
Augsburg, Klinkerberg 3–4
Tel. (08 21) 51 00 41

B **Baden-Baden,** Langestr. 65
Tel. (0 72 21) 2 53 11
Bad Kreuznach,
Planiger Str. 19–21
Tel. (06 71) 3 02 80
Berlin, Kurfürstenstr. 101
Tel. (0 30) 2 13 70 97/98
Biberach, Sandgrabenstr. 52
Tel. (0 73 51) 7 30 33
Bietigheim-Bissingen,
Heutingsheimer Str.
Tel. (0 71 42) 69 31/2
Bonn, Römerstr. 73,
Tel. (02 28) 65 95 95/96
Bremen, Airport Neuenland
Tel. (04 21) 55 37 37/55 57 45
Bruchsal,
Werner-von-Siemens-Str. 32,
Tel. (0 72 51) 1 70 58

D **Darmstadt,** Karlstr. 69
Tel. (0 61 51) 29 34 48/49
Dieburg, Am Bahnhof 4
Tel. (0 60 71) 2 22 46
Donaueschingen, Lehenstr. 24
Tel. (0 7 71) 50 05
Dortmund, Hohe Str. 100
Tel. (02 31) 13 68 41/42
Düsseldorf, Corneliusstr. 5–7
Tel. (02 11) 37 40 58/59

E **Erkelenz,** Krefelder Str. 10
Tel. (0 24 31) 7 19 97
Erlangen, Nürnberger Str. 89
Tel. (0 91 31) 3 10 65
Essen, Mülheimer Str. 2
Tel. (02 01) 70 70 64

F **Flensburg,** Neustadt 25
Tel. (04 61) 4 10 94
Frankfurt, Mainzer Landstr. 160
Tel. (0 69) 23 40 02/05
Freiburg, Stefan-Meier-Str. 30
Tel. (07 61) 27 40 55
Freiburg, Wilhelmstr. 1
Tel. (07 61) 3 64 46
Freudenstadt, Stuttgarter Str. 181
Tel. (0 74 41) 8 20 21
Friedrichshafen, Eckener Str. 50
Tel. (0 75 41) 2 18 41

H **Hamburg,**
Spaldingstr. 77–79
Tel. (0 40) 24 44 55–57
Hanau, Breslauer Str. 31
Tel. (0 61 81) 1 26 16/1 34 72
Hannover, Nikolaistr. 2–4
Tel. (05 11) 1 33 33
Heide, Lüttenheid 34
Tel. (04 81) 6 36 30
Heidelberg,
siehe Neckargemünd

K **Karlsruhe,** Sophienstr. 89
Tel. (07 21) 84 41 41
Kassel,
Platz der Deutschen Einheit
Tel. (05 61) 5 57 58
Kaufbeuren, Porschestr. 25
Tel. (0 83 41) 34 70
Kempten, Parkhaus am Rathaus
Tel. (08 31) 1 79 30
Kiel, Skandinaviendamm 214
Tel. (04 31) 52 40 52
Koblenz, Hohenzollernstr. 164
Tel. (02 61) 3 49 05
Köln, Schaafenstr. 2–6
Tel. (02 21) 23 66 33/34
Konstanz, Macaire Str. 10
Tel. (0 75 31) 6 20 52

L **Lahr,** Freiburger Str. 12a
Tel. (0 78 21) 4 30 44
Lindau, Bregenzer Str. 21
Tel. (0 83 82) 71 06
Lörrach, Teichstr. 61
Tel. (0 76 21) 4 50 04

M **Mannheim,**
Neckarauer Str. 79–81
Tel. (06 21) 85 10 47–49
Memmingen,
Brenninger Str. 28
Tel. (0 83 31) 42 00/42 40
Mönchengladbach,
Krefelder Str. 114
Tel. (0 21 61) 6 06 51
München, Schwanthalerstr. 10a
Tel. (0 89) 59 47 23–25
Münster, Bohlweg 10
Tel. (02 51) 4 31 43

N **Neckargemünd/Heidelberg**
Wiesenbacher Str. 33
Tel. (0 62 23) 70 52
Neumünster, Christianstr. 33
Tel. (0 43 21) 4 37 04

Nürnberg 99, Airport
Tel. (09 11) 52 84 84/52 88 18

O **Oelde,** Friedr.-Harkort-Str. 23
Tel. (0 25 22) 44 45
Offenburg, Freiburger Str. 14
Tel. (07 81) 2 40 11
Osnabrück, Hannoversche Str. 41
Tel. (05 41) 58 62 99

P **Passau,** Neuburger Str. 93
Tel. (08 51) 60 33/5 11 11
Pforzheim, Anshelmstr. 34
Tel. (0 72 31) 5 21 21

R **Radolfzell,** Schützenstr. 47
Tel. (0 77 32) 20 00
Rastatt, Karlsruher Str. 15
Tel. (0 72 22) 61 66
Rosenheim, Simsseestr. 6
Tel. (0 80 31) 1 36 84/58 90
Rottweil, Am Salinendreieck
Tel. (07 41) 2 13 97
Rüdesheim, Geisenheimer Str. 30
Tel. (0 67 22) 10 61
Rüsselsheim/Main, Stahlstr. 33
Tel. (0 61 42) 5 18 38

S **Saarbrücken,** Airport
Tel. (0 68 93) 8 33 26/45 92
Schleswig, Friedrichstr. 26
Tel. (0 46 21) 3 30 55
VS-Schwenningen, Salinenstr. 88
Tel. (0 77 20) 6 22 11
Singen, Hauptstr. 38
Tel. (0 77 31) 6 80 11
Sinsheim, Hauptstr. 24a
Tel. (0 72 61) 1 24 55
Stuttgart, Airport Echterdingen
Tel. (07 11) 79 52 48/7 90 16 06

T **Tuttlingen,**
Stockacher Str. 51
Tel. (0 74 61) 7 22 55

U **Überlingen,** Oberriedweg 13a
Tel. (0 75 51) 6 51 00
Ulm, Blaubeurer Str. 71
Tel. (07 31) 3 75 33

W **Waldshut,** Eisenbahnstr. 33
Tel. (0 77 51) 55 60
Wiesbaden, Luisenstr. 28
Tel. (0 61 21) 3 93 91
Wuppertal, Langestr. 25a
Tel. (02 02) 42 30 01/02

Europcar von A bis Z* sehen Sie hier.

Wir wünschen Ihnen gute Fahrt. Damit Sie uns nur anrufen, weil Sie einen Mietwagen zu einem vernünftigen Preis haben wollen. Nicht, weil Sie müssen. Andererseits sollten Sie wissen, daß Sie auf einem Unfall-Ersatz-Wagen bestehen können. Mit 70 Stationen sind wir immer in Ihrer Nähe. Sicher ist sicher.

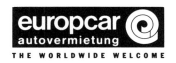

*Europcar zum Merken
sehen Sie auf Seite 193.*

nicht vermietet wird, darf man auch einen teureren Wagen nehmen, wenn sich die Mehrkosten in Grenzen halten. Die Versicherung kann nicht darauf verweisen, daß es ein billigerer Wagen auch getan hätte.

Entgegen der Auffassung einiger Gerichte ist es unzulässig, dem Besitzer eines Sportwagens die Mietkosten für einen vergleichbaren Wagentyp zu verwehren.

Manche Versicherer versuchen, den Besitzern älterer Fahrzeuge die Mietwagenkosten streitig zu machen. Dies geschieht mit dem Hinweis darauf, daß auf dem Markt nur neuwertige Fahrzeuge zu mieten seien, die den Vorteil erhöhter Pannensicherheit hätten. Dieses Argument zieht nicht; denn nur wirtschaftliche Vorteile, die sich im Vermögen niederschlagen, muß der Geschädigte ausgleichen.

Anders kann es sein, wenn das Fahrzeug älter als sechs bis sieben Jahre war. Dann könnten die Mietwagenkosten für ein neueres Nachfolgemodell unverhältnismäßig hoch sein. Auf einen Mietwagen braucht aber dennoch niemand zu verzichten: Man nimmt in so einem Fall einfach ein Modell einer niedrigeren Preisklasse.

Ein Tip für die Halter von Kleinwagen: Wenn der Autoverleiher den gewünschten Wagentyp nicht hat, darf man auf das kleinste Fahrzeug ausweichen, das er im Angebot hat, auch wenn es vielleicht eine Klasse höher als der eigene Wagen eingestuft werden muß.

Mieten darf man immer dort, wo man den Wagen genommen hätte, wenn man ihn aus der eigenen Tasche bezahlen müßte, also bei der Firma seines Vertrauens. Die Versicherer verlangen gelegentlich, daß der Geschädigte umfangreiche Marktforschungsstudien vornimmt, um herauszubekommen, wo er den billigsten Leihwagen erhält. Diese Forderung geht entschieden zu weit. Ein Verbraucher muß die verschiedenen Berechnungsmethoden für Mietwagen nicht kennen.

In einer Kleinstadt wird häufig eine Firma die Monopolstellung haben, so daß keine Auswahl möglich ist.

Wer in einer Großstadt bei einer angesehenen, großen Firma mietet, kann davon ausgehen, daß er reell bedient wird. Aus dem Schneider ist der Geschädigte auf jeden Fall, wenn er zwei oder drei Mietwagenfirmen anruft und sich erkundigt, was das gewünschte Modell pro Tag kosten würde. Allerdings darf er sich dann nicht für den teuersten Vermieter entscheiden. Auch sollte natürlich, wer nur 20 km pro Tag fährt, kein Fahrzeug nehmen, bei dem er 100 km Mindestabnahme bezahlen muß. Gerade mit der 100-km-Klausel nimmt es die Rechtsprechung sehr genau. Deshalb berechnen seriöse Firmen nur die tatsächliche Fahrleistung.

Wird der Wagen voraussichtlich länger als eine Woche benötigt, sollten günstige Langzeitangebote eingeholt werden.

Will der Geschädigte nach einem Fahrzeugunfall für eine dreiwöchige Urlaubsreise einen Mietwagen nehmen, darf er nicht auf das erstbeste Angebot eingehen, sondern muß mindestens ein oder zwei Konkurrenzangebote einholen (BGH, EBE 1985, 302).

Häufiger Streitpunkt ist die Frage, ob man ausschließlich bei einer Leihwagenfirma mieten muß. Dies ist zu verneinen. Man kann sich den Mietwagen auch von Freunden oder Bekannten gegen Geld zur Verfügung stellen lassen. Die Gegenargumente der Versicherer beziehen sich auf Fälle, die davon ausgehen, daß eine solche Tätigkeit durch den Freund gewerbsmäßig ausgeübt wird. Das ist jedoch normalerweise nicht der Fall.

Für die Erstattungsfähigkeit von Mietwagenkosten ist es unerheblich, ob das Fahrzeug bei einem Mietwagenunternehmer oder bei einem Dritten gemietet wurde, der sich nicht gewerbsmäßig mit der Vermietung von Kraftfahrzeugen befaßt (BGH, NJW 1975, 255). Die Höhe des erstattungsfähigen Betrages richtet sich normalerweise nach den tatsächlich aufgewendeten Kosten (KG Berlin, DAR 1979, 75).

Mietet der Geschädigte für die Ausfallzeit ein Ersatzfahrzeug von seinem Ehegatten, so ist die Höhe der erforderlichen Mietaufwendungen unabhängig vom tatsächlich gezahlten Betrag zu schätzen. Dabei wird in der Regel ein Entgelt unterhalb der Sätze gewerblicher Vermieter, aber oberhalb der Nutzungsausfallentschädigung als angemessen anzusehen sein (BGH, NJW 1975, 255).

Anhaltspunkte über die Höhe von Leihwagenpreisen lassen sich schwer geben, weil nicht unerhebliche regionale Unterschiede bestehen.

Die Mietwagenkosten werden oft nicht in voller Höhe ersetzt. Die Rechtsprechung sieht vor, daß der Schädiger einen Abzug für die Kosten machen darf, die der Geschädigte am eigenen Fahrzeug einspart. Es wird eine sogenannte Vorteilsausgleichung vorgenommen. Der Vorteil besteht darin, daß ein Teil der laufenden Unkosten des eigenen Fahrzeugs nicht erwächst. Treibstoff und Wagenpflege sind zwar auch beim Mietwagen selbst zu zahlen. Aber die Kosten für Öl, Schmierstoffe, Wartungsdienst, Reparaturen werden eingespart, und außerdem wird die Bereifung nicht abgenutzt. Mit einem Wort: Jeden Verschleiß, dem sein Fahrzeug normalerweise ausgesetzt gewesen wäre, der aber durch Inanspruchnahme des Mietwagens nicht eintritt, muß sich der Geschädigte anrechnen lassen. Dazu zählen aber nicht die festen Kosten, wie Haftpflichtversicherung, Kraftfahrzeugsteuer, Garagenmiete, die ja während der Reparatur weiterlaufen.

Wie hoch ist die Eigenersparnis? Die Gerichte gehen zwei Wege: Einmal kann die Ersparnis konkret anhand von Betriebskostentabellen errechnet werden, wie sie z. B. auch der ADAC (›Was kostet der Geschäftswagen?‹) herausgibt. Zum zweiten wird ein Pauschalabzug vorgenommen. Dies ist die in der Praxis häufigste Methode. Die Abzüge schwanken zwischen 5 und 25 Prozent. In der Regel wird man höchstens einen Abzug von 15 Prozent in Kauf nehmen. Auch der Bundesgerichtshof (NJW 63, 1399) hat einen Pauschalabzug für zulässig erachtet.

Wird das Mietfahrzeug nur kurze Zeit oder nur wenige Kilometer benutzt, lehnen einige Gerichte einen Abzug für Eigenersparnis ab. So hat das OLG Hamm (DAR 1960, 335) keine Eigenersparnis bei einem Mietwagen angenommen, der acht Tage beansprucht worden war. Das OLG Düsseldorf (DAR 1961, 306) hat sogar eine dreiwöchige Mietwagenbenutzung ohne Abzug gerechtfertigt. Das OLG Celle (MDR 62, 735) ist dagegen der Auffassung, daß der Abzug für ersparten Ver-

schleiß grundsätzlich auch bei kleineren Strecken vorzunehmen ist.

Ob der Geschädigte die zur Leihwagengebühr verlangten Kosten für eine Kaskoversicherung oder eine Freistellung von Ansprüchen bei Ausfall des Mietwagens bekommt, ist umstritten. Wer seinen eigenen Wagen vollkaskoversichert hat, muß auch für den Mietwagen die volle Prämie erhalten. Ist keine derartige Versicherung für das beschädigte Fahrzeug vorhanden, sprechen BGH (VersR 1976, 688), OLG München (DAR 1976, 156) und OLG Nürnberg (VersR 1977, 1016) die Hälfte der Kosten für die Freistellung von Haftung zu. Sämtliche Kosten gestehen zu: OLG Bremen (VersR 1974, 371), OLG Frankfurt (ZfS 1981, 270).

Ein Tip: Man sollte sich mit der Versicherung in dem Sinne abstimmen, daß bei Verwendung eines kleineren, billigeren Mietwagens kein Abzug für Eigenersparnis gemacht wird. Einige Versicherer haben sich mit dem Verband der Mietwagenunternehmer darauf geeinigt, in solchen Fällen keine Abzüge vorzunehmen.

Einige Versicherungen wenden eine entsprechende Empfehlung des HUK-Verbandes nicht oder nur teilweise an. Bei diesen Firmen weiß man nicht, ob Eigenersparnis abgezogen wird oder nicht. Daher ist dringend vor der Buchung eines Mietwagens zu raten, telefonisch eine Klärung herbeizuführen, ob und in welchem Umfang Abzüge für Eigenersparnis vorgenommen werden.

Die Namen der Gesellschaften, die Abzüge machen, und jene, die darauf verzichten, können Sie beim ADAC erfragen.

Wenn übrigens eine Gesellschaft dem ADAC gegenüber erklärt hat, sie werde den Empfehlungen des HUK-Verbandes folgen und bei Anmietung eines Ersatzfahrzeuges der festgelegten niedrigeren Klasse keine Abzüge von den Mietwagenkosten machen, so ist sie auch gegenüber dem Geschädigten an diese Erklärung gebunden. Dies hat das AG Köln (266 C 59/81) entschieden.

Die Versicherer müssen sich darauf aber nicht einlassen. Auch wenn der Geschädigte ein kleineres und leistungsschwächeres Fahrzeug gemietet hatte, darf die Versicherung die ersparten Kosten abziehen (OLG Karlsruhe, VersR 1980, 390). Das OLG Frankfurt (VersR 1984, 667) nimmt genau den entgegengesetzten Standpunkt ein. Es läßt in diesem Fall keinen Abzug zu.

Wenn der Mietwagenunternehmer eine fingierte Rechnung ausstellt, ist das Betrug. Er kann sich aber nachträglich mit dem um 15 Prozent ermäßigten Betrag zufriedengeben.

Es bleibt noch zu klären, wie lange der Leihwagen benutzt werden darf. Grundsätzlich so lange, wie man seinen eigenen Wagen infolge des Unfalls nicht zur Verfügung hat. Doch muß sich der Geschädigte darum bemühen, daß die Reparatur rasch durchgeführt wird. Er muß auch Klärung über die Frage herbeiführen, ob das Fahrzeug überhaupt reparaturwürdig ist oder ob Totalschaden vorliegt.

Ein Geschädigter darf natürlich nicht alle fünfe gerade sein lassen und monatelang den Leihwagen fahren, weil sich die Reparaturwerkstatt Zeit lassen will.

Nur für die Zeit, die zur zügigen Durchführung der Reparaturarbeiten erforderlich ist, werden die Mietwagenkosten erstattet. Das heißt, daß man sich gelegentlich nach dem Stand der Reparatur erkundigen und auf rasche Reparatur drängen muß. Wenn trotzdem die Werkstatt länger braucht, als der Sachverständige geschätzt hat, so gehen diese Verzögerungen nicht zu Lasten des Geschädigten, sondern zu Lasten des Schädigers bzw. dessen Haftpflichtversicherung. Normalerweise sollten aber selbst umfangreiche Reparaturarbeiten in zwei bis drei Wochen erledigt sein.

Bei einer unmittelbar bevorstehenden Urlaubsreise gilt folgendes: Ein Geschädigter kann die durch eine weitere Urlaubsreise entstandenen Mietwagenkosten allenfalls dann ersetzt verlangen, wenn Urlaubsbeginn und Antritt der Urlaubsfahrt unaufschiebbar sind und deshalb ein Ersatzfahrzeug nicht mehr rechtzeitig beschafft werden kann. Hierfür trägt der Geschädigte die Beweislast (LG Bonn, VersR 1975, 456). Bei einem Unfall einen Tag vor dem Urlaubsantritt darf ein Mietwagen auch mehr als 8000 km gefahren werden (OLG Stuttgart, DAR 1981, 292).

Meldet der Schuldige den Unfall seiner Versicherung nicht, obwohl er dies zugesagt hat, darf der Geschädigte den Mietwagen weiterbenutzen, falls er kein Geld hat, um ein Ersatzfahrzeug zu kaufen (OLG Oldenburg, VersR 1980, 98).

Wie ist es bei Totalschaden? In den Zeitraum, für den man Mietwagenkosten beanspruchen darf, wird sowohl die Zeit einbezogen, die zur Einholung eines Kostenvoranschlags der Reparaturfirma erforderlich ist, als auch die Zeitspanne, die zur Erstellung eines Sachverständigengutachtens über die Frage der Wirtschaftlichkeit einer Instandsetzung benötigt wird (OLG Celle, VersR 1963, 567). Darüber hinaus wird der Mietwagen auch für die Zeit ersetzt, die zur Beschaffung eines Ersatzfahrzeugs benötigt wird.

Zu dieser Ersatzverpflichtung meint das OLG Oldenburg (VRS 33, 83), daß der Geschädigte sich grundsätzlich innerhalb von 28 Tagen nach dem Unfall einen Ersatzwagen beschaffen muß, wenn er seiner Verpflichtung, den Schaden aus dem Unfall möglichst gering zu halten, genügen will. Nur bei Vorliegen besonderer Umstände ist der Schädiger verpflichtet, dem Halter für mehr als 28 Tage Mietwagenkosten zu erstatten. Nach Meinung des Gerichts müsse sich der Geschädigte, wenn er das nötige Geld nicht hat, sogar ein Fahrzeug auf Stottern anschaffen.

Aber auch folgender Fall ist denkbar: Erleidet der Wagen des Geschädigten nach Neuwagenbestellung und einen Monat vor dessen vereinbarter Lieferung bei einem Unfall einen wirtschaftlichen Totalschaden, so sind die Mietwagenkosten bis zur Lieferung des bestellten Neufahrzeugs erstattungsfähig (OLG Hamm, VersR 1976, 174).

Ein Tip: Den Mietwagen muß man bei der Rückgabe nicht selbst zahlen. Die Autoverleiher lassen sich die Ersatzansprüche abtreten und rechnen direkt mit der Versicherung ab. Wer genug Geld hat, um gleich zu zahlen, kann den Mietwagen oft erheblich billiger erhalten, weil die Tarife für Barzahler deutlich niedriger liegen als die »Unfalltarife«. Man muß es nur rechtzeitig sagen, daß man selbst zahlen will.

Nutzungsausfall

Oft nimmt der Geschädigte den vorübergehenden Ausfall seines Fahrzeugs in Kauf und verzichtet auf einen Leihwagen. Dennoch erhält er dann von der Versicherung des Schädigers für die entgangene Nutzung seines Autos eine Abfindung, den Nutzungsausfall. Dieses ›Schmerzensgeld für Sachbeschädigung‹ ist nicht im Gesetz geregelt, sondern erst durch die Rechtsprechung herausgearbeitet worden. In einem Urteil des Bundesgerichtshofs vom 15. 4. 1966 heißt es, daß der Ersatzpflichtige für den vorübergehenden Verlust der Gebrauchsfähigkeit seines Kraftfahrzeugs grundsätzlich auch dann eine Entschädigung zu leisten hat, wenn sich der Geschädigte einen Ersatzwagen nicht beschafft hat.

Für den Nutzungsausfall gibt es keine amtlich festgesetzten Werte. Aber es gibt von der Rechtsprechung anerkannte Tabellen, die auf Seite 109 ff. zu finden sind.

Wie lange gibt es Nutzungsausfall? Grundsätzlich wird nur die Zeitspanne anerkannt, in der sich das Fahrzeug tatsächlich zur Behebung der unfallbedingten notwendigen Reparatur in der Werkstatt befand. Ist ein Fahrzeug nur leicht beschädigt und verkehrssicher, so ist es zumutbar, mit ihm noch zu fahren, sofern die Werkstatt nicht sofort die Reparatur durchführen kann (OLG München, VersR 1968, 605).

Bei Totalschaden wird nach der Rechtsprechung für die Wiederbeschaffung eines gleichwertigen Fahrzeugs in der Regel ein Zeitraum von ca. 14 Tagen anerkannt, währenddessen der Geschädigte einen Mietwagen fahren darf oder Nutzungsausfall verlangen kann (OLG Düsseldorf, DAR 1984, 215).

Nur in Ausnahmefällen kommt eine längere Zeitspanne in Frage, wenn nachweislich ein gleichwertiges Fahrzeug nicht eher beschafft werden konnte (OLG Bremen, VersR 1969, 333).

Nach einem Urteil des OLG Celle (VersR 1973, 717) spricht die Lebenserfahrung dafür, daß der Halter eines Pkw diesen benutzt hätte, wenn er nicht durch den Unfall beschädigt worden wäre. Es schadet daher nicht, wenn er den Mietwagen vor Ende der Reparatur abgibt und nun für den Rest der Reparaturdauer Nutzungsausfall verlangt.

Für die Zeit, die man braucht, um den Wagen selbst zu reparieren, sprach das AG Darmstadt (ZfS 1985, 43) Nutzungsausfall zu.

Der Nutzungsausfall muß nicht immer bezahlt werden. Hätte der Geschädigte den Wagen während der Reparaturzeit nicht nutzen können oder wollen, kann er für die Vereitelung einer lediglich abstrakten Nutzungsmöglichkeit keine Entschädigung verlangen. Andernfalls würde er am Unfall verdienen.

Beispiele hierfür sind Auslandsreisen des Benutzers oder Krankenhausaufenthalte, seien sie unfallbedingt oder nicht. In einem solchen Fall gibt es entsprechend dem Urteil des BGH vom 7. 6 1968 (VersR 1968, 803) keine Entschädigung für den Nutzungsausfall. In dem gleichen Urteil wird aber festgestellt, daß doch Nutzungsausfall zu zahlen ist, wenn Familienangehörige das Fahrzeug genutzt hätten und es auch zu diesem Zweck angeschafft worden war.

Ebenso steht demjenigen Nutzungsausfall zu, der zwar selbst keinen Führerschein hat, dessen Fahrzeug aber durch Familienangehörige genutzt wurde (BGH, VRS 46, 10). Auch der Eigentümer, der selbst durch den Unfall verletzt wurde und nun im Krankenhaus liegt, dessen Fahrzeug aber durch die Verlobte genutzt worden wäre, kann eine Entschädigung verlangen (BGH, VerkMitt 1973, S. 65); ebenso verhält es sich bei Nutzung durch Familienangehörige und andere Personen (BGH, NJW 74, 33). Keinen Nutzungsausfall gibt es, wenn ein ungenutztes Zweitfahrzeug vorhanden ist (BGH, DAR 1976, 69). Die Vorhaltekosten, die wirklich anfallen, wie anteilige Steuer und Versicherungen, müßten aber auch in einem solchen Fall ersetzt werden.

Wird ein Fahrzeug in unrepariertem Zustand weiterbenutzt, besteht Streit über den Anspruch auf Ersatz des Nutzungsausfalls: Einige Gerichte meinen, daß Nutzungsausfall bezahlt werden müsse, unabhängig davon, ob der Geschädigte das Fahrzeug instandsetzen ließ oder nicht (LG Aachen in ZfS 1980, 363; AG Montabaur in ZfS 1981, 8).

Wenn das Auto nicht sofort repariert wurde, sondern nur die (vom Gutachter) geschätzten Reparaturkosten geltend gemacht werden, haben einige Gerichte zugunsten der Zahlung von Nutzungsausfall entschieden (z. B. AG Köln, DAR 1980, 174, und OLG Düsseldorf, ZfS 1980, 170).

Auch kann der Geschädigte einen Ersatz für die entgangenen Gebrauchsvorteile des Fahrzeugs verlangen, selbst wenn er den Ausfall durch Einsatz anderer ihm zur Verfügung stehender Fahrzeuge ausgeglichen hat, aber nur dann, wenn der Verlust wirtschaftlich spürbar geworden ist (OLG Nürnberg, VersR 1969, 765). Diese Rechtsprechung ist aber in der Minderheit.

Wird das Fahrzeug unrepariert weiterbenutzt, erhält man nach der überwiegenden Rechtsprechung keinen Nutzungsausfall (BGH, DAR 1976, 265 und später NJW 1980, 775). Ebenso ist es, wenn nur die Reparaturkosten verlangt werden, wenn aber nicht nachgewiesen ist, daß tatsächlich das Fahrzeug für einige Zeit wegen Montagearbeiten ausfiel. Zahlreiche Untergerichte vertreten diese Meinung ebenfalls.

Älteres Unfallfahrzeug

Wenn ein älteres Fahrzeug beschädigt wurde, hat man versucht, den Nutzungsausfall zu kürzen. Darauf sollte man sich nicht einlassen: Die Höhe der vermögenswerten Gebrauchsvorteile eines Autos ist von seinem Alter und seiner Laufleistung nahezu völlig unabhängig, so daß eine Kürzung des Nutzungsausfalls unberechtigt ist. Das OLG Frankfurt (VersR 1985, 248 f.) entschied, daß bei einem Fahrzeug, das älter als fünf Jahre ist, der Entschädigungssatz der nächst niedrigeren Fahrzeuggruppe gilt.

Nutzfahrzeuge

Auch für Nutzfahrzeuge bekommt der Geschädigte eine Entschädigung. Es sind nach einem Urteil des OLG Nürnberg (MDR 73, 760) 60 Prozent der Miete für ein entsprechendes Fahrzeug in Ansatz zu bringen. In der Regel werden aber nur die Bereitstellungskosten für ein Ersatzfahrzeug erstattet, zumal diese je nach Unternehmen verschieden sind. Meist muß ein Sachverständiger diese Kosten schätzen; man kann sie natürlich auch durch entsprechende Belege nachweisen. So wurde beispielsweise für einen städtischen Müllwagen ein Betrag von DM 45,50 errechnet (KG, VersR 1972, 401).

Für ein Wohnmobil soll es dagegen keinen Nutzungsausfall geben (BGH, VersR 1983, 298). Da es aber Wohnmobile zu mieten gibt, kann der Geschädigte auf diese Möglichkeit ausweichen.

Für den Ausfall eines Mietwagens steht nach einem Urteil des Kammergerichts (VerkMitt 1974, 13) dem Mietwagenunternehmer keine Pauschale für Nutzungsausfall wie bei einem Privatwagen zu; er muß konkret seinen entgangenen Gewinn berechnen.

Für den Ausfall eines Linienbusses hat der BGH in einem Urteil (DAR 66, 78) die Bereitstellungs- oder sogenannten Vorhaltekosten als Ersatzgrundlage anerkannt. Dagegen hat er den Ersatz solcher Vorhaltekosten für einen Möbelwagen deshalb abgelehnt, weil aus dem Fuhrpark der Firma mindestens ein zweites ungenutztes Fahrzeug zum Ersatzeinsatz bereitgestanden hatte. Es sei auch von der Geschädigten nicht dargelegt worden, daß im Fuhrpark Fahrzeuge ausschließlich für den Ausfall von Einsatzfahrzeugen infolge Fremdverschuldens bereitgehalten würden. Offensichtlich will also der BGH diese Voraussetzungen für die Erstattung von Vorhaltekosten bei Nutzfahrzeugen erfüllt sehen (EBE 1975, 444).

Tabellenwerte

Das Gesetz kennt den Nutzungsausfall nicht. Wohl aber gibt es eine von Sanden/Danner ausgearbeitete Tabelle, die der BGH (DAR 1971, 211) gebilligt hat. Dort kann man für jedes Modell den Tagessatz ablesen, der einem zusteht. Die Tabelle wird in etwa einjährigem Abstand überarbeitet. Man sollte daher darauf achten, daß man die neuen Werte ansetzt.

Diese sind jederzeit aktuell beim ADAC zu erfragen. Für gewerblich genutzte Fahrzeuge, wie Busse, LKW, Anhänger usw., ist ein Berechnungsschema im VersR 1984, 820 ff. veröffentlicht.

Man sollte auch beachten, daß die Tabelle auf eine tägliche Fahrleistung von 20 bis 40 Kilometern abgestellt ist. Wer seinen Wagen stärker beansprucht, sollte versuchen, höhere Tagessätze zu bekommen.

Tabellen für den Nutzungsausfall

A) für Pkw Stand Mai 1985, nach Herstellern geordnet

Fabrikat und Typ	Hub-raum	Lei-stung	Vorhalte-kosten	Gruppe	Wert der PKW-Nutzg. pro Nutzungstag
	l	kW	DM		DM
Alfa Romeo					
Arna					
1,2	1,2	44	11,64	C	37,00
1,3 Tl	1,3	63	13,26	D	45,00
Alfa 33					
1,3	1,3	55	13,70	D	
1,5 Quadrifoglio Oro	1,5	62	14,57	E	54,00
1,5 Quadrifoglio Verde	1,5	77	16,97	F	63,00
4 x 4 Giardinetta	1,5	66	17,26	F	
Giulietta					
1,6	1,6	79	16,94	F	
2,0	2,0	96	18,29	F	
Alfa 90					
2,0 i	2,0	94	21,15	G	75,00
2,5 V 6 Quadri-foglio Oro	2,5	116	23,84	G	
Alfa 6	2,5	110	28,36	H	86,00
Sprint					
1,3	1,3	63	15,72	E	54,00
1,5 Quadrifoglio Verde	1,5	77	17,37	F	63,00
GTV					
2,0	2,0	96	22,89	G	75,00
62,5	2,5	116	26,89	H	86,00
Spider					
1600	1,6	76	20,65	G	75,00
2000	2,0	93	22,41	G	
ARO					
10	1,4	46	12,74	C	37,00
24	2,5	61	15,12	E	54,00

Fabrikat und Typ	Hub-raum	Lei-stung	Vorhalte-kosten	Gruppe	Wert der PKW-Nutzg. pro Nutzungstag
	l	kW	DM		DM
Audi					
Audi 80					
1,3 CC	1,3	44	12,94	D	45,00
1,6 CC, CD	1,6	55	13,53	E	54,00
1,6 Aut., CC, CD	1,6	55	14,64	E	
1,8 CC, CD	1,8	66	15,10	E	
1,8 Aut., CC, CD	1,8	66	15,84	E	
1,8 GTE	1,8	82	17,34	F	63,00
1,8 Quattro	1,8	66	19,03	F	
1,8 GTE Quattro	1,8	82	21,06	G	75,00
1,6 Diesel, CC, CD	1,6	40	14,60	E	54,00
1,6 Diesel Aut., CC, CD	1,6	40	15,78	E	
1,6 CC Turbo Diesel, CD	1,6	51	16,85	E	
Audi 90					
2,0	2,0	85	19,61	F	63,00
2,0 Aut.	2,0	85	20,13	G	75,00
2,2	2,2	100	21,05	G	
2,2 Aut.	2,2	100	21,57	G	
2,2 Quattro	2,2	100	25,78	H	86,00
Audi Coupé					
1,8	1,8	55	17,75	F	63,00
1,8 Aut.	1,8	55	18,46	F	
2,0 GT	2,0	85	20,93	G	75,00
2,0 GT Aut.	2,0	85	21,45	G	
2,2 GT	2,2	100	22,37	G	
2,2 GT Aut.	2,2	100	22,89	G	
2,2 Quattro	2,2	100	26,68	H	86,00
Audi 100					
1,8, CC	1,8	55	16,90	F	63,00
1,8 Aut., CC	1,8	55	18,03	F	
1,8, CC, CD	1,8	66	17,37	F	
1,8 Aut., CC, CD	1,8	66	18,49	F	
2,0, CC, CD	2,0	85	19,24	F	

Tabellen für den Nutzungsausfall

Fabrikat und Typ	Hub-raum l	Lei-stung kW	Vorhalte-kosten DM	Gruppe	Wert der PKW-Nutzg. pro Nut-zungstag DM
2,0 Aut., CC, CD	2,0	85	20,85	G	75,00
2,2, CC, CS, CD	2,2	101	20,65	G	
2,2 Aut., CC, CS, CD	2,2	101	21,60	G	
2,0 Diesel, CC	2,0	51	19,91	G	
2,0 Diesel Aut., CC	2,0	51	20,97	G	
2,0 Turbo Diesel, CC, CD	2,0	64	21,66	G	
2,0 Turbo Diesel Aut., CC, CD	2,0	64	22,31	G	
2,2 CS Quattro	2,2	101	26,22	H	86,00
1,8 Avant, CC	1,8	55	18,82	F	63,00
1,8 Avant Aut., CC	1,8	55	19,94	F	
1,8 Avant, CC, CD	1,8	66	19,37	F	
1,8 Avant Aut., CC, CD	1,8	66	20,49	G	75,00
2,0 Avant, CC, CD	2,0	85	21,36	G	
2,0 Avant Aut., CC, CD	2,0	85	22,31	G	
2,2 Avant CC, CS, CD	2,2	101	22,11	G	
2,2 Avant Aut., CC, CS, CD	2,2	101	23,06	G	
2,0 Avant Diesel, CC	2,0	51	21,50	G	
2,0 Avant Diesel Aut., CC	2,0	51	22,55	G	
2,0 Avant Turbo Diesel, CC, CD	2,0	64	23,24	H	86,00
2,0 Avant Turbo Diesel Aut., CC, CD	2,0	64	24,29	H	
2,2 CS Avant Quattro	2,2	101	27,48	H	
Audi 200					
200, 2,2	2,2	101	26,76	H	
200, 2,2 Aut.	2,2	101	27,71	H	
Turbo 2,2	2,2	134	30,47	J	97,00
Turbo 2,2 Aut.	2,2	134	31,42	J	
Turbo Quattro	2,2	134	35,38	J	
Audi Quattro	2,2	147	45,92	K	108,00
Austin Rover					
Metro					
Surf, 1100 LS	1,0	33	9,55	B	29,50
MG-Metro	1,3	52	12,34	C	37,00
MG-Metro Turbo	1,3	66	13,12	D	45,00
Maestro					
1300	1,3	49	11,65	C	37,00
1300 LE	1,3	46	12,28	C	
1600 HLS	1,6	61	13,48	D	45,00
MG	1,6	73	14,23	E	54,00
Mini 1000 HLE, Mayfair Sport	1,0	31	9,10	A	25,50
Montego 1,6 LS, 1,6 HL	1,6	63	13,62	D	45,00
Triumph					
Acclaim HL, HLS	1,3	51	12,03	D	
Acclaim Aut., HL, HLS	1,3	51	12,95	D	
Rover					
2600 S	2,6	93	22,53	G	75,00
Vanden Plas	3,5	116	27,08	H	86,00
Vitesse	3,5	142	29,08	H	
Vanden Plas Aut.	3,5	116	27,82	H	
Range-Rover, Vog.	3,5	93	32,27	J	97,00
Range-Rover Aut., Vog.	3,5	93	34,25	J	
Land-Rover 90	2,3	55	21,67	G	75,00
Land-Rover 90 Diesel	2,5	50	22,80	G	
Land-Rover 110	2,2	51	24,02	H	86,00
Land-Rover 110 Diesel	2,5	49	25,15	H	
Bitter					
SC Coupé	3,0	132	51,57	L	128,00
BMW					
3er-Baureihe					
316	1,8	66	15,66	F	63,00
316 Aut.	1,8	66	16,86	F	
318 i	1,8	77	17,19	F	
318 i Aut.	1,8	77	18,40	F	
320 i	2,0	92	19,35	F	
320 i Aut.	2,0	92	20,41	F	
323 i	2,3	110	21,83	G	75,00
323 i Aut.	2,3	110	22,89	G	
5er-Baureihe					
518 i	1,8	77	18,17	F	63,00
520 i	2,0	92	20,68	G	75,00

Fabrikat und Typ	Hub-raum	Lei-stung	Vorhalte-kosten	Gruppe	Wert der PKW-Nutzg. pro Nutzungstag
	l	kW	DM		DM
520 i Aut.	2,0	92	21,77	G	
524 td	2,5	85	22,44	G	
524 td Aut.	2,5	85	23,59	H	86,00
525 e	2,7	92	22,05	G	75,00
525 e Aut.	2,7	92	23,20	H	86,00
525 i	2,5	110	23,94	H	
525 i Aut.	2,5	110	25,09	H	
528 i	2,8	135	27,51	H	
528 i Aut.	2,8	135	28,66	H	
535 i	3,5	160	32,48	J	97,00
535 i Aut.	3,5	160	33,64	J	
M 535 i	3,5	160	33,79	J	
M 535 i Aut.	3,5	160	35,00	J	
6er-Baureihe					
628 CSi	2,8	135	37,43	K	108,00
628 CSi Aut.	2,8	135	38,59	K	
635 CSi	3,5	160	43,89	L	128,00
635 CSi Aut.	3,5	160	45,04	L	
M 635 CSi	3,5	210	54,24	L	
7er-Baureihe					
728 i	2,8	135	29,54	J	97,00
728 i Aut.	2,8	135	30,69	J	
732 i	3,2	145	33,39	J	
732 i Aut.	3,2	145	34,54	J	
735 i	3,5	160	36,64	K	108,00
735 i Aut.	3,5	160	38,23	K	
735 i Exec.	3,5	160	45,57	L	128,00
735 i Exec. Aut.	3,5	160	46,72	L	
745 i Aut.	3,5	185	42,90	L	
745 i Exec. Aut.	3,5	185	51,83	L	
Citroën					
2 CV Club, Charleston	0,6	21	7,87	A	25,50
Acadiane	0,6	22	9,34	A	
LNA 11 E, RE	1,1	37	9,64	B	29,50
Visa					
Club	0,7	25	8,83	A	25,50
11 RE, Plein Air	1,1	36	10,69	B	29,50
14 TRS	1,4	44	11,55	C	37,00
GT	1,4	58	12,52	D	45,00
17 D, RD	1,8	44	11,95	C	37,00
GSA					
Special, X1	1,3	48	11,58	C	37,00
Break Special Kombi	1,3	48	12,15	C	

Fabrikat und Typ	Hub-raum	Lei-stung	Vorhalte-kosten	Gruppe	Wert der PKW-Nutzg. pro Nutzungstag
	l	kW	DM		DM
BX					
14	1,4	45	12,84	D	45,00
14 E, RE	1,4	52	13,45	D	
16 RS, TRS	1,6	66	14,85	E	54,00
16 RS Aut., TRS	1,6	66	15,79	E	
19 RD, TRD	1,9	47	15,23	E	
19 GT	1,9	75	16,47	E	
CX					
20, Pallas	2,0	78	18,24	F	63,00
25 RI, Pallas, GTI	2,5	100	21,65	G	75,00
25 Pallas IE Aut., GTI Aut.	2,5	100	23,57	G	
25 GTI Turbo	2,5	122	25,24	H	86,00
20 Break	2,0	78	20,20	G	75,00
25 TRI Break, IE Familiale	2,5	100	23,57	G	
25 TRI Break Aut., IE Fami-liale Aut.	2,5	100	24,51	H	86,00
25 D	2,5	54	20,54	G	75,00
25 D Break, Familiale	2,5	54	22,35	G	
25 RD Turbo, TRD Turbo, D Turbo lang	2,5	70	21,68	G	
25 TRD Turbo Break	2,5	70	24,72	H	86,00
Daihatsu					
Cuore	0,6	22	8,39	A	25,50
Charade					
TS, CS	1,0	38	10,55	B	29,50
TS Aut., CS	1,0	38	10,92	B	
TS Diesel, CS Diesel	1,0	27	11,17	B	
Turbo	1,0	50	11,87	C	37,00
Charmant					
1600 LE	1,6	61	12,72	D	45,00
1600 LE Aut.	1,6	61	13,24	D	
Wildcat					
F 70 Diesel, F 75 Diesel	2,8	54	19,28	F	63,00
F 80, F 85	2,0	65	17,72	F	
S 75, 76					
Sparcar Kombi	1,0	33	10,47	B	29,50
4 WD Kombi	1,0	33	11,21	B	

Tabellen für den Nutzungsausfall

Fabrikat und Typ	Hub-raum l	Lei-stung kW	Vorhalte-kosten DM	Gruppe	Wert der PKW-Nutzg. pro Nutzungstag DM
Daimler Benz					
Baureihe 201					
190	2,0	77	19,05	G	75,00
190 D	2,0	53	19,35	G	
190 Aut.	2,0	77	20,08	G	
190 D Aut.	2,0	53	20,26	G	
190 E	2,0	90	21,04	G	
190 E Aut.	2,0	90	22,25	G	
190 E 2,3-16	2,3	136	35,48	J	97,00
Baureihe 123					
200 T	2,0	80	21,57	G	75,00
200 T Aut.	2,0	80	21,57	G	
230 TE	2,3	100	23,76	H	86,00
230 TE Aut.	2,3	100	24,90	H	
280 TE	2,8	136	28,54	H	
280 TE Aut.	2,8	136	29,68	H	
240 TD	2,4	53	22,67	H	
240 TD Aut.	2,4	53	23,81	H	
300 TD	3,0	65	24,84	H	
300 TD Aut.	3,0	65	25,98	H	
300 TD Turbo Aut.	3,0	92	29,15	J	97,00
230 CE	2,3	100	24,18	H	86,00
230 CE Aut.	2,3	100	25,32	H	
280 CE	2,8	136	28,83	J	97,00
280 CE Aut.	2,8	136	29,97	J	
Baureihe 124					
200	2,0	80	21,42	G	75,00
200 Aut.	2,0	80	22,45	G	
230 E	2,3	100	23,46	H	86,00
230 E Aut.	2,3	100	24,83	H	
260 E	2,6	125	26,21	H	
260 E Aut.	2,6	125	27,42	H	
300 E	3,0	140	28,61	H	
300 E Aut.	3,0	140	29,81	H	
200 D	2,0	53	21,44	G	75,00
200 D Aut.	2,0	53	22,58	G	
250 D	2,5	66	23,70	H	86,00
250 D Aut.	2,5	66	24,84	H	
300 D	3,0	80	25,78	H	
300 D Aut.	3,0	80	26,92	H	
Baureihe 126					
280 S, SE, SEL	2,8	115	30,26	J	97,00
280 S Aut.	2,8	115	31,47	J	
280 SE Aut., SEL	2,8	136	33,24	J	
380 SE Aut., SEL	3,8	150	40,78	K	108,00
380 SEC Aut.	3,8	150	52,72	L	128,00
500 SE Aut., SEL	5,0	170	44,17	L	
500 SEC Aut.	5,0	170	55,83	L	
Baureihe 107					
280 SL	2,8	136	36,90	K	108,00
280 SL Aut.	2,8	136	37,56	K	
380 SL Aut.	3,8	150	44,32	K	
500 SL Aut.	5,0	170	49,55	L	128,00
Geländewagen					
240 GD	2,4	53	26,18	H	86,00
300 GD	3,0	65	28,62	H	
230 GE	2,3	92	27,62	H	
280 GE	2,8	110	30,75	J	97,00
280 GE Aut.	2,8	110	32,13	J	
Kombi					
207 D	2,4	53	20,58	G	75,00
209 D	3,0	65	23,03	G	
210	2,3	70	20,01	G	
Ferrari					
308 GTBi, GTSi	3,0	177	62,15	L	128,00
Mondial Coupé, Cabrio	3,0	177	66,70	L	
Fiat					
126	0,7	17	7,24	A	25,50
Panda					
34	0,8	25	8,52	A	
45, Super	0,9	33	9,00	B	29,50
4 x 4	1,0	35	11,39	B	
Fiorino					
Kombi	1,0	37	10,52	B	
Diesel Kombi	1,3	33	11,46	B	
Uno					
45, ES	0,9	33	9,74	B	
55 Super	1,1	40	10,40	B	
70 Super, SX	1,3	50	11,93	C	37,00
Diesel, Super	1,3	33	11,22	C	
Ritmo					
60 CL, ES	1,1	40	10,81	C	
70 CL Aut.	1,3	50	12,17	D	45,00
75 CL, Super 75	1,5	55	12,09	D	
Super 85 Aut.	1,5	60	13,77	E	54,00
Diesel CL	1,7	43	13,24	D	45,00
105 TC	1,6	77	14,46	E	54,00
130 TC Abarth	2,0	96	17,21	F	63,00
Bertone Cabrio, Palinuro	1,5	60	16,47	F	

Fabrikat und Typ	Hubraum (l)	Leistung (kW)	Vorhaltekosten (DM)	Gruppe	Wert der PKW-Nutzg. pro Nutzungstag (DM)
X 1/9, S	1,5	63	16,84	F	
Pininfarina Europa Spider, Volumex	2,0	77	21,25	F	
Regata					
70 ES	1,3	48	12,58	D	45,00
75, Super	1,5	55	12,72	D	
85 Super Aut.	1,5	60	14,12	E	54,00
100 Super	1,6	74	14,91	E	
Diesel, Super	1,7	43	13,73	E	
131 CL 1600 Panorama Kombi	1,6	63	13,63	E	
Argenta					
100	1,6	72	14,21	E	
110	2,0	83	15,37	E	
110 Aut.	2,0	83	16,12	F	
120 i. e.	2,0	90	17,97	F	
120 i. e. Aut.	2,0	90	18,44	F	63,00
Diesel	2,5	53	16,71	F	
Turbo Diesel	2,5	66	18,08	F	
Ducato					
10	1,8	51	15,51	E	54,00
13 Kombi	2,0	57	17,92	F	63,00
13 Diesel Kombi	2,5	53	19,32	F	
900 E Panorama Kleinbus	0,9	26	11,51	C	37,00
Ford					
Fiesta					
1,0 L, Ghia, Holiday	1,0	33	10,44	B	29,50
1,1 L, S, Ghia	1,1	37	10,83	C	37,00
1,6 Diesel, L	1,6	40	12,03	C	
1,3 L, S, Ghia	1,3	51	12,32	D	45,00
1,6 XR-2	1,6	71	14,05	D	
Escort					
1,1 L, GL, Laser	1,1	37	11,48	C	37,00
1,1 Turnier L, Laser	1,1	37	12,14	C	
1,3 L, GL, Ghia, Laser	1,3	51	12,19	C	
1,3 Turnier L, GL, Laser	1,3	51	12,66	D	45,00
1,6 L, GL, Ghia, Laser	1,6	58	12,79	D	
1,6 Aut. L, GL, Ghia, Laser	1,6	58	13,52	D	
1,6 Turnier GL, Laser	1,6	58	13,90	D	
1,6 Turnier Aut. GL, Laser	1,6	58	14,39	E	54,00
1,6 Diesel L, GL, Laser	1,6	40	13,33	D	45,00
1,6 Diesel Turnier L, Laser	1,6	40	13,91	D	
1,6 XR-3 i	1,6	77	16,15	E	54,00
1,3 Cabrio	1,3	51	16,35	E	
1,6 Cabrio	1,6	58	16,87	E	
1,6 Cabrio 1,6 i	1,6	77	18,89	F	63,00
Orion					
1,3 L, GL	1,3	51	12,61	D	45,00
1,6 L, GL	1,6	58	13,33	D	
1,6 Aut. L, GL	1,6	58	13,97	D	
1,6 Diesel L, GL	1,6	40	13,98	D	
1,6 Injection	1,6	77	15,92	E	54,00
Capri					
2,0 Super GT	2,0	74	14,13	E	
2,3 Super GT	2,3	84	15,08	E	
2,8 Super Injection	2,8	118	21,28	G	75,00
Sierra					
1,6 L, GL, Laser	1,6	55	13,13	E	54,00
1,6 Turnier, L, GL, Laser	1,6	55	14,40	E	
1,8 L, GL, Ghia, Laser	1,8	66	13,63	E	
1,8 Turnier, L, GL, Ghia, Laser	1,8	66	14,79	E	
2,0 L, GL, Ghia	2,0	77	14,47	E	
2,0 Aut. L, GL, Ghia	2,0	77	15,31	E	
2,0 Turnier L, GL, Ghia	2,0	77	15,72	E	
2,0 Turnier Aut. L, GL, Ghia	2,0	77	16,47	E	
2,3 GL, Ghia	2,3	84	17,27	F	63,00
2,3 Aut. GL, Ghia	2,3	84	17,85	F	
2,3 Turnier GL, Ghia	2,3	84	17,32	F	
2,3 Turnier Aut. GL, Ghia	2,3	84	17,91	F	
2,3 Diesel, L, GL, Laser	2,3	49	14,48	E	54,00
2,3 Diesel Turnier, L, GL, Laser	2,3	49	15,65	E	
2,8 XR-4 i	2,8	110	21,63	G	75,00

Fabrikat und Typ	Hub-raum l	Lei-stung kW	Vorhalte-kosten DM	Gruppe	Wert der PKW-Nutzg. pro Nutzungstag DM
Granada					
2,0 L, GL	2,0	77	15,25	E	54,00
2,0 Aut., L, GL	2,0	77	15,94	E	
2,5 Diesel, L, GL	2,5	51	16,96	F	63,00
2,5 Diesel, Turnier, L, GL	2,5	51	17,07	F	
2,0 Turnier, L, GL	2,0	77	15,87	F	
2,0 Turnier Aut. L, GL	2,0	77	16,56	F	
2,0 L	2,0	66	15,44	E	54,00
2,0 Turnier, L	2,0	66	16,06	E	
2,3 L, GL, Ghia	2,3	84	15,75	F	63,00
2,3 Aut., L, GL, Ghia	2,3	84	17,16	F	
2,3 Turnier, L, GL, Ghia	2,3	84	16,36	F	
2,3 Turnier Aut. L, GL, Ghia	2,3	84	17,05	F	
2,8 i GL, Ghia	2,8	99	18,55	F	
2,8 i Aut. GL, Ghia	2,8	99	19,23	F	
2,8 Turnier GL, Ghia	2,8	99	19,46	F	
2,8 Turnier Aut. GL, Ghia	2,8	99	20,14	G	75,00
2,8 i Ghia	2,8	110	22,33	H	86,00
2,8 i Aut., Ghia	2,8	110	23,02	H	
2,8 i Turnier,Ghia	2,8	110	23,74	H	
2,8 i Turnier Aut., Ghia	2,8	110	24,42	H	
Transit					
FT 100 Bus (9-S.)	1,6	48	17,20	F	63,00
FT 100 Diesel Bus (9-S.)	2,5	50	18,38	F	
Honda					
Jazz					
45	1,2	33	10,17	B	29,50
55 Aut.	1,2	41	10,73	B	
Civic					
1,2	1,2	40	11,52	C	37,00
1,3	1,3	52	12,24	C	
1,3 Aut.	1,3	52	12,64	C	
1,5	1,5	63	13,50	D	45,00
1,5 Aut.	1,5	63	13,89	D	
GT 1,5 i	1,5	74	15,05	E	54,00
CRX 1,5 Coupé	1,5	74	16,35	E	
Shuttle 1,5	1,5	63	14,00	D	45,00
Shuttle 1,5 4WD	1,5	63	15,34	E	54,00

Fabrikat und Typ	Hub-raum l	Lei-stung kW	Vorhalte-kosten DM	Gruppe	Wert der PKW-Nutzg. pro Nutzungstag DM
Prelude EX 1,8	1,8	77	17,69	F	63,00
Accord					
1,6, EX	1,6	65	14,57	E	54,00
1,8 EX, EXR Hatchback	1,8	74	16,02	E	
1,6 EX Hatchback	1,6	65	14,07	E	
1,8 EX	1,8	74	15,38	E	
1,6 EX Aut.	1,6	65	16,05	E	
1,8 EX Aut., EXR Hatchback	1,8	74	16,51	E	
1,8 EX Aut.	1,8	74	15,87	E	
Innocenti					
SE	1,0	40	11,02	B	29,50
Isuzu					
Trooper	1,9	60	19,89	F	63,00
Trooper Diesel	2,2	40	20,76	F	
Jaguar					
XJ 3,4	3,4	119	36,40	J	97,00
XJ 4,2, Sovereign	4,2	151	39,53	K	108,00
XJ 5,3 HE Sovereign, HE Vanden Plas	5,3	217	49,42	L	128,00
XJS HE Coupé	5,3	217	55,46	L	
XJS 3,6 Coupé	3,6	168	51,29	L	
XJSC 3,6 Cabrio	3,6	168	53,27	L	
Lada					
Nova, Junior 1200 S	1,3	48	9,38	B	29,50
1200 S Lim./Kombi	1,2	44	8,46	B	
1500 S	1,5	55	9,78	B	
2107	1,5	55	10,27	B	
Niva E, 5000 Utility	1,6	57	13,21	C	37,00
Lamborghini					
Jalpa P 350	3,5	188	67,14	L	128,00
Lancia					
A 112					
A 112	0,9	29	10,17	B	29,50
A 112 LX	1,0	35	11,14	B	
A 112 Abarth	1,0	51	12,28	C	37,00

Fabrikat und Typ	Hub-raum	Lei-stung	Vorhalte-kosten	Gruppe	Wert der PKW-Nutzg. pro Nut-zungstag
	l	kW	DM		DM
Delta					
1300	1,3	55	13,03	D	45,00
1500 Aut.	1,5	63	14,00	E	54,00
1600 GT	1,6	77	14,82	E	
HF Turbo	1,6	96	18,02	F	63,00
Prisma					
1500	1,5	63	14,18	E	54,00
1500 Aut.	1,6	63	14,90	E	
1600	1,6	77	15,46	E	
Trevi Volumex VX	2,0	99	19,25	F	63,00
HPE					
2000 I. E. Coupé	2,0	90	18,48	F	
2000 I. E. Aut.					
Coupé	2,0	90	19,23	F	
Volumex					
VX Coupé	2,0	99	19,65	F	
Beta					
1300	1,3	62	15,75	E	54,00
2000 I. E.	2,0	85	18,82	F	63,00
2000 I. E. Aut.	2,0	85	19,56	F	
Volumex VX					
Coupé	2,0	99	19,87	F	

Maserati

Biturbo 2500	2,5	140	39,72	K	108,00
Quattroporte					
4900	4,9	206	74,16	L	128,00

Mazda

323					
1,1 Kombilim.	1,1	40	10,30	B	29,50
1,3 Kombilim.	1,3	44	10,81	C	37,00
1,3 Aut.					
Kombilim.	1,3	44	11,29	C	
1,5 Kombilim.	1,5	55	11,25	C	
1,5 Aut.					
Kombilim.	1,5	55	11,73	C	
1,5 GT Kombilim.	1,5	65	12,91	C	45,00
1,3 Lim.	1,3	44	11,58	C	37,00
1,5 Lim.	1,5	55	11,95	C	
1,5 Aut. Lim.	1,5	55	12,43	D	45,00
1,5 Kombi	1,5	52	11,77	C	37,00
626					
LX 1,6 Lim.	1,6	59	13,53	D	45,00
LX 1,6 Coupé	1,6	59	13,73	D	
LX 1,6 FLH	1,6	59	14,12	E	54,00

Fabrikat und Typ	Hub-raum	Lei-stung	Vorhalte-kosten	Gruppe	Wert der PKW-Nutzg. pro Nut-zungstag
	l	kW	DM		DM
GLX 2,0 Lim.	2,0	74	14,86	E	
GLX 2,0 Aut. Lim.	2,0	74	15,40	E	
GLX 2,0 Coupé	2,0	74	15,05	E	
GLX 2,0 Aut.					
Coupé	2,0	74	15,60	E	
GLX 2,0 FLH	2,0	74	15,31	E	
GLX 2,0 Aut. FLH	2,0	74	15,85	E	
Diesel Lim.	2,0	46	14,44	E	
929					
LX 2,0, GLX	2,0	74	15,34	E	
GLX 2,0 Aut.	2,0	74	16,18	E	
2,0 Kombi	2,0	66	15,52	E	
GLX 2,0 Coupé	2,0	74	17,39	F	63,00
GLX 2,0 i	2,0	88	17,36	F	
GLX 2,0 i Coupé	2,0	88	18,61	F	
RX-7	1,1	83	22,05	G	75,00
E 2000 Bus	2,0	63	17,22	F	63,00
E 2200 Diesel					
Kombi	2,2	46	16,98	F	

Mitsubishi

Colt					
1200 EL, GL	1,2	40	11,52	C	37,00
1500 GLX	1,5	55	12,68	D	45,00
1500 GLX Aut.	1,5	55	13,17	D	
1600 Turbo	1,6	92	17,17	F	63,00
1800 Diesel	1,8	43	13,82	D	45,00
Lancer					
1200 GL	1,2	40	11,80	C	37,00
1500 GLX	1,5	55	12,61	D	45,00
1500 GLX Aut.	1,5	55	13,11	D	
1800 GL Diesel	1,8	43	13,73	D	
Tredia					
1600 GLS	1,6	55	13,34	D	
1600 GLS Aut.	1,6	55	13,84	D	
1600 Turbo	1,6	84	15,53	E	54,00
Cordia					
1600 GLS	1,6	55	14,86	E	
1600 GLS Aut.	1,6	55	15,37	E	
1600 Turbo	1,6	84	17,45	F	63,00
Space Wagon					
1800 GLX	1,8	66	16,07	E	54,00
1800 GLX Aut.	1,8	66	16,57	E	
Galant					
1600 GLX	1,6	55	14,46	E	
2000 GLS, Royal	2,0	75	16,18	E	

Tabellen für den Nutzungsausfall

Fabrikat und Typ	Hub-raum l	Lei-stung kW	Vorhalte-kosten DM	Gruppe	Wert der PKW-Nutzg. pro Nut-zungstag DM
2000 Aut., Royal	2,0	75	16,92	E	
2000 Turbo ECI	2,0	110	22,25	G	75,00
1600 GL Kombi	1,6	55	14,41	E	54,00
1800 GLX Turbo Diesel	1,8	60	17,55	F	63,00
Starion					
Turbo ECI 125 kW	2,0	125	25,29	H	86,00
Turbo ECI 132 kW	2,0	132	27,86	H	
Pajero					
2600	2,6	76	20,23	F	63,00
2300 Turbo Diesel	2,4	62	21,44	G	75,00
L 300					
Bus	1,6	48	14,78	E	54,00
Diesel Bus	2,3	50	16,49	E	
Allrad Bus	1,8	60	18,86	F	63,00
Morgan					
4/4	1,6	58	27,23	H	86,00
Plus 8	3,5	116	34,22	J	97,00
Nissan					
Micra					
GL, Super	1,0	40	9,91	B	29,50
GL Aut, Super	1,0	40	10,45	B	
Cherry GL	1,3	44	11,30	C	37,00
Sunny					
GL Lim.	1,5	55	11,45	C	
GL Aut. Lim.	1,5	55	11,97	C	
GL Coupé/Kombi	1,5	55	12,13	D	45,00
GL Aut. Coupé/ Kombi	1,5	55	12,65	D	
Stanza SGL 1,8	1,8	66	13,30	D	
Prairie SGL	1,8	65	14,28	E	54,00
Laurel					
SGL 2,4	2,4	88	16,10	E	
SGL 2,4 Aut.	2,4	88	16,74	F	63,00
SGL 2,8 Diesel	2,8	62	16,96	F	
SGL 2,8 Diesel Aut.	2,8	62	17,70	F	
Bluebird					
GL Lim.	2,0	77	14,43	E	54,00
GL Aut. Lim.	2,0	77	15,12	E	
GL Diesel Lim.	2,0	43	14,77	E	
GL Travel Kombi	2,0	77	15,01	E	
GL Diesel Travel Kombi	2,0	43	15,39	E	
Silvia					
Silvia	2,0	107	20,45	G	75,00
300 ZX	3,0	125	29,17	H	86,00
300 ZX Aut.	3,0	125	30,16	H	
Patrol					
2,8	2,8	89	19,67	G	75,00
3,3 Diesel	3,3	70	20,67	G	
3,3 Diesel Turbo	3,3	81	21,93	G	
Bus					
Vanette	1,5	51	13,78	D	45,00
Urvan	2,0	64	16,30	E	54,00
Urvan Diesel	2,3	50	17,28	F	63,00
Opel					
Corsa					
1,0 S, L, Berl.	1,0	33	10,08	B	29,50
1,2 S, L, Berl.	1,2	40	10,51	B	
1,3 S, L, SR, Berl.	1,3	51	11,47	C	37,00
TR STH 1,0 S, L, Berl.	1,0	33	10,39	B	29,50
TR STH 1,2 S, L, Berl.	1,2	40	10,92	B	
TR STH 1,3 S, L, Berl.	1,3	51	11,55	C	37,00
Kadett					
LS 1,2 S, GL, GLS	1,2	40	11,25	C	
LS 1,3 N, GL, GLS	1,3	44	11,25	C	
LS 1,3 S, GL, GLS, GT	1,3	55	12,04	C	
LS 1,6 S, GL, GLS, GT	1,6	66	12,76	D	45,00
LS 1,6 Diesel, GL, GLS, Aut.	1,6	40	12,53	D	
LS 1,3 N, Aut., GL, GLS	1,3	44	12,18	D	
LS, 1,3 S Aut., GL, GLS	1,3	55	12,71	D	
LS 1,6 S Aut., GL, GLS	1,6	66	13,43	D	
GSI 1,8	1,8	85	16,56	F	63,00

Fabrikat und Typ	Hub-raum l	Lei-stung kW	Vorhalte-kosten DM	Gruppe	Wert der PKW-Nutzg. pro Nutzungstag DM
LS Caravan 1,2 S,					
GL, GLS	1,2	40	12,10	C	37,00
LS Caravan 1,3 N,					
GL, GLS	1,3	44	12,36	D	45,00
LS Caravan 1,3 S,					
GL, GLS	1,3	55	12,61	D	
LS Caravan 1,6 S,					
GL, GLS	1,6	66	13,32	D	
LS Caravan 1,6 Diesel,					
GL, GLS, Aut.	1,6	40	13,12	D	
GL, GLS	1,3	44	13,03	D	
LS Caravan 1,3 S Aut.,					
GL, GLS	1,3	55	13,28	D	
LS Caravan 1,6 S Aut.,					
GL, GLS	1,6	66	13,98	D	
Ascona					
LS 1,3 N STH,					
GL, GLS	1,3	44	12,35	D	
LS 1,3 S STH,					
GL, GLS	1,3	55	12,47	D	
LS 1,6 N STH,					
GL, GLS	1,6	55	12,96	D	
LS 1,6 S STH GL,					
GLS, GT, CD	1,6	66	13,32	D	
LS 1,6 Diesel					
STH, GL, GLS	1,6	40	13,59	E	54,00
GL 1,8 i STH,					
GLS, GT, CD	1,8	85	15,31	E	
LS 1,3 N FLH,					
GL, GLS	1,3	44	13,09	D	45,00
LS 1,3 S FLH,					
GL, GLS	1,3	55	13,10	D	
LS 1,6 N FLH,					
GL, GLS	1,6	55	13,60	E	54,00
LS 1,6 S FLH, GL,					
GLS, GT, CD	1,6	66	13,96	E	
LS 1,6 Diesel FLH,					
GL, GLS	1,6	40	14,23	E	
GL 1,8 i FLH,					
GLS, GT, CD	1,8	85	15,85	E	
LS 1,3 S Aut. STH,					
GL, GLS	1,3	55	13,22	E	
LS 1,6 N Aut. STH,					
GL, GLS	1,6	55	13,71	E	
LS 1,6 S Aut. STH,					
GL,GLS,GT,CD	1,6	66	14,07	E	
LS 1,6 Diesel Aut.					
STH, GL, GLS	1,6	40	14,34	E	

Fabrikat und Typ	Hub-raum l	Lei-stung kW	Vorhalte-kosten DM	Gruppe	Wert der PKW-Nutzg. pro Nutzungstag DM
GL 1,8 i Aut. STH,					
GLS, GT, CD	1,8	85	15,73	E	
LS 1,3 S Aut. FLH,					
GL, GLS,	1,3	55	13,85	E	
LS 1,6 N Aut. FLH,					
GL, GLS	1,6	55	14,85	E	
LS 1,6 S Aut. FLH,					
GL,GLS,GT,CD	1,6	66	14,71	E	
LS 1,6 Diesel Aut.					
FLH, GL, GLS	1,6	40	14,98	E	
GL 1,8 i Aut. FLH,					
GLS, GT, CD	1,8	85	16,60	F	63,00
Manta					
GT 1,3 S	1,3	55	13,83	E	54,00
CC GT 1,3 S	1,3	55	14,17	E	
GT 1,8 S	1,8	66	14,97	E	
CC GT 1,8 S	1,8	66	15,21	E	
GS i 2,0 E	2,0	81	17,18	F	63,00
CC GS i 2,0 E	2,0	81	16,92	F	
GT 1,8 S Aut.	1,8	66	15,63	E	54,00
CC GT 1,8 S Aut.	1,8	66	15,86	E	
GS i 2,0 E Aut.	2,0	81	17,48	F	63,00
CC GS i 2,0 E Aut.	2,0	81	17,22	F	
Rekord					
LS 1,8 N, GL, GLS	1,8	55	14,86	E	54,00
LS 1,8 S, GL, GLS	1,8	66	14,95	E	
LS 2,0 S, GL, GLS	2,0	74	15,50	E	
LS 2,2 i,					
GL, GLS, CD	2,2	85	16,21	F	63,00
LS 2,3 Diesel,					
GL, GLS	2,3	52	16,53	F	
LS 2,3 Diesel					
Turbo GL, GLS	2,3	63	17,91	F	
LS 1,8 S Aut.,					
GL, GLS	1,8	66	15,87	E	54,00
LS 2,0 S Aut.,					
GL, GLS	2,0	74	16,35	E	
LS 2,2 i Aut.,					
GL, GLS, CD	2,2	85	17,13	F	63,00
LS 2,3 Diesel					
Aut., GL, GLS	2,3	52	17,45	F	
LS 2,3 Diesel Turbo Aut.,					
GL, GLS	2,3	63	18,83	F	
Caravan 1,8 N,					
LS, GL, GLS	1,8	55	14,99	E	54,00
Caravan 1,8 S,					
LS, GL, GLS	1,8	66	15,08	E	

Fabrikat und Typ	Hub-raum	Lei-stung	Vorhalte-kosten	Gruppe	Wert der PKW-Nutzg. pro Nut-zungstag
	l	kW	DM		DM
Caravan 2,0 S,					
LS, GL, GLS	2,0	74	15,56	E	
Caravan 2,2 i, LS,					
GL, GLS, CD	2,2	85	16,34	F	63,00
Caravan 2,3 Diesel,					
LS, GL, GLS	2,3	52	16,66	F	
Caravan 2,3					
Diesel Turbo,					
LS, GL, GLS	2,3	63	18,46	F	
Caravan 1,8 S Aut.,					
LS, GL, GLS	1,8	66	16,00	F	
Caravan 2,0 S Aut.,					
LS, GL, GLS	2,0	74	16,48	F	
Caravan 2,2 i Aut.,					
LS,GL,GLS,CD	2,2	85	17,20	F	
Caravan 2,3					
Caravan 2,3					
Diesel Aut.,					
LS, GL, GLS	2,3	52	17,58	F	
Caravan 2,3 Turbo					
Diesel Aut,.					
LS, GL, GLS	2,3	63	19,38	F	
Senator					
2,2 i, C	2,2	85	20,16	G	75,00
2,2 i Aut., C	2,2	85	21,11	G	
2,3 Turbo					
Diesel, C	2,3	63	21,63	G	
2,3 Turbo Diesel					
Aut., C	2,3	63	22,70	G	
2,5 i, C	2,5	103	21,91	H	86,00
2,5 i Aut., C	2,5	103	22,99	H	
3,0 i, C	3,0	132	25,27	H	
3,0 i Aut., C	3,0	132	25,06	H	
3,0 i CD Aut.	3,0	132	32,19	J	97,00
Monza					
2,2 i, C	2,2	85	21,25	G	75,00
2,5 i, C	2,5	103	24,36	H	86,00
3,0 i, C	3,0	132	25,82	H	
GSE 3,0 i	3,0	132	29,15	H	
2,2 i Aut., C	2,2	85	22,19	G	75,00
2,5 i Aut., C	2,5	103	25,43	H	86,00
3,0 i Aut., C	3,0	132	27,07	H	
GSE 3,0 i Aut.	3,0	132	30,22	J	97,00
Peugeot					
205					
XE	1,0	33	10,18	B	29,50
XL, GL	1,1	37	10,71	B	
XL, GR	1,4	44	11,55	C	37,00

Fabrikat und Typ	Hub-raum	Lei-stung	Vorhalte-kosten	Gruppe	Wert der PKW-Nutzg. pro Nut-zungstag
	l	kW	DM		DM
XLD Diesel,					
GLD, GRD	1,8	44	12,04	C	
GT	1,4	59	12,78	D	45,00
GTI	1,6	76	15,47	E	54,00
305					
GL	1,3	44	12,05	C	37,00
GR	1,5	54	13,11	D	45,00
GLD Diesel, GRD	1,9	48	14,10	E	54,00
GT, Aut.	1,6	66	14,12	E	
GTX	1,9	75	14,97	E	
GL Break	1,3	44	13,25	D	45,00
GR Break	1,5	54	14,19	E	54,00
GLD Break					
Diesel, GRD	1,9	48	14,95	E	
GT Break, Aut.	1,6	66	15,08	E	
GTX Break	1,9	75	16,18	E	
505					
GL	1,8	55	14,94	E	
GL Aut.	1,8	55	15,65	E	
GL 2,0, GR	2,0	71	15,60	E	
GLD Diesel	2,5	55	16,94	F	63,00
GTI	2,2	90	18,65	F	
GTI Aut.	2,2	90	19,35	F	
GTD Turbo Diesel	2,5	66	20,10	G	75,00
GTD Turbo					
Diesel Aut.	2,5	66	20,81	G	
Turbo Injection	2,2	114	22,02	G	
GL Break, GR,					
Familiale, Aut.	2,0	69	16,19	F	63,00
GLD Break Diesel,					
GRD, Familiale	2,5	55	17,63	F	
604					
GTI	2,8	110	24,89	H	86,00
GTI Aut.	2,8	110	25,76	H	
GTD Turbo Diesel	2,5	66	24,82	H	
GTD Turbo					
Diesel Aut.	2,5	66	25,69	H	
J 5					
Kombi	2,0	58	17,05	F	63,00
Kombi Diesel	2,5	55	18,41	F	
Porsche					
924	2,0	92	23,86	H	86,00
911					
Carrera Coupé,					
Targa	3,2	170	45,72	K	108,00
Carrera Cabrio	3,2	170	49,31	L	128,00
Turbo	3,3	221	68,79	L	

Fabrikat und Typ	Hub-raum l	Lei-stung kW	Vorhalte-kosten DM	Gruppe	Wert der PKW-Nutzg. pro Nutzungstag DM
928					
S	4,7	228	55,71	L	
S Aut.	4,7	228	57,66	L	
944					
944	2,5	120	32,83	J	97,00
944 Aut.	2,5	120	33,81	J	
Renault					
R 4					
L, TL	0,9	21	8,54	A	25,50
GTL	1,1	25	9,60	B	29,50
F 4	0,9	21	9,18	B	
F 6	1,1	25	9,92	B	
R 5					
C	1,0	30	9,86	B	
GTL	1,1	34	11,14	C	37,00
TL	1,1	34	10,56	B	29,50
GTS, TSE	1,4	52	12,07	C	37,00
R 9					
C, GTC	1,1	35	10,83	B	29,50
GTL, Avenue	1,4	44	12,03	C	37,00
Aut.	1,4	50	13,29	D	45,00
GTD Diesel	1,6	40	12,75	D	
GTX, TXE	1,7	59	13,39	D	
R 11					
TL, GTL	1,4	44	11,40	C	37,00
GTD Diesel	1,6	40	12,43	D	45,00
Aut.	1,4	50	13,07	D	
GTX, TXE	1,7	59	12,69	D	
TXE Electronic	1,7	59	14,43	E	54,00
Turbo	1,4	77	16,11	E	
R 18					
GTL	1,7	54	13,79	E	
GTL Kombi	1,7	54	14,61	E	
GTL 4 x 4 Kombi	1,7	53	16,40	E	
Aut.	2,0	80	16,48	E	
GTD Diesel	2,1	49	15,91	E	
TD Diesel Kombi	2,1	49	15,76	E	
GTX Kombi	2,0	77	16,79	F	63,00
Turbo	1,6	92	17,56	F	
Fuego					
GTS	1,7	71	16,40	E	54,00
GTX	2,0	81	18,20	F	63,00
Turbo	1,6	97	19,04	F	
R 25					
TS, GTS	2,0	74	16,88	F	
GTX	2,2	89	20,57	G	75,00
TS Aut., GTS	2,0	74	17,67	F	63,00
GTX Aut.	2,2	89	21,36	G	75,00
V 6 Injection	2,7	104	24,90	H	86,00
GTD Diesel	2,1	46	19,20	F	63,00
Turbo Diesel, DX	2,1	63	21,06	G	75,00
Alpine A 310 V 6	2,7	110	32,03	J	97,00
Espace					
GTS, TSE	2,0	80	19,60	F	63,00
Turbo Diesel, DX	2,1	65	21,57	G	75,00
Trafic T					
Microbus	1,4	35	14,45	E	54,00
Microbus	1,7	49	17,47	F	63,00
Microbus Diesel	2,1	44	18,55	F	
Saab					
90	2,0	74	16,54	F	
900					
Lim.	2,0	74	17,97	F	
Com./Coupé	2,0	74	18,76	F	
i Lim.	2,0	85	19,14	F	
i Com./Coupé	2,0	85	19,76	G	75,00
i Aut. Lim.	2,0	85	20,28	G	
i Aut.					
Com./Coupé	2,0	85	20,43	G	
Turbo 16 Lim.	2,0	129	27,70	H	86,00
Turbo 16					
Com./Coupé	2,0	129	27,35	H	
CD Turbo	2,0	129	34,16	J	97,00
Turbo Lim.	2,0	107	24,86	H	86,00
Turbo					
Com./Coupé	2,0	107	24,52	H	
Turbo Aut. Lim.	2,0	107	25,58	H	
Turbo Aut.					
Com./Coupé	2,0	107	25,23	H	
9000 Turbo 16 V					
Com./Coupé	2,0	129	29,43	J	97,00
Seat					
Fura L, GL	0,9	29	8,71	A	25,50
Ronda					
1,2 LE, GL, GLX	1,2	47	9,97	B	29,50
1,6 GLX, SX	1,6	68	12,51	D	45,00
1,7 Diesel					
LE, GL, GLX	1,7	41	11,95	C	37,00
P 1,2 GL	1,2	44	10,87	B	29,50
P 1,5 GLX	1,5	63	12,94	D	45,00

Fabrikat und Typ	Hub-raum l	Lei-stung kW	Vorhalte-kosten DM	Gruppe	Wert der PKW-Nutzg. pro Nutzungstag DM
Skoda					
105 S, L	1,0	33	7,96	A	25,50
120					
L	1,2	38	8,58	A	
GLS	1,2	43	9,27	B	29,50
130					
L	1,3	46	9,67	B	
Coupé	1,3	46	10,00	B	
Subaru					
Justy 1000 4 WD					
SL, GL	1,0	40	11,67	C	37,00
Turismo					
4 WD	1,8	60	14,54	E	54,00
4 WD Aut.	1,8	60	15,13	E	
Sedan					
1800 4 WD	1,8	60	16,17	E	
1800 4 WD Aut.	1,8	60	16,76	E	
Station					
1800 4 WD, Super	1,8	60	15,82	E	
Super Aut.	1,8	60	17,80	F	63,00
Libero 4 WD (E 10)	1,0	37	13,37	D	45,00
Suzuki					
Alto					
GE, GL, FX	0,8	29	8,25	A	25,50
GL Aut., FX	0,8	29	9,07	A	
Swift					
1,0 GA, GL, GLS	1,0	37	9,59	B	29,50
1,3 GL, GS	1,3	50	10,86	B	
SJ					
410	1,0	33	12,03	C	37,00
413	1,3	47	13,70	D	45,00
Carry	0,8	27	9,57	B	29,50
Talbot					
Samba					
Samba	1,0	31	9,69	B	
LS	1,1	37	10,24	B	
Rallye	1,2	65	12,96	D	45,00
Cabrio	1,4	58	15,40	E	54,00

Fabrikat und Typ	Hub-raum l	Lei-stung kW	Vorhalte-kosten DM	Gruppe	Wert der PKW-Nutzg. pro Nutzungstag DM
Horizon					
LD Diesel, GLD	1,9	48	12,83	D	45,00
GL	1,4	48	11,74	C	37,00
GL Aut.	1,4	61	12,56	D	45,00
GLS	1,6	66	13,21	D	
Solara					
GL, SX	1,6	66	13,48	D	
SX Aut.	1,6	66	15,23	E	54,00
de Tomaso					
Pantera GTS 5	5,8	199	76,33	L	128,00
Deauville	5,8	199	67,64	L	
Longchamp Coupé	5,8	199	63,68	L	
Toyota					
Starlet					
1,0 DLX	1,0	33	10,05	B	29,50
1,3 S	1,3	55	12,16	C	37,00
Tercel					
1,3 d. L.	1,3	48	11,27	C	
1,3 Aut. d. L.	1,3	48	11,74	C	
Allrad	1,5	52	14,43	E	54,00
Carolla					
FLH 1,3 DX, GL	1,3	55	11,92	C	37,00
FLH 1,3 DX Aut., GL	1,3	55	12,78	D	45,00
FLH 1,6 GT 16 V	1,6	89	16,19	E	54,00
STH 1,3 DX	1,3	55	12,31	C	37,00
Kombi 1,3 DX	1,3	48	12,45	C	
Coupé 1,6 GT 16 V	1,6	91	16,58	E	54,00
Liftback 1,3 DX	1,3	55	12,71	D	45,00
Liftback 1,3 DX Aut.	1,3	55	13,25	D	
Liftback 1,6DX,GL	1,6	62	13,47	D	
Carina II					
Lim, d. L., GL	1,6	62	13,59	D	
Liftback d. L., GL	1,6	62	14,22	D	
Liftback GL Aut.	1,6	62	15,56	E	54,00
Camry					
Lim. DLX	1,8	66	14,,89	E	
Liftback DLX	1,8	66	15,47	E	
Lim GLi, GLi-S	2,0	79	16,11	E	
Liftback, GLi, GLi-S	2,0	79	16,68	E	
Liftback GLi Aut.	2,0	79	17,52	F	63,00

Fabrikat und Typ	Hub-raum l	Lei-stung kW	Vorhalte-kosten DM	Gruppe	Wert der PKW-Nutzg. pro Nutzungstag DM
Celica					
Liftback 1600 ST	1,6	63	15,52	E	54,00
Liftback 2000 XT	2,0	77	16,87	F	63,00
Liftback 2000 XT					
Aut.	2,0	77	17,62	F	
Coupé 1600 ST	1,6	63	15,07	E	54,00
Coupé 1600 GT	1,6	91	18,81	F	63,00
Supra	2,8	125	24,77	H	86,00
Supra Aut.	2,8	125	25,96	H	
Cressida					
GLi	2,0	80	17,55	F	63,00
GLi Aut.	2,0	80	18,35	F	
Diesel	2,2	49	16,95	F	
Kombi Diesel	2,2	49	17,76	F	
Bus					
Lite-Ace	1,3	42	12,80	D	45,00
Hi-Ace	1,8	58	14,81	E	54,00
Hi-Ace Diesel	2,2	49	16,25	F	63,00
Modell F d. L, GL,					
Super GL	1,8	58	15,89	E	54,00
Landcruiser					
Diesel	3,4	66	21,26	G	75,00
Diesel Station	4,0	74	26,55	H	86,00
TVR					
Tasmin 200	2,0	72	33,71	H	86,00
Volvo					
340					
L	1,4	46	12,40	D	45,00
DL, GL	1,4	52	13,16	D	
DL Aut., GL	1,4	52	13,66	D	
360					
GLS	2,0	75	17,72	E	54,00
GLT, GLE	2,0	85	17,26	F	63,00
240					
GL, Lim., GLE	2,3	81	17,90	F	
GL Aut. Lim., GLE	2,3	81	18,81	F	
GL Kombi, GLE	2,3	81	19,79	G	75,00
GL Kombi Aut.,					
GLE	2,3	81	20,70	G	
GLT Lim.	2,3	98	19,75	G	
GLT Lim. Aut.	2,3	98	20,66	G	
GLT Kombi	2,3	98	21,37	G	
GLT Kombi Aut.	2,3	98	22,29	G	
Diesel Kombi	2,4	60	21,08	G	
Turbo Kombi	2,1	114	23,95	H	86,00

Fabrikat und Typ	Hub-raum l	Lei-stung kW	Vorhalte-kosten DM	Gruppe	Wert der PKW-Nutzg. pro Nutzungstag DM
740					
GL	2,3	84	20,09	G	75,00
GL Aut.	2,3	84	21,00	G	
GLE	2,3	96	22,72	H	86,00
GLE Aut.	2,3	96	23,63	H	
GL Diesel	2,4	60	21,44	G	75,00
GL Diesel Aut.	2,4	60	22,35	G	
760					
GLE Aut.	2,8	115	27,57	H	86,00
Turbo	2,3	134	27,38	H	
Turbo Aut.	2,3	134	28,29	H	
GLE Turbo Diesel	2,4	82	27,52	H	
GLE Turbo Diesel					
Aut.	2,4	82	28,44	H	
VW					
Käfer 1200 L	1,2	25	8,90	B	29,50
Polo					
C FLH, CL	1,0	29	10,35	B	
C FLH, CL	1,3	40	11,01	B	
Coupé CL	1,0	29	11,04	C	37,00
Coupé CL, GT	1,3	40	11,70	C	
Coupé GT	1,3	55	13,24	D	45,00
C STH	1,0	29	10,69	B	29,50
C STH, CL	1,3	40	11,36	C	37,00
Golf					
C Diesel, CL, GL	1,6	40	12,70	D	45,00
C Diesel Aut.,					
CL, GL	1,6	40	13,43	D	
C Turbo Diesel,					
CL, GL	1,6	51	13,95	D	
GTD Turbo Diesel	1,6	51	15,01	E	54,00
C, CL, GL	1,3	40	11,27	C	37,00
C, CL, GL	1,6	55	12,24	D	45,00
C Aut., CL, GL	1,6	55	12,87	D	
Carat	1,8	66	16,98	E	54,00
Carat Aut.	1,8	66	17,46	F	63,00
GTI	1,8	82	16,77	F	
GL Cabrio	1,6	55	16,72	F	
GL Cabrio Aut.	1,6	55	17,36	F	
GL Cabrio	1,8	66	18,11	F	
GL Cabrio Aut.	1,8	66	18,61	F	
GLI Cabrio	1,8	82	19,48	F	
Jetta					
C Diesel, CL, GL	1,6	40	13,08	D	45,00
C Diesel Aut.,					
CL, GL	1,6	40	13,82	E	54,00
C Turbo Diesel,					
CL, GL	1,6	51	14,35	E	

Tabellen für den Nutzungsausfall

Fabrikat und Typ	Hub-raum (l)	Lei-stung (kW)	Vorhalte-kosten (DM)	Gruppe	Wert der PKW-Nutzg. pro Nutzungstag (DM)
C, CL, GL	1,3	40	11,77	C	37,00
C, CL, GL	1,6	55	12,74	D	45,00
C Aut., CL, GL	1,6	55	13,38	D	
CL, GL	1,8	66	14,13	E	54,00
CL Aut., GL	1,8	66	14,61	E	
Carat	1,8	66	17,41	F	63,00
Carat Aut.	1,8	66	17,90	F	
GT	1,8	82	16,69	F	
Scirocco					
GT, GTL	1,6	55	15,06	E	54,00
GT Aut., GTL	1,6	55	15,72	E	
GT, GTL, GTX	1,8	66	16,37	E	
GT Aut., GTL, GTX	1,8	66	16,89	E	
GT, GTL, GTX	1,8	82	17,48	F	63,00
Passat					
C Diesel FLH, STH, CL, GL	1,6	40	14,45	E	54,00
C Diesel, Aut., L, FLH, STH, CL, GL	1,6	40	15,24	E	
C Turbo Diesel FLH, STH, CL, GL	1,6	51	15,69	E	
C FLH, STH, CL,GL	1,3	44	13,03	E	
C FLH, STH, CL, GL	1,6	55	13,87	E	
C Aut., FLH, STH, CL, GL	1,6	55	14,55	E	
C FLH, STH, CL, GL	1,8	66	14,58	E	
C Aut. FLH, STH, CL, GL	1,8	66	15,01	E	
GL 5 STH, GT, FLH	2,0	85	17,66	F	63,00
GL 5 STH Aut., GLT, FLH	2,0	85	18,17	F	
GT 5 FLH	2,2	100	19,06	F	
Carat STH	2,0	85	19,63	F	
C Variant Diesel, CL, GL	1,6	40	14,73	E	54,00
C Variant Diesel Aut., CL, GL	1,6	40	15,51	E	
C Variant Turbo Diesel, CL, GL	1,6	51	15,96	E	
C Variant, CL	1,3	44	13,66	E	
C Variant, CL, GL	1,6	55	13,89	E	
C Variant Aut., CL, GL	1,6	55	14,82	E	
C Variant, CL, GL	1,8	66	14,85	E	
C Variant Aut., CL, GL	1,8	66	15,29	E	
GL 5 Variant, GT 5	2,0	85	18,05	F	63,00
GL 5 Variant Aut., GT 5	2,0	85	18,56	F	
GT 5 Variant	2,2	100	19,58	F	
GT Syncro Variant	2,0	85	21,90	G	75,00
Santana					
CX Diesel, LX, GT	1,6	40	14,87	E	54,00
CX Diesel, Aut., LX, GX	1,6	40	15,76	E	
CX Turbo Diesel	1,6	51	16,12	E	
CX	1,3	44	13,60	E	
CX, LX, GX	1,6	55	14,17	E	
CX, LX, GX	1,8	66	14,90	E	
CX Aut., LX, GX	1,6	55	14,97	E	
CX Aut., LX, GX	1,8	66	15,45	E	
LX 5, GX	2,0	85	17,04	F	63,00
LX 5 Aut., GX	2,0	85	17,66	F	
Bus					
Caravelle C (8-S.)	1,9	63	18,83	F	
Caravelle C Syncro (8-S.)	1,9	57	22,37	G	75,00
Caravelle C Diesel (8-S.), CL, GL	1,6	37	17,49	F	63,00
Caravelle CL (8-S.)	1,9	44	17,79	F	
LT 28					
Kombi	2,4	66	23,22	G	75,00
Diesel Kombi	2,4	55	24,21	G	

B) für Krafträder Stand 1982 (seither unverändert). Aus: DAR 81, 101.

Gruppe	Mofa/Moped Mokick Leichtkraftrad Kraftrad	Versicherungsklasse Motorleistung kW/PS	Vorhaltekosten (Gemeinkosten) DM	Wert der Nutzung pro Nutzungstag DM
	Spalte 1	Spalte 2	Spalte 3	Spalte 4
A	Mofa, Moped Mokick	Mf, Mp Mk	1,30 2,50	11,50 13,50
B	Leichtkraftrad	LKR	2,85	14,00
C	Kraftrad	bis 7 kW/10 PS	3,00	15,50
D	Kraftrad	über 7 bis 13 kW über 10 bis 17 PS	4,00	23,00
E	Kraftrad	über 13 bis 20 kW über 17 bis 27 PS	6,00	23,50
F	Kraftrad	über 20 bis 37 kW über 27 bis 50 PS	8,50	31,00
G	Kraftrad bis 850 cm^3	über 37 kW/50 PS	10,70	31,00
	Kraftrad ab 900 cm^3		12,80	37,00

Für Zweiradfahrzeuge wurde seither keine Neuberechnung veröffentlicht. Die Geldentwertung und das gestiegene Preisniveau sollten jedoch eine leichte Anhebung der Sätze ermöglichen.

Mietwagen neben Nutzungsausfall

Mietet der Geschädigte ein wesentlich billigeres Fahrzeug als das eigene, fragt es sich, ob neben den entstandenen Kosten für den Leihwagen zusätzlich eine Geldentschädigung geleistet werden muß, weil der Nutzungsausfall für den eigenen Wagen wertvoller war. Dazu der BGH (NJW 1970, 1120):
»Hat der bei einem Kfz-Unfall Geschädigte einen Mietwagen genommen, der einer niedrigeren Wagenklasse als der beschädigte Pkw angehört (hier Opel-Rekord gegenüber Mercedes 600), dann ist er nach seiner Wahl berechtigt, die Mietwagenkosten pauschaliert (abstrakt) zu berechnen, d. h., er erhält 30 % der (fingierten) Mietwagensätze (50 % der Mietwagenkosten abzüglich Eigenersparnisse), während er bei konkreter Schadenberechnung rund 80 % der Mietwagenrechnung (100 % abzüglich Eigenersparnisse) erhalten würde.«
Vernünftigerweise wird man also sagen: Wenn der Unterschied zwischen dem eigenen Wagen und dem Mietfahrzeug sehr groß ist, muß eine zusätzliche Entschädigung gewährt werden.

Nebenkosten

Nachdem nun die wichtigsten Fälle, die bei der Schadensregulierung von Bedeutung sind, nämlich Reparatur oder Beschaffung von Ersatzfahrzeugen, behandelt worden sind, sollten wir uns auch noch mit den übrigen Kosten beschäftigen; denn bei diesen sogenannten »Nebenkosten« können manchmal ganz erhebliche Beträge auf dem Spiel stehen.

Taxikosten

Wer nicht unbedingt auf einen Mietwagen angewiesen ist, kann gelegentlich ein Taxi nehmen und damit die unaufschiebbaren Fahrten ausführen. Er muß dann allerdings die Belege sammeln, denn auch die Taxikosten können in Rechnung gestellt werden. Natürlich dürfen sie nicht pro Tag über den Betrag hinausgehen, den ein Mietwagen gekostet hätte. Der Vorteil, wenn man ein Taxi verwendet: Ein Abzug wegen ersparter Eigenkosten ist nicht zulässig (OLG Düsseldorf, VersR 65, 770).

Abschleppkosten

Ein nicht mehr fahrbereiter Wagen muß aus dem Verkehr gezogen werden. Daher sind die Kosten für das Abschleppen zu ersetzen. Über die Länge der Abschleppstrecke streiten sich gelegentlich die Fachleute.
Der Geschädigte darf das Fahrzeug in die Werkstatt seines Vertrauens bringen lassen, wenn sich der Schaden in der Nähe seines Heimatortes ereignet hat und die Kosten des Abschleppens nicht unangemessen höher sind als die Kosten, die eine der Unfallstelle näher gelegene Werkstatt verlangt hätte.
Wer fern der Heimat liegenbleibt, von dem kann die Versicherung nicht verlangen, daß das Fahrzeug nur in die nächstgelegene Werkstätte gebracht wird. Der Geschädigte hat das Recht, eine Spezialwerkstatt zu wählen. Die Kosten des Transports bis zu dieser Reparaturfirma hat der Schädiger zu zahlen.
Wenn das Fahrzeug Totalschaden hat und nicht mehr instandgesetzt werden soll, ist es allerdings vernünftig, es in die nächstgelegene Werkstatt oder zum nächsten Autofriedhof zu bringen. Dort bleibt es so lange stehen, bis der Schaden durch einen Sachverständigen festgestellt wurde. Ein Transport nach Hause oder zur Vertragswerkstatt wäre unrentabel und daher ein Verstoß gegen die Schadenminderungspflicht.
Stellt der Sachverständige später fest, daß sich eine Reparatur des Wagens doch lohnt, muß der Weitertransport in die Fachwerkstatt bezahlt werden.

Standgeld

Beschädigte Autos werden nach einem Unfall in der Regel zu einer Werkstatt geschleppt. Dort bleiben sie dann so lange stehen, bis der Sachverständige sein Gutachten erstellt hat. Erst danach wird über ihr weiteres Schicksal entschieden. Rechtlich gesehen, kommt mit der Werkstatt ein Verwahrungsvertrag zustande. Daher kann die Werkstatt für das abgestellte Fahrzeug Standgeld verlangen. In

der Regel werden zwischen DM 2,– und DM 10,–, je nach Verwahrung, pro Tag in Rechnung gestellt. Auch diese Kosten hat der Schädiger zu tragen. Für ein Autowrack dürfen nach Meinung des OLG Düsseldorf (VersR 66, 770) nur Standgelder bis zu 30 Tagen verlangt werden.

Finanzierungskosten

Wenn sie von der Werkstätte verständigt werden, daß ihr Fahrzeug repariert und abholbereit ist, ist das für die Geschädigten nicht immer nur die reine Freude, denn der Wagen wird ihnen nur gegen Barzahlung ausgehändigt. Nicht jedermann hat aber so viel Geld flüssig, daß er größere Reparaturen, die unverhofft auf ihn zukommen, übernehmen könnte. Was ist zu tun? Man ruft den Haftpflichtversicherer an und erklärt dem Sachbearbeiter, daß man zur Auslösung des Fahrzeuges einen höheren Geldbetrag braucht. Der Versicherer kann dann entscheiden, ob er einen Vorschuß bewilligt.
Bei einer Ablehnung kann man einen Kredit aufnehmen und die Kosten dafür dem Schädiger in Rechnung stellen. Man darf eine Finanzierung aber nur dann vornehmen, wenn man nicht ohne weiteres in der Lage ist, die Kosten aus eigenen Mitteln vorzustrecken. Keineswegs muß man sich völlig entblößen und etwa auf Notgroschen zurückgreifen. Es ist auch nicht zumutbar, daß man Aktien verkauft, um aus dem Erlös die Reparaturkosten vorzustrecken. Vielmehr darf man dann entweder die Bank oder ein Finanzierungsinstitut einschalten. Man muß aber unbedingt darauf achten, daß man nicht einem Wucherer in die Hände fällt und sich daher über die banküblichen Zinssätze informieren.
Die Grundsätze für die Erstattung von Finanzierungskosten hat der BGH so formuliert (BGH, NJW 1974, 34):

»Zum Herstellungsaufwand i. S. von § 249, Satz 1 BGB gehören auch die Kosten für die Inanspruchnahme von Fremdmitteln durch den Geschädigten zwecks Finanzierung der Instandsetzung eines beschädigten Kfz und zur Anmeldung eines Ersatzfahrzeugs, soweit ihm die Herstellung nur durch Aufnahme von Fremdmitteln möglich oder zuzumuten ist. Die Inanspruchnahme eigener flüssiger Mittel wird bei kleineren Unfallschäden regelmäßig zumutbar sein, bei größeren Schäden dann, wenn das Einkommen des Geschädigten es zuläßt. Kommen mehrere Finanzierungsarten in Frage, können die Kosten der wirtschaftlichsten Finanzierung verlangt werden. Hätten der Schädiger oder sein Versicherer den Geschädigten bei rechtzeitiger Benachrichtigung von seinen Aufwendungen freigestellt, so können Kreditkosten nicht gefordert werden.«

Welche Zinsen und Gebühren bei einer Finanzierung übernommen werden, ist von der Rechtsprechung bisher noch nicht eindeutig geklärt worden. Während das OLG Nürnberg (VersR 1977, 1016) 18 % Zinsen (für 1975) zwar als sehr hoch bezeichnete, aber nicht beanstandete, weil der Geschädigte bei dem überraschend und nur kurzfristig benötigten Kredit keinen Vergleich der Konditionen verschiedener Geldinstitute anstellen mußte, sollen 2 % Bearbeitungsgebühr nicht erstattet werden, wenn die Hausbank des Geschädigten den Kredit ohne diese Gebühr bewilligt hätte (OLG Karlsruhe, VersR 1979, 40).

Sonstiger Sachschaden

Wenn es kracht, erleidet häufig nicht nur das Auto Blessuren. Auch andere Gegenstände können beschädigt werden. Das Kofferradio oder der Fotoapparat haben vielleicht den unsanften Aufprall schlecht vertragen, die Brille ist zerbrochen, die Uhr hat einen zu heftigen Schlag erhalten, Strümpfe wurden zerrissen, die Kleidung ist mit Blut verschmiert, der Kasten Bier im Kofferraum enthält nur noch einige heile Flaschen. Viele Geschädigte vergessen, daß sie auch dafür Ersatz erhalten. Der Rat für die Praxis: Möglichst umgehend nach dem Unfall feststellen und notieren, was alles beschädigt oder zerstört wurde.

Sind Kleider beschädigt worden, gibt es zwei Möglichkeiten: Entweder Reinigung und Kunststopfen oder Anschaffung neuer Kleidungsstücke. Zur Neuanschaffung ist man berechtigt, wenn größere Beschädigungen auftreten. Ein Ausbessern ist nicht zumutbar. Allerdings sollten dann die Rechnungen für die neuen Kleidungsstücke eingereicht werden und, wenn möglich, auch die Rechnungen und das Anschaffungsdatum der alten

Kleidung, denn hier ist ein Abzug neu für alt (siehe Seite 101) möglich, wenn die beschädigte Kleidung nicht mehr neuwertig war. Zu beachten ist, daß auch hier nicht der Zeitwert (also der Verkaufswert), sondern der wesentlich höhere Gebrauchswert maßgeblich ist. Falls man sich mit dem Kunststopfen begnügt, kann man auch noch eine Wertminderung verlangen. Etwa ein Viertel des Neupreises könnte dafür gerechtfertigt sein; ähnlich verhält es sich natürlich auch bei beschädigten Gegenständen aus dem Reisegepäck. Das ist aber nur eine Faustregel, Ausnahmen sind denkbar. Bei Schäden an teuren Gegenständen (z. B. Antiquitäten) muß ein Sachverständiger hinzugezogen werden.

Auch für Gegenstände, die an der Unfallstelle vergessen wurden oder abhanden kamen, kann man von der gegnerischen Haftpflichtversicherung Ersatz verlangen.

Werden Tiere verletzt, hat der Schädiger die Kosten für den Tierarzt zu tragen. Ist aber die Höhe dieser Kosten auf den Wert des Tieres beschränkt? Das kommt auf das Tier und auf die Höhe der Behandlungskosten an. Nur, wenn die Heilbehandlung unverhältnismäßig teuer ist, gibt es Abstriche. Für Tiere, zu denen der Mensch ein besonderes Verhältnis hat (wie z. B. zu Hunden), darf mehr an Heilbehandlungskosten aufgewendet werden, als sie wert sind (LG Lüneburg, NJW 1984, 1243). Für die Heilung einer Kuh darf man demgemäß nicht mehr investieren, als sie wert ist.

Sachverständigenkosten

Will der Versicherer, daß das Fahrzeug durch einen Sachverständigen begutachtet wird, muß er ihn auch honorieren. Bei allen größeren und nicht sogleich überschaubaren Schäden sollte aber jeder von sich aus einen Sachverständigen hinzuziehen. Die Kosten (die DM 250,– und mehr betragen können) hat die Versicherung zu übernehmen. Nur bei Kleinschäden ist dies nicht zumutbar.

Anwaltskosten

Daß die Anwaltskosten von der gegnerischen Haftpflicht übernommen werden, wurde schon erwähnt (siehe Seite 26 ff.). Es verhält sich hiermit ähnlich, wie es sich mit den Kosten für den Sachverständigen verhält.

Schadenfreiheitsrabatt

Wenn man nach einem Unfall seine Kaskoversicherung einschaltet, kann ein Teil des Schadenfreiheitsrabats verlorengehen. Möglicherweise wird man aber auch höher belastet (Malus). Der Schädiger muß einem diesen Schaden ersetzen, denn die Inanspruchnahme des Kaskoversicherers ist auch dann gestattet, wenn man von einem Schädiger den Schaden zurückverlangen könnte. Insbesondere gilt das dann, wenn es sich um einen größeren Schaden handelt und die Abwicklung durch die Versicherung des Gegners nicht absehbar ist (OLG Celle, VersR 1968, 1070).

Anders ist es bei der Kfz-Haftpflichtversicherung. Der Bundesgerichtshof hatte früher einmal entschieden, daß der unverschuldete Verlust des Schadenfreiheitsrabats bei der Kfz-Haftpflichtversicherung erstattungsfähig sei (VersR 1966, 256). Er vertritt aber heute den entgegengesetzten Standpunkt. Der Verlust des Schadenfreiheitsrabats muß nicht ersetzt werden, weil dieser Vermögensnachteil seine Ursache nicht in der Beschädigung des eigenen Fahrzeugs des Versicherungsnehmers habe, sondern in der Beschädigung eines fremden Fahrzeugs, für die er auch noch haftpflichtig sei (BGH, VersR 1978, 235). Eine Korrektur ist damit nicht mehr bei der Schadensregulierung möglich. Aber die eigene Kfz-Haftpflichtversicherung muß bei der Schadensbearbeitung soweit wie möglich auch die Interessen des eigenen Versicherungsnehmers berücksichtigen. Bringt sie den Versicherungsnehmer um den Schadenfreiheitsrabatt, indem sie offensichtlich unbegründete Forderungen auf Grund völlig sachfremder Bearbeitung begleicht, ist die Rückstufung angreifbar. Allerdings kann vom Versicherer nicht verlangt werden, daß er zweifelhafte Ansprüche nur deshalb verweigert, um dem Versicherungsnehmer seinen Rabatt zu erhalten (AG Saarbrücken, VersR 1976, 360).

Trinkgelder

Wird mit dem Trinkgeld ein Vorteil für den Ersatzpflichtigen erreicht, kann die Erstattung von Trinkgeldern an die Reparaturwerkstatt verlangt werden. So etwa, wenn ein Geldschein den Meister dazu bewegt, einen Wagen am Samstag zu reparieren; dies spart Kosten für Nutzungsausfall oder Mietwagen (OLG Stuttgart 2 U 179/58).

Wurde das Trinkgeld nur bezahlt, damit bei künftigen Besuchen die Werkstatt dem Kunden gegenüber besonders aufgeschlossen ist, fehlt es an der Kausalität. Der Schädiger muß diese Kosten nicht übernehmen.

Unkostenpauschale

Für die Zeit, die man aufwendet, um mit der Versicherung des Schädigers zu korrespondieren, erhält man nichts. Wohl aber könnte man das Porto als echten Schaden absetzen. Meist wird es sich aber nicht lohnen, die Pfennigbeträge zu notieren. Man sollte aber auf jeden Fall wissen, daß man Anspruch auf eine Unkostenpauschale hat. Neben den Porti kommen auch Telefonspesen in Betracht. Schließlich ist es denkbar, daß man öffentliche Verkehrsmittel benutzt hat, um sein Fahrzeug von der Reparaturwerkstatt abzuholen. Wenn man Autofahrten im Zusammenhang mit der Schadensregulierung hatte, darf man pro Kilometer DM –,50 abrechnen (LG Braunschweig, ZfS 1985, 73). Das ist z. B. bei Fahrten zur Reparaturwerkstatt oder zur Zulassungsstelle der Fall.

Soweit es sich nicht lohnt, wie z. B. bei einmaligen Taxikosten, einen Einzelnachweis zu führen, sollte man all das unter einer Unkostenpauschale geltend machen. Diese Pauschale kann derzeit DM 35,– bis DM 50,– betragen. Es wird darauf ankommen, ob man z. B. die Angehörigen von einem Unfall verständigen muß, der weit weg vom Heimatort passierte. Dann wird ein Telefongespräch allein möglicherweise schon mehrere Mark ausmachen. In diesen Fällen wird die Unkostenpauschale höher ausfallen. Die Pauschale ist auch von Gerichten anerkannt.

Mehrwertsteuer

Die Einführung der Mehrwertsteuer hatte zahlreiche Schwierigkeiten bei der Schadensregulierung mit sich gebracht. Wann darf der Geschädigte auf den Vorsteuerabzug verwiesen werden? Wann erhält er die Mehrwertsteuer von der Versicherung? Die Beantwortung dieser Fragen richtet sich danach, ob der Geschädigte die Steuer auf das Finanzamt abwälzen kann. Ist er dazu berechtigt, besteht sein Schaden nur in dem Nettobetrag ohne Mehrwertsteuer. Andernfalls muß die Mehrwertsteuer als Schadensbestandteil ersetzt werden.

Eine Tatsache, die nur wenig bekannt ist: Die Mehrwertsteuer ist auch dann zu erstatten, wenn die Entschädigung nicht für die Wiederbeschaffung oder die Reparatur des Kraftfahrzeuges verwendet wird (OLG Karlsruhe, NJW 1972, 1470).

Eine Abwälzung auf das Finanzamt, ein sogenannter Vorsteuerabzug, kann vorgenommen werden, wenn die beschädigte Sache zum Betriebsvermögen gehört. Die Folge: Die für die Reparatur eines Kraftfahrzeuges in Rechnung gestellte Mehrwertsteuer ist, soweit der Halter des für Geschäftszwecke benutzten Fahrzeugs zum Vorsteuerabzug berechtigt ist, nicht vom Schädiger zu erstatten (BGH, NJW 1972, 1460).

Es sind aber auch hier Ausnahmen denkbar: Wenn der beschädigte Pkw zum Betriebsvermögen gehört, aber auf einer Privatfahrt beschädigt wurde, müssen die Reparaturkosten einschließlich der Mehrwertsteuer ersetzt werden, weil ein Vorsteuerabzug nicht möglich ist.

In besonderen Fällen, in denen die Sache teils zum Betriebsvermögen, teils zum Privatvermögen gehört, kann der Ersatz der Mehrwertsteuer sogar anteilmäßig verlangt werden (vgl. OLG Stuttgart, BB 1971, 634).

Aus diesem Grund muß man, so unangenehm das auch sein mag, Angaben über diese steuerrechtlichen Tatbestände machen, denn als Geschädigter ist man zum Nachweis verpflichtet.

Besondere Schwierigkeiten hat lange Zeit die Erstattung der Mehrwertsteuer bei Rechts-

anwaltsgebühren gemacht. Der Bundesfinanzhof hat aber (Beschluß vom 3. 2. 1970, BStBl. Teil II 1970, 434) entschieden, der Rechtsanwalt könne die auf seine Gebühren entfallende Mehrwertsteuer unabhängig davon beanspruchen, ob der Erstattungsberechtigte sie als Vorsteuer abziehen darf. Im gleichen Sinn haben auch andere Gerichte entschieden (OLG München, NJW 70, S. 1751).

Ausländer, die durch die Bundesrepublik reisen und dabei einen Verkehrsunfall erleiden, müssen zwar zunächst die Mehrwertsteuer für die Reparaturkosten übernehmen. Wenn sie aber ausreisen, stellt der Zoll auf Verlangen eine Bescheinigung aus, die es dem Händler ermöglicht, dem Ausländer die Mehrwertsteuer zurückzuerstatten. In diesem Fall braucht natürlich der Schädiger nur die Reparaturkosten ohne Mehrwertsteuer zu ersetzen. Ausländische Studenten, Gastarbeiter oder Nato-Truppen-Angehörige gelten jedoch als Inländer und können von dieser Möglichkeit nicht Gebrauch machen.

Verdienstausfall

Es kommt immer wieder vor, daß allein auf Grund der Beschädigung des Autos bereits ein Verdienstausfall zu verzeichnen ist.
B e i s p i e l e : Die Sängerin Maria Mariani mußte nach einem unverschuldeten Verkehrsunfall warten, bis die Polizei kam, um die nötigen Feststellungen zu treffen. Dadurch versäumte sie ihr Flugzeug nach Frankfurt, wo sie ein Konzert geben sollte. Dieses Konzert mußte abgesagt werden. Die entgangene Gage von Frau Mariani ist ein Schaden, der geltend gemacht werden kann.

Herr Haller hatte sein Fahrzeug schon vor dem Unfall zu einem guten Preis verkauft, es aber dem Käufer noch nicht ausgehändigt. Nach dem Unfall verweigert der Käufer die Abnahme. Herr Haller kann es nur noch mit einem Nachlaß veräußern; den entgangenen Gewinn kann er dem Schädiger in Rechnung stellen.

Genauso verhält es sich, wenn z. B. ein voll eingerichtetes Wohnmobil beschädigt wird und die Familie deshalb den Urlaub nicht, wie geplant, im Wohnwagen, sondern in Hotels verbringen muß. Der Mehraufwand ist zu ersetzen.

Ähnlich ist es, wenn die Familie ein Hotel vorgebucht hat und wegen der Verzögerung durch den Unfall erst so spät weiterkommt, daß das Hotel nicht mehr beansprucht werden kann. Fordert der Hotelier Schadenersatz, so muß auch dieser Betrag ersetzt werden.

Hier sind aber feine Unterschiede zu beachten: Wer in einen Stau gerät, der wegen eines Verkehrsunfalls entstand, kann nicht vom schuldigen Verkehrsteilnehmer Ersatz des durch die Wartezeit entstehenden Schadens verlangen. Das gleiche gilt für die Wartezeit bei der Polizei wegen der Unfallaufnahme.

Fällt ein Fahrschulwagen aus, so soll der Verdienstausfall des Fahrlehrers nur dann ins Gewicht fallen, wenn er ihn nicht in zumutbarer zusätzlicher Feierabendarbeit wieder ausgleichen kann. Das gilt, wenn ein Vertreter in einen Unfall verwickelt ist und bis zur Mietwagenbeschaffung nicht tätig sein kann.

Zeitverlust

Wer für die Abwicklung des Unfalles seine Freizeit opfert, erhält dafür nichts. Der Verlust der Freizeit gilt nach unserer Rechtsordnung nicht als vermögensrechtlicher Schaden. Dazu sagt der BGH:

»Für eigenen Zeitaufwand bei der außergerichtlichen Abwicklung des Schadenersatzanspruchs kann der Geschädigte jedenfalls, soweit dabei der übliche Rahmen nicht überschritten wird, keinen Ersatz verlangen. Dies gilt auch für eine Behörde, die wegen der Häufung von Schäden in ihrem Bereich für diese Tätigkeit besonderes Personal einsetzt (VersR 1976, 857).«

Aber Kosten für einen Babysitter, während das beschädigte Fahrzeug zur Werkstatt gebracht wird, sind erstattungspflichtig (LG Bielefeld, VersR 1981, 888).

Verzugszinsen

Befindet sich der Schädiger mit der Zahlung in Verzug, sind Zinsen zu zahlen. Nach bisher einhelliger Gerichtspraxis wurden über 4 Prozent hinausgehende Zinsen nur dann zugesprochen, wenn der Geschädigte Bankkredite in Anspruch nahm, die teurer waren. Das OLG Frankfurt hat nun diese Praxis durchbrochen und 8 Prozent Zinsen als Verzugsschaden nach § 288 Abs. II BGB zugesprochen, weil der Kläger, hätte er sein Geld zinsbringend angelegt, diesen Zinssatz erzielt hätte (OLG Frankfurt, ZfS 1981, 41).

Sonstige Kosten

Nun kennen wir schon eine verwirrende Vielzahl von Kosten, die als Schadenersatz in Rechnung gestellt werden können. Auf einige kleinere Posten sei hier noch eingegangen: Wer sich ein neues Fahrzeug anschafft, sollte die Zulassungskosten und die Kosten für die Nummernschilder in Rechnung stellen. Wer sich auf Kosten der Versicherung einen Neuwagen kaufen darf, sollte auch an die Kosten für die Überführung denken. Betrug die Laufleistung eines relativ neuen, aber total beschädigten Fahrzeugs, für das ein Neuwagen angeschafft wird, mehr als 1000 Kilometer, werden die Überführungskosten im gleichen Verhältnis wie der Neupreis gekürzt (ca. 1 Prozent pro 1000 Kilometer).

Wer besonders genau rechnet, wird auch feststellen, daß er durch die Abmeldung des alten Fahrzeugs und die Anmeldung eines neuen Wagens Verluste bei der Versicherung und Steuer hat, weil die Abrechnung nach Kurztarif bzw. die Rückerstattung nach vollen Monaten beim Finanzamt nicht einen völligen Ausgleich bietet. Auch diese Kosten sind natürlich geltend zu machen. Vielfach läßt man das allerdings unter den ›allgemeinen Unkosten‹ mitlaufen.

Mit etwas Phantasie finden sich viele Begründungen für ›sonstige Kosten‹.

B e i s p i e l: Als Herr Sax eines Tages zu seinem Laternen-Parkplatz kam, sah er, daß nachts ein Unbekannter sein Auto beschädigt hatte. Per Inserat versprach er für Täterhinweise DM 50,– Belohnung. Prompt fand sich ein Zeuge. Der überführte Schädiger mußte neben den üblichen Kosten auch das Inserat und die Zeugen-Belohnung zahlen (AG München, DAR 1980, 372).

Personenschaden

Wir haben uns bisher darauf beschränkt, Fälle zu behandeln, in denen lediglich das Fahrzeug beschädigt wurde. Schlimmer sind jedoch die Folgen, wenn Personen getötet oder verletzt wurden. Dabei ergeben sich oft komplizierte rechtliche Probleme.

Eine betrübliche Feststellung vorweg: Blechschäden werden in Deutschland oft besser abgewickelt als Personenschäden. Das liegt nach Meinung mancher Fachleute daran, daß man sich bei Sachschäden am Auto an Marktpreisen orientieren könne, während solche »Marktpreise« für Personenschäden nicht existierten.

Ein Personenschaden liegt vor, wenn ein Mensch getötet, verletzt oder an der Gesundheit geschädigt worden ist. Schreck allein ist keine Gesundheitsschädigung. Nur, falls etwa eine Unfallnachricht über den ›normalen Schmerz‹ hinaus zu physischen oder psychischen Schäden führt, liegt darin eine Verletzung.

Heilungskosten

Wer aus Verschulden eines anderen verletzt wird, hat Anspruch auf Heilungskosten. Dazu gehören die

- Arztkosten
- Krankenhauskosten
- Apotheker- bzw. Medikamentenkosten
- Kuren
- Kosten für künstliche Glieder oder Prothesen, soweit sie angemessen sind.

Angemessen sind Heilungskosten, die der Verletzte auch ohne einen Ersatzpflichtigen im Hintergrund aufgewendet hätte. Dementsprechend sind immer zu erstatten:

- Arztrechnungen, soweit sie auf den Gebührensätzen der Ärzte beruhen
- die normale Pflegeklasse eines Krankenhauses
- Eisenbahnfahrt zur Kur
- Pension am Kurort

Auch eine nutzlose Heilbehandlung muß bezahlt werden (BGH, VersR 1965, 439).

Da der Patient im Krankenhaus verpflegt wird, erspart er sich zu Hause Aufwendungen. Daher darf der Schädiger die häuslichen Ersparnisse abziehen. Sie liegen zur Zeit bei etwa DM 4,– bis DM 5,– pro Tag. Wie man dennoch ohne Abzüge durchkommt, erläutert das OLG Nürnberg (VersR 1971, 260):

»Die während eines Krankenhausaufenthalts eingesparten häuslichen Verpflegungskosten sind bei einem Minderjährigen, der im elterlichen Haushalt lebt, nicht mit mehr als DM 4,– täglich anzunehmen; Kosten in dieser Höhe werden jedoch bei schweren Krankheitsfällen erfahrungsgemäß durch zusätzliche Aufwendungen für Nahrungs- und Stärkungsmittel ausgeglichen.«

Auch die Kosten für kosmetische Operationen zur Korrektur unfallbedingter Entstellungen müssen ersetzt werden.

Der Verletzte kann sogar die Kosten für die operative Beseitigung zwar nicht entstellender, aber deutlich sichtbarer Gesichtsnarben verlangen, auch wenn die Kosten einer solchen Operation hoch sind (KG Berlin, Verk-Mitt 1978, 16).

Der Verletzte kann den für eine Gesichtskorrektur erforderlichen Betrag auch verlangen, wenn er die Entschädigung gar nicht für die Operation verwenden will (OLG Stuttgart, VersR 1978, 188). In der juristischen Literatur wird aber ein so weitgehender Ersatz überwiegend abgelehnt. Im Gegensatz zum Sachschaden soll bei Personenschäden der als Schadenersatz gezahlte Geldbetrag zweckgebunden sein. Eine Narbe, die selbst bei hochgehobenen Haaren kaum erkennbar ist, berechtigt nicht, die Kosten einer kosmetischen Operation zu verlangen (BGH, NJW 1975, 641 f.). Diese Entscheidung zeigt, daß die Rechtsprechung bei Personenschäden kleinlicher urteilt als bei Sachschäden.

Privatpatient

Umstritten sind die Mehrkosten. Darf man sich nach einem Unfall auch als Privatpatient behandeln lassen und sich in eine höhere Klasse des Krankenhauses legen? Die Frage kann nicht einfach mit Ja oder Nein beantwortet werden. Die höhere Klasse ist zu erstatten, wenn die Unfallfolgen so schwer sind, daß eine solche Maßnahme für die Heilung empfehlenswert ist (BGH, VersR 1964, 257). Soweit ist alles einleuchtend.

Ein Kassenpatient darf sich nach Meinung des OLG Celle nicht auf Grund eines Unfalls ohne weiteres als Privatpatient behandeln lassen, es sei denn, er würde auch sonst als Privatpatient auftreten (NJW 1962, 51). Oberlandesrichter in Schleswig (NJW 1955, 1234) haben aber genau die entgegengesetzte Auffassung vertreten. Sie meinen, daß bei Vorhandensein eines Schädigers keine Verpflichtung besteht, sich als Kassenpatient behandeln zu lassen. Was tun, um Klarheit zu schaffen? Rät ein Arzt zur zweiten Pflegeklasse, so liegt kein Verstoß gegen die Schadenminderungspflicht mehr vor. Man sichere sich also vorher auf diese Weise ab.

Der Bundesgerichtshof (VRS 26, 321) hat außerdem die Aufnahme des Verletzten in die zweite Pflegeklasse eines Krankenhauses nicht beanstandet. Er knüpft allerdings daran die Voraussetzung, daß diese Aufnahme unter Berücksichtigung der schweren Verletzungen und der wirtschaftlichen und sozialen Verhältnisse des Verletzten zur Wiederherstellung der Gesundheit sachgemäß und geboten ist.

Krankenkasse

Muß man, wenn man bei einem Unfall verletzt wird, seine eigene Krankenkasse einschal-

ten? Auch diese Frage führt gelegentlich zu Streit mit den Versicherern.

Der BGH fordert, daß der Verletzte auf Grund der Schadenminderungspflicht die gesetzliche Krankenversicherung einschalten müsse (BGH, VersR 1970, 129).

Ist der Verletzte privat krankenversichert, hat das auf die Abwicklung des Falles keinen Einfluß. Niemals kann die private Versicherung zugunsten des Schädigers angerechnet werden. Das gleiche gilt für ein Krankenhaustagegeld.

Sozialversicherung

Die öffentlich-rechtlichen Versicherungsträger, wie Krankenkassen und Berufsgenossenschaften, gewähren einem Mitglied, das bei einem Verkehrsunfall verletzt wird, die Leistungen, zu denen sie verpflichtet sind. Dazu gehören Heilbehandlung, Kranken- und Hausgeld, Rente oder Sterbegeld. Dies geschieht ohne Rücksicht darauf, ob ein anderer Ersatzpflichtiger für die Unfallfolgen aufzukommen hat.

Da aber bei einem Unfall möglicherweise ein Dritter zum Schadenersatz herangezogen werden kann, hat der Gesetzgeber dafür gesorgt, daß die Sozialversicherer ihre Ansprüche gegen den Schädiger geltend machen können. Nach § 116 SGB gehen mit dem Unfall die Ansprüche des Geschädigten auf den Versicherungsträger über. Es ist nicht notwendig, daß die Leistungen vom Versicherungsträger schon erbracht wurden. Ein solcher Übergang findet auch gegenüber freiwillig Versicherten statt, denn auch ihnen gegenüber hat der Versicherer die Pflicht, seine Leistungen zu erbringen.

Zusätzliche Kosten

Die Kosten der Heilbehandlung erschöpfen sich nicht in reinen Krankenhauskosten. Sie umfassen auch Nebenkosten bis hin zum Porto (BGH, Urteil vom 11. 11. 1969, VersR 1970, 129 ff.).

Besuche

Erfahrungsgemäß schreitet die Heilung schneller voran, wenn der Patient von seinen Angehörigen besucht werden kann. Die Angehörigen müssen aber häufig Reisekosten und Verdienstausfall in Kauf nehmen, um Besuche machen zu können. Dienen solche Besuche der Heilung des Verletzten, so sind die Kosten zu erstatten (BGH, VersR 1961, 272), allerdings nur für die im Haushalt lebenden Kinder und den Ehegatten, nicht aber für entferntere Verwandte, wie Schwiegereltern, Großeltern oder Onkel. Genau genommen müßte nämlich der Verletzte verpflichtet sein, den Besuchern die Reisekosten und den Verdienstausfall zu ersetzen, andernfalls würde es sich um einen mittelbaren Schaden Dritter handeln, der nicht ersetzt werden muß. Sogar Blumen für die verletzte Ehefrau müssen erstattet werden (LG Oldenburg, ZfS 1985, 40). Wenn der Vater oder die Mutter ihr verletztes Kind besuchen, müssen ihnen die Fahrtkosten und der Verdienstausfall ebenfalls erstattet werden (BGH, EBE 1985, 268). Die Besuche der Eltern dürfen täglich erfolgen (OLG Köln, Urteil vom 9. 1. 1978, VersR 1979, 166). Führen die Eltern die Besuchsfahrten im eigenen Pkw durch, so sind in der Regel nur die tatsächlichen Mehrkosten, d. h. die reinen Betriebskosten, nicht aber die sonstigen Fahrzeugkosten erstattungsfähig; die Lage sei hier anders als bei Inanspruchnahme der Beförderungsleistung Dritter, meint das OLG Celle (Urteil vom 30. 1. 1975, DAR 1975, 269), ohne dafür eine überzeugende Begründung zu geben.

Telefon

Der Schädiger muß auch die Kosten privater Telefongespräche des Kranken erstatten (OLG Nürnberg, VersR 1964, 176).

Trinkgelder

Es ist üblich, den Pflegern und Schwestern des Krankenhauses kleine Geschenke oder Trinkgelder zu geben. Daher hat der Schädiger auch diese Kosten zu tragen, allerdings nicht im Übermaß, sondern nur im Rahmen des Üblichen.

Pfleger

Oft ist es dem Krankenhaus, das unter Personalmangel leidet, gerade recht, wenn ein Verwandter die Pflege des Patienten übernimmt. Da es sich um eine zweckmäßige Maßnahme handelt, sind auch die Kosten für einen Pfleger zu ersetzen, selbst wenn es sich dabei um einen Angehörigen handelt. Anderer Auffassung ist das OLG Hamm (VersR 1972, 1174) mit folgender Begründung:

»Dazu gehören nicht die Summen, welche die Mutter des Verletzten an ihre eigene Mutter dafür zahlt, daß diese während der Besuche von Familienmitgliedern im Krankenhaus Haushaltsarbeiten leistet und die Aufsicht über ein Kleinkind führt, weil solche Hilfeleistungen üblicherweise im Rahmen der familiären Bindung ohne Entgelt gewährt werden.«

Und das OLG Köln (VersR 1975, 145) hat entschieden:

»Wer ein Kind verletzt, kann nach dem Schutzzweck der Haftungsbestimmungen nicht zum Ersatz dafür herangezogen werden, daß ein Geschwisterteil des Verletzten von den Eltern während der täglichen Krankenhausbesuche stundenweise nicht betreut werden kann.«

Zwei Entscheidungen, die wieder zeigen, wie kleinlich manche Gerichte bei Personenschäden sind. Hätten die Geschädigten fremde Babysitter genommen, wäre der Lohn zu erstatten gewesen.

Vermehrte Bedürfnisse

Während des Heilungsprozesses entstehen dem Verletzten häufig Ausgaben, die ihm sonst nicht erwachsen würden. Es handelt sich um vermehrte Bedürfnisse, die erstattungsfähig sind (§ 843 Abs. I BGB und § II StVG). Darunter fallen folgende Aufwendungen, die sowohl während des Krankenhausaufenthaltes als auch danach anfallen können:

131

– Ständige ärztliche Kontrolle
– Pflege durch eine Krankenschwester
– Besondere Stärkungsmittel
– Regelmäßige Kuren
– Massagen oder Gymnastik
– Diät
– Brillen, Prothesen, orthopädische
  Schuhe usw.
– Kosten für Privatunterricht

Es handelt sich hierbei nur um die Hauptfälle. Es ist aber auch denkbar, daß man für die Krankenschwester ein zusätzliches Zimmer mieten muß, daß eine Wohnung mit Fahrstuhl benötigt wird, daß die Entfernung zwischen Arbeitsplatz und Wohnort zu groß geworden ist, weil das tägliche Hin- und Herfahren für einen Körperbehinderten zu anstrengend ist. In diesem Fall können die Kosten einer Wohnung am Arbeitsort als vermehrte Bedürfnisse verlangt werden (OLG Celle, VersR 72, 292). Wer kein Geld hat für ärztlich verordnete Stärkungsmittel, hat trotzdem einen Anspruch darauf. Was nämlich zur Herstellung der Gesundheit erforderlich ist, richtet sich danach, welche Heil- und gegebenenfalls Stärkungsmittel der gewissenhafte Arzt für notwendig hält, nicht danach, welche Mittel sich der Verletzte auf Grund seiner Vermögensverhältnisse beschaffen kann (BGH, VersR 58, S. 176).

Wer nun aber glaubt, daß er sich vom Arzt eine Kur für DM 1000,– verschreiben lassen kann und den von der Versicherung dafür erstatteten Betrag dann lieber ins Wirtshaus trägt, wird kaum auf gnädige Richter stoßen.

Für dauernd vermehrte Bedürfnisse ist eine Rente zu zahlen. Diese Rente ist monatlich oder vierteljährlich fällig. Dies gilt auch für Kuren, die nur einmal im Jahr angetreten werden.

Der Ersatz für vermehrte Bedürfnisse hat mit dem Erwerbsschaden des Verletzten nicht das mindeste zu tun. Wer eine Rente der Berufsgenossenschaft wegen Minderung der Erwerbsfähigkeit erhält oder wer nach einer Verletzung wieder voll arbeitet, kann trotzdem vom Schädiger Ersatz seiner Aufwendungen für vermehrte Bedürfnisse verlangen (LG Hannover, VRS 7, 404).

In einzelnen Fällen geht die Ersatzpflicht noch weiter: Hat eine Unfallverletzung als Dauerschaden erhebliche Gehstörungen zur Folge, so kommt als Schadenersatz auch die Erstattung der zur Unterhaltung eines Pkw erforderlichen Aufwendungen in Betracht (OLG Celle, VersR 1975, 1103).

Mußten beide Beine amputiert werden, gehören zu den Heilungskosten auch die Aufwendungen für die Errichtung einer privaten Schwimmhalle, weil der Verletzte nur so Bewegungsübungen im Wasser durchführen kann (OLG Nürnberg, VersR 1971, 260).

Die Leistungen des Schädigers wegen vermehrter Bedürfnisse sind reiner Schadenersatz und bleiben deshalb steuerfrei.

Erwerbsschaden

Wer zum Schadenersatz verpflichtet ist, hat auch die Nachteile zu ersetzen, die für den Erwerb oder das Fortkommen des Verletzten herbeigeführt wurden (§ 842 BGB und ähnlich § 11 StVG).

Die Erwerbseinbuße muß vom Geschädigten nachgewiesen werden. Die Gerichte gehen davon aus, daß eine geringe prozentuale Erwerbsminderung meistens keine Einbuße zur Folge hat (BGH, VersR 1965, 461 – bei 20 Prozent Erwerbsminderung).

Bei Arbeitnehmern wird häufig wegen der Pflicht des Arbeitgebers, den Lohn weiterzuzahlen, kein Erwerbsschaden auftreten.

Lohnfortzahlung

Durch die Fortzahlung des Gehalts an den Geschädigten wird aber nicht die Haftpflichtversicherung oder der Schädiger entlastet, und zwar auch dann nicht, wenn der Dienstherr zur Weiterzahlung des Gehalts nicht verpflichtet war (BGH, VersR 1964, 626). Der Geschädigte hat aus seinem Arbeitsvertrag die Verpflichtung, seine Ansprüche gegen den Schädiger an den Arbeitgeber abzutreten.

Dieser kann sie dann selbständig geltend machen.

Um die Frage, in welcher Höhe der Verdienstausfall ersetzt werden muß, gab es früher häufig Streit. Es war unklar, ob der Brutto- oder Nettolohn zugrundegelegt werden müsse. Der Bundesgerichtshof hat Klarheit geschaffen (DAR 1965, 18 und 210): Bei Lohnfortzahlung an einen Beamten oder Angestellten gebührt dem Arbeitgeber der Ersatz des vollen Bruttogehalts einschließlich Arbeitgeberanteil zur Sozialversicherung.

Der Schadenersatz wegen Verdienstausfalls ist nicht um ersparte Lohn- und Kirchensteuer zu kürzen (OLG Celle, VersR 1980, 5820).

Auch wenn der Geschädigte mit der Versicherung einen Abfindungsvergleich abgeschlossen hat, kann sich die Versicherung regelmäßig nicht darauf berufen, wenn der Arbeitgeber seinen Anspruch später noch geltend macht (LG Berlin, DAR 1967, 322).

Wenn keine Lohnfortzahlung stattfindet, ist bei der Berechnung des Verdienstausfalls vom Nettoeinkommen auszugehen. Es werden also alle gesetzlichen Abzüge außer acht gelassen.

Insbesondere gilt das für Rentenversicherungsbeiträge.

In der gesetzlichen Krankenversicherung besteht während der Arbeitsunfähigkeit keine Beitragspflicht. Auch sie wird daher in der Regel nicht ersetzt.

Anders kann es mit freiwilligen Beiträgen zur Rentenversicherung sein. Auch in der Arbeitslosenversicherung kann sich die Nichtzahlung von Beiträgen nachteilig auswirken, wenn die Anwartschaft (§ 104 AFG) nicht erfüllt ist. Dann muß der Schädiger diese Beiträge ersetzen.

Der Geschädigte kann keinen Verdienst fordern, dessen Erlangung das Gesetz verbietet. Daher besteht bei Schwarzarbeit kein Anspruch.

Dirnenlohn ist nur in Höhe des existenzdeckenden Einkommens zu ersetzen (BGH, NJW 1976, 1883).

Auch entgangene Bestechungsgelder sind nicht zu ersetzen. Vergütungen für zusätzliche Aufwendungen, wie Spesen oder Kleidergeld, können ebenfalls nicht gefordert werden.

Die Ermittlung des Verdienstausfalls macht in der Praxis oft große Schwierigkeiten. Bei Ärzten, Gewerbetreibenden oder Vertretern kann die Einbuße meist nur durch Wirtschaftsprüfer festgestellt werden, weil neben den Einkommensverhältnissen auch die Konjunktur berücksichtigt werden muß.

Bei länger dauernden Verletzungen kann man die Einnahmen früherer Jahre den späteren gegenüberstellen und den Ausfall einigermaßen sicher beziffern.

Bei kurzfristigen Arbeitsunterbrechungen kommt es darauf an, ob die Geschäfte später nachgeholt wurden oder hätten nachgeholt werden können. Wenn nämlich ein Fahrlehrer seinen Beruf nur kurzfristig nicht ausüben kann, ist es ihm u. U. zuzumuten, nach der Genesung die ausgefallenen Fahrstunden durch Mehrarbeit nachzuholen. Das gleiche gilt für einen Handelsvertreter, der nur kurze Zeit seine Kundschaft nicht besuchen konnte. Hier ist aber zu prüfen, ob er nicht an eine bestimmte Saison gebunden war; denn wenn die Saison vorbei ist, kann auch der beste Verkäufer nichts mehr nachholen.

Manchmal kann man das Gehalt als Anhaltspunkt heranziehen, das ein Angestellter im gleichen Alter und in einer gleichwertigen Position erhält.

Bei längerer Krankheit ist es dem Selbständigen unter Umständen zuzumuten, zur Schadenminderung eine Aushilfe anzustellen, deren Kosten natürlich voll bezahlt werden müssen. Ein Arzt oder Steuerberater darf also nicht einfach monatelang seine Praxis schließen und hinterher darauf verweisen, daß sich die ›Stammkundschaft‹ verlaufen hat.

Kann zum Beispiel der verletzte Herr Bolte nachweisen, daß sein Einkommen ohne den Unfall gestiegen wäre, darf er höhere Ersatzansprüche geltend machen. Es genügt z. B. schon, darzulegen, daß er als Beamter demnächst in eine höhere Besoldungsgruppe eingestuft worden wäre. Oder: Wenn Herr Hurtig Aussichten gehabt hätte, zum Abteilungsdirektor befördert zu werden, kann auch das berücksichtigt werden.

Manchmal sind neben Zukunftsprognosen auch Annahmen über künftige Ereignisse und Schätzungen nötig.

Es muß festgestellt werden, wie lange der Geschädigte hätte arbeiten können, wenn ihm nicht der Unfall in die Quere gekommen wäre. Bei Selbständigen muß die Grenze nicht etwa das 65. Lebensjahr sein. Hausfrauen können sogar wesentlich länger tätig sein. Natürlich spielt auch die gesundheitliche Verfassung des Verletzten vor dem Unfall eine Rolle. Wird die Berufsausbildung unterbrochen, z. B. weil ein Student infolge des Unfalls ein ganzes Semester verliert, so können für die verlorene Zeit die Kosten für den gesamten Lebensunterhalt verlangt werden. Daß für den Auszubildenden seine Eltern aufkommen, ist ohne Bedeutung. Stipendien, die der Auszubildende weiter erhält, muß er sich aber anrechnen lassen (BGH, VersR 1965, 489).

Ein Schaden für das Fortkommen besteht, wenn man den erwählten Beruf nicht ausüben kann oder aus ihm ausscheiden und in einen schlechter bezahlten überwechseln muß.

War der Verletzte arbeitslos, muß geklärt werden, ob er Aussicht auf eine Stellung hatte.

Hat der Schädiger dem Unfallverletzten für die verspätete Aufnahme eines Fachhochschulstudiums einzustehen, haftet er grundsätzlich auch für Verzögerungen des Studiums durch einen allgemeinen Vorlesungsstreik der Studenten, denen der Verletzte ohne Unfall nicht ausgesetzt gewesen wäre (BGH, NJW 1984, 791).

Die Kosten einer beruflichen Umschulung des Verletzten hat der Schädiger zu übernehmen, falls die Umschulung dazu beitragen kann, den sonst absehbaren Erwerbsschaden zu mindern (BGH, DAR 1982, 273).

Wer so schwer verletzt wird, daß er seinen Beruf nicht mehr ausüben kann, darf trotzdem nicht die Hände in den Schoß legen. Wenn er noch in der Lage ist, einer anderen Beschäftigung nachzugehen, muß er es tun. Der BGH (Urteil vom 13. 5. 1953, VersR 53, 278) hat das so formuliert:

»Ein in seinem erlernten Beruf arbeitsunfähig gewordener Verletzter muß eine zur Schadenminderung erforderliche Umschulung beginnen, wenn sie im Einzelfall zumutbar ist. Ist diese Umschulung nicht im Heimatort des Verletzten möglich, so muß er

sich, soweit keine Umstände dies als unzumutbar erscheinen lassen, in eine Schulungsstätte für Schwerbeschädigte begeben.«

Es ist dem Geschädigten also sogar eine vorübergehende Trennung von der Familie zumutbar. Der Verletzte muß sich aber nicht alles gefallen lassen. Je geringer nach einer Umschulung die Aussichten auf eine Schadenminderung sind (insbesondere bei schlechter Arbeitsmarktlage), desto geringer sind auch die Pflichten des Verletzten, sich auf einen neuen Beruf vorzubereiten.

Ist eine Umschulung sinnvoll, dann muß der Ersatzpflichtige die zur Berufsumstellung benötigten Mehrkosten zur Verfügung stellen. Schwierig ist die Beurteilung der Frage, welcher Beruf für den Geschädigten zumutbar ist. Von einem Gesellen wird man wahrscheinlich verlangen können, daß er als Pförtner oder im Büro tätig wird. Einem Arzt wird man Ähnliches dagegen nicht ohne weiteres zumuten können.

Urlaub

Wurde einem durch einen unverschuldeten Unfall der Urlaub verpatzt, so kann man Schadenersatz verlangen. Es reicht, daß man den geplanten Urlaub nicht rechtzeitig antreten kann. Die Voraussetzung für diesen Anspruch ist, daß die verlorenen Urlaubstage nur durch Inanspruchnahme unbezahlten Urlaubs nachgeholt werden können (LG Hamburg, VersR 1968, 1197).

Auch wenn man als Geschädigter wegen der Betriebsferien keinen unbezahlten Urlaub nehmen kann, um die vergeudeten Ferientage auszugleichen, hat man Anspruch auf Schadenersatz. In welcher Höhe, beantwortet das Kammergericht Berlin (NJW 1970, 474) wie folgt: »Der Ersatz bemißt sich in der Regel nach dem Arbeitsverdienst in der gleichen Zeit.«

Wer durch einen Unfall verletzt wird und deshalb den Urlaub nicht so genießen kann, wie das sonst möglich gewesen wäre, der darf ein höheres Schmerzensgeld verlangen. Einen weitergehenden Anspruch auf Schadenersatz hat er nicht (BGH, NJW 1983, 1107).

Freizeit

Um so erstaunlicher ist es, daß die Rechtsprechung bei Selbständigen wesentlich strengere Maßstäbe anlegt: Freiberufler müssen in ihrer Freizeit tätig werden, um Schäden auszugleichen. So sagt das OLG Celle (MDR 1964, 413):»Der bloßen Freizeiteinbuße des durch einen Kraftfahrzeugunfall Verletzten, der freiberuflich tätig ist, kommt regelmäßig kein meßbarer Vermögenswert zu. Sie kann daher nicht als Schadenersatz verlangt werden.«
Das OLG Köln (MDR 1971, 215) hat sogar erklärt, daß ein bis zwei Wochen Arbeitsunfähigkeit bei einem Architekten nicht den Schluß zuließen, er werde dadurch einen Verdienstausfall erleiden. Anders könne es allerdings bei Kaufleuten sein. Auch der Freizeiteinsatz des Architekten wurde nicht honoriert.

Rente

Die Versicherung ist in folgenden Fällen verpflichtet, eine Rente zu zahlen:

– bei Minderung der Erwerbsfähigkeit
– bei andauernden erhöhten Bedürfnissen
– bei andauerndem Leiden (Schmerzensgeldrente)

Der Unfall muß also immer so schwerwiegend in das Leben des Geschädigten eingreifen, daß eine Umstellung der Lebensführung erforderlich ist, um zu einer Rentenzahlung zu gelangen. Dabei sollte man daran denken, daß man eine Anpassungsklausel einbaut, die den Lebenshaltungsindex als Gradmesser für die Kaufkraft der D-Mark berücksichtigt. Hier sollte man stets einen Anwalt beauftragen. Die Versicherungen sind nämlich eher daran interessiert, eine Kapitalabfindung vorzunehmen, weil sie dann den Fall schnell wieder vom Tisch haben.

Kapitalisierung

Das Gesetz sieht in manchen Fällen vor, daß eine Rente zu zahlen ist. Gleichzeitig ist aber auch die Möglichkeit gegeben (§ 843 Abs. 3 BGB), bei wichtigem Grund eine einmalige Abfindung zu verlangen. In diesen Fällen muß die Rente kapitalisiert werden. Dafür gibt es Tabellen (siehe Seite 136 f.).
Wesentlich ist daher zu wissen, was als wichtiger Grund im Sinne des Gesetzes gilt:
Nach den Entscheidungen der Rechtsprechung wird eine einmalige kräftige Kapitalspritze als wichtig angesehen, um dem Geschädigten dadurch den Aufbau einer neuen Existenz zu ermöglichen.
Es kann aber auch sein, daß man einen wichtigen Grund dann annimmt, wenn etwa das bestehende Geschäft eine Kapitalspritze in Form von einmaligen Investitionen dringend benötigt.

Beispiel für die Kapitalberechnung: Herr Bolte ist im Alter von 35 Jahren tödlich verunglückt. Seine Witwe soll eine monatliche Rente von DM 300,– erhalten. Die Berechnung des Kapitals geschieht dann folgendermaßen. DM 300,– (monatliche Rente) × 12 (Jahresbetrag) × 16,819 (Kapitalisierungsfaktor) = DM 60 548,– Kapital. Frau Bolte erhält also einmalig das Kapital von DM 60 548,–.

Der Berechtigte soll den Kapitalbetrag erhalten, der nach seinen persönlichen Verhältnissen während der voraussichtlichen Laufzeit der Rente zusammen mit dem Zinsertrag des Kapitals ausreicht, um die an sich geschuldete Renten zu zahlen. Die Kapitalisierungstabellen liefern für die Höhe der Abfindung erste Anhaltspunkte. Individuelle Verhältnisse, die von den statistischen Durchschnittswerten abweichen, sind aber zu berücksichtigen (BGH, BB 1981, 455).

Tabelle der Rentenkapitalisierungsfaktoren*

Renten-Barwerte nach Allgemeine Deutsche Sterbetafel 1970/72, lebenslängliche Leibrente.

MÄNNER

Alter	4,0%	5,0%	5,5%	6,0%	7,0%
15	21,910	18,577	17,231	16,053	14,096
16	21,783	18,494	17,164	15,997	14,057
17	21,658	18,414	17,098	15,944	14,021
18	21,538	18,338	17,083	15,895	13,988
19	21,422	18,266	16,980	15,849	13,959
20	21,301	18,190	16,920	15,801	13,928
21	21,175	18,110	16,856	15,750	13,895
22	21,042	18,025	16,787	15,694	13,858
23	20,902	17,933	16,713	15,633	13,817
24	20,754	17,835	16,632	15,567	16,722
25	20,597	17,730	16,546	15,496	13,723
26	20,433	17,619	16,454	15,419	13,669
27	20,262	17,502	13,356	15,337	13,611
28	20,084	17,379	16,253	15,251	13,549
29	19,899	17,249	16,145	15,159	13,482
30	19,707	17,114	16,031	15,062	13,412
31	19,507	16,973	15,911	14,960	13,337
32	19,301	16,825	15,785	14,853	13,258
33	19,087	16,671	15,653	14,739	13,173
34	18,865	16,509	15,514	14,620	13,083
35	18,636	16,341	15,369	14,495	12,989
36	18,399	16,167	15,218	14,364	12,889
37	18,156	15,985	15,061	14,227	12,784
38	17,906	15,798	14,898	14,084	12,674
39	17,650	15,604	14,729	13,936	12,559
40	17,387	15,405	14,554	13,782	12,439
41	17,117	15,198	14,373	13,622	12,314
42	16,841	14,895	14,185	13,456	12,182
43	16,557	14,765	13,990	13,283	12,045
44	16,266	14,538	13,788	13,104	11,901
45	15,967	14,303	13,579	12,917	11,751
46	15,661	14,060	13,362	12,722	11,594
47	15,348	13,810	13,138	12,521	11,430
48	15,028	13,554	12,908	12,313	11,269
49	14,704	13,292	12,671	12,099	11,083
50	14,374	13,024	12,429	11,879	10,901
51	14,039	12,750	12,180	11,654	10,714
52	13,699	12,470	11,926	11,421	10,519
53	13,353	12,184	11,664	11,182	10,318
54	13,000	11,890	11,395	10,935	10,109
55	12,642	11,590	11,119	10,682	9,893
56	12,280	11,284	10,838	10,422	9,670
57	11,916	10,975	10,552	10,157	9,442
58	11,549	10,662	10,262	9,888	9,210
59	11,182	10,347	9,970	9,616	8,974
60	10,816	10,031	9,675	9,342	8,734
61	10,450	9,714	9,380	9,065	8,491
62	10,087	9,397	9,083	8,788	8,247
63	9,726	9,082	8,788	8,510	8,001
64	9,370	8,769	8,493	8,233	7,755
65	9,020	8,459	8,202	7,959	7,510

*Entnommen aus Becker/Böhme „Kraftverkehrs-Haftpflichtschäden", 16. Auflage, SS 304/305, 315/316; erschienen im C.F.Müller Juristischen Verlag, Heidelberg 1986.

FRAUEN	Alter	4,0%	5,0%	5,5%	6,0%	7,0%
	15	22,764	19,146	17,702	16,446	14,377
	16	22,663	19,086	17,655	16,408	14,353
	17	22,561	19,024	17,606	16,370	14,329
	18	22,457	18,961	17,557	16,331	14,304
	19	22,349	18,895	17,505	16,290	14,278
	20	22,237	18,826	17,451	16,247	14,250
	21	22,119	18,754	17,393	16,201	14,220
	22	21,997	18,677	17,331	16,151	14,188
	23	21,870	18,596	17,266	16,099	14,153
	24	21,736	18,510	17,197	16,043	14,116
	25	21,598	18,421	17,125	15,984	14,076
	26	21,454	18,327	17,048	15,921	14,033
	27	21,305	18,229	16,968	15,855	13,987
	28	21,151	18,126	16,884	15,785	13,939
	29	20,990	18,019	16,795	15,712	13,888
	30	20,824	17,906	16,702	15,634	13,833
	31	20,652	17,789	16,604	15,552	13,775
	32	20,473	17,667	16,502	15,467	13,714
	33	20,290	17,539	16,396	15,377	13,649
	34	20,099	17,407	16,284	15,283	13,581
	35	19,903	17,269	16,168	15,184	13,509
	36	19,701	17,126	16,047	15,081	13,434
	37	19,493	16,978	15,921	14,974	13,355
	38	19,279	16,824	15,790	14,862	13,271
	39	19,058	16,664	15,653	14,744	13,184
	40	18,831	16,499	15,511	14,622	13,092
	41	18,597	16,327	15,363	14,494	12,995
	42	18,356	16,149	15,209	14,361	12,894
	43	18,108	15,965	15,050	14,222	12,787
	44	17,854	15,774	14,884	14,077	12,676
	45	17,593	15,578	14,712	13,927	12,560
	46	17,326	15,375	14,534	13,771	12,438
	47	17,052	15,165	14,351	13,609	12,311
	48	16,772	14,950	14,161	13,441	12,180
	49	16,486	14,728	13,965	13,268	12,043
	50	16,193	14,501	13,764	13,089	11,900
	51	15,894	14,266	13,555	12,903	11,752
	52	15,588	14,024	13,339	12,710	11,597
	53	15,273	13,774	13,115	12,509	11,434
	54	14,948	13,514	12,882	12,299	11,263
	55	14,614	13,244	12,639	12,080	11,083
	56	14,272	12,966	12,387	11,851	10,894
	57	13,920	12,678	12,126	11,614	10,696
	58	13,561	12,381	11,856	11,367	10,490
	59	13,193	12,076	11,577	11,112	10,275
	60	12,819	11,763	11,290	10,848	10,051
	61	12,437	11,442	10,994	10,576	9,819
	62	12,051	11,114	10,692	10,297	9,580
	63	11,659	10,781	10,383	10,011	9,333
	64	11,264	10,442	10,069	9,719	9,079
	65	10,867	10,099	9,750	9,421	8,820

Die erheblichen Unsicherheiten einer Prognose über die künftigen wirtschaftlichen und persönlichen Verhältnisse des Verletzten haben kompetente Leute zu dem Vorschlag veranlaßt, daß bei wesentlichen Veränderungen der für die Kapitalabfindung maßgeblichen Verhältnisse eine Abänderungsklage zugelassen werden solle. Der BGH möchte sich aber dieser Meinung nicht anschließen, weil der Verletzte sich bei Abwägung aller Umstände für eine Kapitalabfindung entscheide und dabei bewußt das Risiko in Kauf nehme, daß die Berechnung auf Schätzungen und unsicheren Prognosen beruhe. Das heißt mit anderen Worten: Wer sich auf eine Kapitalabfindung eingelassen hat, darf später nicht einen Nachschlag erhoffen.

Schmerzensgeld

Während normalerweise von den Haftpflichtversicherern mehr als 99 Prozent aller Schadenfälle außergerichtlich abgewickelt werden, kommt es beim Schmerzensgeld wesentlich häufiger zu Streitigkeiten. Es gibt keine festen Sätze für das Schmerzensgeld. Der Richter muß vielmehr eine billige Entschädigung (§ 847 BGB) festlegen. Billig heißt in diesem Fall gerecht. Dieses Gebot der Gerechtigkeit würde aber durchbrochen, wenn das Schmerzensgeld schematisiert wäre. Jeder Fall liegt anders und muß für sich beurteilt werden.

Gesundheit läßt sich nicht kaufen. Deshalb kann das Schmerzensgeld nie einen echten Ausgleich für Gesundheitsschäden darstellen. Das Schmerzensgeld kann höchstens dazu dienen, den Verletzten aus seinem trüben Alltag herauszureißen und ihm gewissermaßen Ersatz für seine Entbehrungen zu bieten. Entspannung, Ablenkung oder Freude, die er sich sonst nicht leisten könnte, soll ihm das Schmerzensgeld ermöglichen. Wer an den Rollstuhl gefesselt ist, soll sich vielleicht wenigstens in einem Haus zu ebener Erde, ungehindert durch Treppen, bewegen

können. Die Verbindung zur Umwelt soll ihm durch ein Auto ermöglicht werden. Schließlich soll er am Geschehen der Umwelt wenigstens durch einen Farbfernseher teilhaben können.

Wer aus Fahrlässigkeit oder vorsätzlich solche Verletzungen herbeiführt, der soll auch dazu beitragen, daß sich der Verletzte diese Annehmlichkeiten leisten kann.

Genauso sollte der Verletzte, der lange ans Bett gefesselt ist, Kontakt zu seinen Nächsten wenigstens über ein Telefon aufrechterhalten können.

Kurzum: Insbesondere Schwerverletzte, die ihr Leben lang behindert bleiben, sollen die Möglichkeit haben, jeweils die neuesten technischen Geräte anzuschaffen, die ihr Dasein erleichtern. Der Querschnittgelähmte z. B. soll sich einen Rollstuhl anschaffen können, der auch Treppen bewältigt. Dies gilt selbst dann, wenn neues Gerät in der ersten Zeit der Einführung sehr teuer ist.

Voraussetzung für Heilbehandlung und Schmerzensgeld ist eine Verletzung des Körpers oder der Gesundheit. Jeder Eingriff in die körperliche Unversehrtheit ist eine Körperverletzung (Beispiele: Knochenbrüche, Quetschungen, Prellungen, Verrenkungen, Fleischwunden, Verbrennungen, ganze oder teilweise Zerstörung der inneren Lebensvorgänge im menschlichen Organismus (z. B. der Lunge, der Nieren, des Gehirns, des Herzens, der Leber).

Seelische Störungen oder Unlustgefühle lösen daher nur ein Schmerzensgeld aus, wenn daraus eine Körper- oder Gesundheitsverletzung resultiert. Ein Sonderfall ist die Renten-Neurose, die aber hier nicht behandelt werden kann. Dabei handelt es sich um eine »abnorme Erlebnisreaktion«, die sich bei entschädigungspflichtigen Unfällen einstellt und die sich in vielgestaltigen körperlichen oder seelischen Beschwerden äußert. Der Geschädigte bemüht sich um eine Rente, ohne daß entsprechende objektivierbare Störungen der Gesundheit vorliegen.

Aber wie stellt man nun konkret die Höhe des Schmerzensgeldes fest? Das Gesetz bleibt die Antwort schuldig. In zahlreichen Urteilen hat sich die Rechtsprechung mit dieser Frage beschäftigt. Das Schmerzensgeld hat gegenüber allen anderen Ersatzansprüchen die Besonderheit, daß hier ein immaterieller Schaden zuerkannt wird.

Zwei Aspekte spielen eine besondere Rolle: Das Schmerzensgeld soll erstens Ausgleich und zweitens Genugtuung verschaffen.

Ausgleich

Ausgleich soll für die erlittene körperliche, seelische und geistige Beeinträchtigung gewährt werden. Daher spielen Größe, Heftigkeit und Dauer der Schmerzen genauso eine Rolle wie die Schwere der Krankheit und deren Folgen. Heilen die Verletzungen wieder aus, ist das Schmerzensgeld niedriger, als wenn dauernde Beeinträchtigungen verbleiben. Auch psychische Störungen zählen.

Alter und Lebenserwartung: Das Alter des Verletzten und seine Lebenserwartung wirken sich auf die Bemessung des Schmerzensgeldes ebenfalls aus. Wenn ein 18jähriger durch Verschulden eines anderen erblindet und sein ganzes Leben lang diese Beeinträchtigung tragen muß, so fällt das Schmerzensgeld höher aus, als wenn ein 70jähriger sein Augenlicht verliert.

Tod: Man könnte vielleicht meinen, daß der Tod – als die völlige Vernichtung der menschlichen Existenz – höher als jede andere Verletzung zu bewerten sei. Dies ist aber nicht so. Denn erstens ist das Schmerzensgeld nur unter besonderen Umständen vererbbar (vergleiche Seite 143). Zum zweiten kann aber der Verletzte nach seinem Tod weder körperliche Schmerzen noch seelisches Leid empfinden, so daß für immaterielle Schäden auch kein Raum bleibt. Daher kann nur die Zeit bis zum Tod berücksichtigt werden. Je kürzer sie ist, desto geringer ist das Schmerzensgeld.

Man sieht, daß fast alles auf schwierige medizinische Fragen hinausläuft. Daher kommt man ohne medizinische Gutachten in aller Regel bei der Bemessung des Schmerzensgeldes nicht weiter. Jedoch kann auch der medizinische Fachmann die Höhe des Schmerzensgeldes nicht festlegen. Wie geht das in der Praxis vor sich? Jeder Arzt unterliegt der Schweigepflicht. Er darf also nicht von sich aus der Haftpflichtversicherung ein Gutachten über die von ihm behandelte Unfallverletzung erstatten. Er würde sich damit strafbar machen. Daher muß der Betroffene den Arzt von dessen Schweigepflicht erst entbinden. Eine solche Erklärung kann lauten:

»Hiermit entbinde ich Herrn Dr. . . . von der Schweigepflicht bezüglich der Verletzungen, die ich bei dem Unfall vom . . . erlitten habe. Unterschrift, Datum.«

Es empfiehlt sich auf alle Fälle, in dieser Weise zu verfahren, denn andernfalls erhalten weder die Versicherung noch der Anwalt vernünftige Anhaltspunkte für die Bemessung des Schmerzensgeldes.

Es ist sicherlich lästig, unter Umständen mehrfach unangenehme Untersuchungen über sich ergehen zu lassen, nur um der Versicherung ein Gutachten auf den Tisch legen zu können. Aber es ist verständlich, daß die Versicherer Klarheit gewinnen und nur für eindeutig nachweisbare Schäden Ersatz leisten wollen. Daher sind eventuell auch Untersuchungen durch Spezialisten geboten.

Es wäre verfehlt, zu glauben, daß man durch Verschweigen von schon vorher bestehenden Krankheiten ein höheres Schmerzensgeld erzielen könnte. Wahrheit führt auch hier am weitesten.

Zur Klarstellung noch einmal: Alles, was das Leben beeinträchtigt, ist zu berücksichtigen. Schocks und psychische Störungen genauso wie entstellende Verletzungen. Die Beeinträchtigung der Heiratsaussichten einer Frau oder die psychischen Leiden eines Mannes bei Verlust des Libido zählen dazu. Sogar seelische Belastungen durch einen langwierigen Prozeß, der die Schmerzen und Leiden verstärkt oder verlängert, können berücksichtigt werden.

Es gibt aber auch Umstände, die das Schmerzensgeld mindern. Zum Beispiel die Tatsache, daß der Schädiger und der Verletzte in verwandtschaftlichen Beziehungen zueinander stehen; aber auch, daß zum Beispiel der Sicherheitsgurt nicht angelegt wurde.

Noch eine zweite Erkenntnis sollte man beherzigen: Es lohnt sich nicht, das Schmerzensgeld voreilig zu verlangen. Wenn sich noch nicht überblicken läßt, ob die Verletzungen völlig abklingen oder nicht, ist eine Abfindung über das Schmerzensgeld riskant und problematisch. Die Versicherer wollen natürlich den Fall vom Tisch bekommen und neigen dazu, möglichst rasch durch ein auf den ersten Blick günstig erscheinendes Angebot die Sache zu bereinigen. Voreilige Vergleiche mußten aber schon viele Verletzte bitter bereuen. Daher ein weiterer Rat: Bei schwerwiegenden Verletzungen sollte man sich vor Abschluß eines Vergleichs beraten lassen.

Genugtuung

Die Genugtuung hat gewisse archaische Züge. Vorstellungen von Buße spielen eine Rolle. Aber auch viele andere Momente werden hier berücksichtigt.

Verschulden: Wenn man dem Schmerzensgeld etwas vom Charakter einer Buße zuspricht, so ist es verständlich, daß für die Bemessung des Schmerzensgeldes auch die Schwere der Schuld des Schädigers eine Rolle spielt. Wenn Herr Müller seinen Todfeind Meinhardt absichtlich überfährt, muß das Schmerzensgeld höher sein, als wenn Herr Müller einen Augenblick unaufmerksam fuhr, da ihm ein Staubkorn ins Auge geraten war. Einen betrunkenen Kraftfahrer trifft ein höheres Verschulden als einen nüchternen.

Anlaß des Unfalls: Es ist wesentlich, ob nur eine Gefälligkeitsfahrt vorlag oder eine unaufschiebbare Fahrt. Wenn Herr Müller einen Anhalter mitnimmt und einen Unfall baut, bei dem der Beifahrer verletzt wird, ist das Schmerzensgeld für den Beifahrer niedriger als das für den Helfer, der Herrn Müller aus seinem brennenden Fahrzeug gezogen hat und sich dabei Brandwunden zuzog.

Wirtschaftliche Verhältnisse: Wie soll ein Ausgleich erfolgen, wenn Herr Müller ausgerechnet den Multimillionär Heller verletzt, der sich in seiner Luxusvilla ohnehin alle materiellen Vorteile leisten kann, die das Leben bietet? Hier kann es nicht sinnvoll sein,

das Aktienpaket des Millionärs aufzustocken. Vielmehr tritt der Ausgleichsgedanke zurück. Die Genugtuung tritt in den Vordergrund. Besonders, wenn Herr Heller von vornherein erklärt, er werde das Geld für wohltätige Zwecke verwenden, sieht man, daß die Verwandtschaft zur Buße unleugbar besteht.

Natürlich spielen auch die wirtschaftlichen Verhältnisse des Schädigers eine Rolle. Hat Herr Müller eine siebenköpfige Familie und muß er das Schmerzensgeld aus eigener Tasche zahlen, weil kein Haftpflichtversicherer im Hintergrund steht, so wird es die Billigkeit gebieten, ihn und seine Familie nicht in schwere und nachhaltige Not zu stürzen. Auf der anderen Seite kann seine Vermögenslosigkeit ihn nicht von der Zahlung eines Schmerzensgelds befreien, weil die wirtschaftlichen Verhältnisse des Schädigers nur ein Kriterium und keineswegs das wichtigste darstellen.

Wenn eine Versicherung im Hintergrund steht, der Schädiger also nicht aus eigener Tasche zu zahlen braucht, steht der Schädiger wirtschaftlich günstiger und kann ein höheres Schmerzensgeld bezahlen. Es kommt nicht darauf an, ob es sich um eine freiwillige oder eine Zwangshaftpflichtversicherung handelt. Seine persönlichen Einkommens- und Vermögensverhältnisse spielen dann keine Rolle.

Kann die Versicherung später von ihrem Versicherungsnehmer Rückgriff nehmen, so ist das ohne Belang, wenn der Versicherungsnehmer den Schutz durch eigenes schuldhaftes Verhalten verloren hat. Die wirtschaftlichen Verhältnisse der Versicherung spielen keine Rolle.

Normalerweise wird das Schmerzensgeld als einmalige Kapitalabfindung gewährt. Dabei ist natürlich auch eine künftige körperliche Beeinträchtigung zu berücksichtigen. Den Versicherern ist eine Bereinigung auf diese Weise am liebsten; denn sie können den Fall damit endgültig abschließen. Wenn es um Schmerzensgeldbeträge geht, wird daher auch in aller Regel ein Abfindungsvergleich geschlossen. Damit sollte man jedoch besonders vorsichtig sein, wenn man die Verletzungsfolgen noch nicht endgültig überschauen kann. Wie schwierig es ist, einen solchen Vergleich zu Fall zu bringen, erfahren Sie im Kapitel ›Abfindungsvergleich‹ (Seite 80 f.).

Geringfügige Verletzungen

Der 15. Deutsche Verkehrsgerichtstag hat angeregt, geringfügige Schmerzensgelder für harmlose Verletzungen nicht mehr zu bezahlen. Durch die eingesparten geringfügigen Beträge, die dem einzelnen nichts nützen, sollten die Schmerzensgelder für schwerwiegende Verletzungen erhöht werden. Einige Gerichte sind dieser an sich begrüßenswerten Empfehlung inzwischen gefolgt (z. B. KG Berlin, 12 U 371/74, und OLC Celle, 5 U 154/72). Das geltende Recht sieht jedoch eine solche Einschränkung nicht vor, so daß diese Auffassung als umstritten bezeichnet werden muß. Man kann eine gegen den erklärten Willen des Gesetzgebers vorgenommene Beschränkung des Schmerzensgeldes vor allem auch deshalb kaum tolerieren, weil für schwerste Verletzungen nach wie vor zu niedrige Schmerzensgelder bezahlt werden. Daher hat das AG Köln (in NJW 1980, 645) den Standpunkt vertreten, daß keine Beschränkung des Schmerzensgeldes bei harmlosen Verletzungen vorgenommen werden darf. Ihm sind andere Gerichte gefolgt, die sogar Schmerzensgelder unter DM 100,– zubilligten.

Schmerzensgeldrente

Die Warnung, einen Vergleich abzuschließen, bevor die Verletzungen auskuriert sind, soll natürlich nicht dazu führen, daß bei bleibenden Schäden ein Schmerzensgeld überhaupt nicht gewährt werden müßte. Es besteht die Möglichkeit, einen Vorschuß oder gar eine Schmerzensgeldrente zu beanspruchen. Folgende außergewöhnliche Umstände rechtfertigen es, dem Geschädigten statt einer Kapitalabfindung eine Schmerzensgeldrente zu gewähren:

– Anhaltende Schmerzen
– Die Notwendigkeit wiederholter schmerzhafter, in ihrem Erfolg ungewisser ärztlicher Eingriffe
– Drohende Gefahr weiterer unfallbedingter Spätfolgen

Wenn auf Grund einer Unfallverletzung ein Arm amputiert werden muß oder die Sehkraft eines Auges erlischt, so kann das dem Richter Anlaß geben, eine Rente zu gewähren. Die Beeinträchtigung des Lebens wirkt sich in solchen Fällen ja immer wieder neu und immer wieder schmerzlich aus. Der Ausgleich für diese Beeinträchtigung kann dann durch eine laufende Geldentschädigung gewährt werden.
Der Richter kann, neben einer Kapitalabfindung, für die Zukunft auch eine Rente festsetzen. Insbesondere bei wirtschaftlich schlechten Verhältnissen des Schädigers kann sich das als sehr sinnvoll erweisen.

Höhe des Schmerzensgelds

Die Höhe der Schmerzensgeldbeträge, die von Gerichten zugesprochen werden, differiert erheblich.
Nur an einigen Beispielen sei dies erläutert: Bei den folgenden Schmerzensgeldbeträgen starben die Verletzten an den Unfallfolgen. Die Tabelle nennt die Zeit, die sie nach ihrem Unfall noch lebten und die Beiträge, die sie erhielten:

Lebensdauer	Betrag DM
3 bis 19 Tage	5 000,– bis 12 000,–
5 bis 10 Wochen	6 000,– bis 20 000,–
3 Monate bis 2 Jahre	20 000,– bis 40 000,–

Diese Beträge schwanken stark. Die Fälle lassen sich auch schwer vergleichen; denn die Leiden, die die Verletzten durchmachen mußten, sind sehr unterschiedlich. Wer ohne Be-

wußtsein dahinsiecht, verspürt wenigstens keinen Schmerz, während ein anderer möglicherweise unsagbare Schmerzen erdulden muß.
Man hat versucht, durch Urteilssammlungen eine Übersicht zu gewinnen. Im ADAC Verlag liegt von den Autoren Hacks, Ring, Böhm das Handbuch Schmerzensgeldbeträge vor, das eine Übersicht über wichtige und aktuelle Gerichtsentscheidungen im In- und Ausland und umfangreiche Basis- und Zusatzinformationen gibt. Hier kann man am besten Vergleiche anstellen. Waren früher die Schmerzensgeldbeträge oft beschämend niedrig, so hat sich das in letzter Zeit leicht gebessert. Obwohl ein Urteil des BGH (DAR 1976, 244) von manchen Versicherungen dahingehend mißinterpretiert wird, daß das höchste Gericht nun für niedrige Schmerzensgelder eintrete. Der BGH sprach davon, daß Schmerzensgeldtabellen zu einer Aufblähung des Schmerzensgeldgefüges beitrügen, die der Versichertengemeinschaft nicht zugemutet werden dürfe.
Dem ist entgegenzuhalten, daß das Schmerzensgeld bei uns noch immer zu niedrig bemessen wird. Das Argument, Versicherungsprämien könnten steigen, ist in diesem Zusammenhang schlichtweg verwerflich, denn hier soll auf dem Rücken der bedauernswerten Unfallopfer gespart werden.
Übrigens: Wer den Sicherheitsgurt nicht angelegt hatte und deshalb ansonsten vermeidbare Verletzungen erlitt, muß sich einen Abzug vom Schmerzensgeld gefallen lassen.

Ein Tip: Wer ein auf seinen Fall passendes Schmerzensgeldurteil findet, das schon einige Zeit zurückliegt, sollte den Betrag wenigstens um die jeweilige Rate der Geldentwertung erhöhen.
Urteile, die seit 1978 ergangen sind, sollte man mit dem unten genannten Faktor multiplizieren. So errechnet man das Schmerzensgeld für 1984.
Weil mit dem Erscheinen dieses Buches die weiteren Inflationsraten noch unbekannte Größen sind, müßte man den für 1984 mit Hilfe der angegebenen Faktoren ermittelten Wert für jedes weitere Jahr um den aktuellen Prozentsatz der Geldentwertung erhöhen.

Die Entwicklung von Schmerzensgeldbeträgen* nach dem Preis-Index für die Gesamtlebenshaltung aller privaten Haushalte

Urteile aus den Jahren	1978	1979	1980	1981	1982	1983
Faktor zur Berechnung des entsprechenden Betrages für 1984	1,298	1,247	1,183	1,113	1,057	1,023

Beispiel:
Urteil von 1978

Schmerzensgeldbetrag: DM 15 000
entsprech. Wert 1984 = Schmerzensgeld x Faktor 1978
= DM 15 000 x 1,298
= DM 19 470

Für die folgenden Jahre kann eine solche Tabelle heute noch nicht erstellt werden, weil die entsprechenden Inflationsraten noch unbekannte Größen sind.

* Tabelle aus Handbuch Schmerzensgeldbeträge, 12. Auflage

Verfahren

Zum Schluß noch einiges zum Verfahren bei Schmerzensgeldern:
Da die Höhe der billigen Entschädigung so schwer vorausgesagt werden kann, gewähren unsere Gerichte Verletzten, die sich ihr Recht erst erstreiten müssen, gewisse Erleichterungen.
So braucht man sich in der Klage nicht eindeutig festzulegen, wieviel man verlangt. Man darf es dem Gericht überlassen, ein angemessenes Schmerzensgeld zu ermitteln. Bei anderen Streitigkeiten muß man dagegen immer genau beantragen, wieviel man vom Beklagten haben will.
Nach der neueren Rechtsprechung des BGH (NJW 1984, 1807) wird aber wenigstens in der Begründung die verbindliche Angabe des Betrages verlangt, den der Geschädigte haben will.
Danach werden die Gerichtskosten bemessen, die vorher einzuzahlen sind.
Wer zu bescheiden ist und nach Meinung der Richter zuwenig verlangt, erhält dennoch das Schmerzensgeld, das ihm zusteht. Bei einer Klage, in der das Schmerzensgeld der Höhe nach beantragt wäre, bekäme er nur den Betrag, den er verlangt hat, auch wenn das Gericht ein höheres Schmerzensgeld für angemessen hielte.
Hätte er aber zuviel verlangt, würde er riskieren, mit seiner Klage teilweise abgewiesen zu werden, und das wäre mit anteilmäßig anfallenden Prozeß- und mit Anwaltskosten verbunden.
Wer kein Geld hat, kann möglicherweise Prozeßkostenhilfe beanspruchen (siehe Seite 28).

Todesgefahr: Der Anspruch auf ein Schmerzensgeld kann nicht übertragen oder vererbt werden, bevor er nicht anerkannt oder rechtshängig gemacht ist. Das bedeutet, daß bei Todesgefahr des Verletzten die Angehörigen, die mit einem Schmerzensgeld rechnen, umgehend einen Anwalt beauftragen sollten, die nötigen Schritte einzuleiten, um sofort die Rechtshängigkeit des Schmerzensgeldanspruchs herbeizuführen.

Zusammenfassung

Folgende Daten muß man festhalten:

– stationäre Behandlung im Krankenhaus von ... bis ...
– bettlägerig von ... bis ...
– arbeitsunfähig von ... bis ...
– völlig beschwerdefrei seit ...

Ferner sollte man berücksichtigen:

– Liegt ein Dauerschaden vor?
– Wurde der Geschädigte durch die Verletzung entstellt?
– Sind die Folgen der Verletzung völlig abgeklungen?
– Liegen besondere Umstände vor (z. B. leidenschaftlicher Sportler kann sein Hobby nicht mehr ausüben)?

Wer selbst das Schmerzensgeld ermittelt (z. B. aus dem ADAC-Handbuch), sollte folgende Tips beachten:

– das Urteilsdatum vermerken
– berücksichtigen, daß Einkommen und Lebenshaltungskosten inzwischen gestiegen sind
– beachten, daß die Gerichte in letzter Zeit zu höheren Schmerzensgeldern neigen

Besonders wichtig: Gründliche Untersuchung durch einen Arzt; notfalls außerdem den Rat eines Spezialisten einholen; sich auch nicht scheuen, einen zweiten Arzt einzuschalten.

Tödliche Verletzung

Kommt ein Mensch bei einem Verkehrsunfall ums Leben, so ergeben sich für die Hinterbliebenen oft schwierige finanzielle Probleme: Die Erben des Getöteten können Ersatz einer versuchten Heilung sowie all der Vermögensnachteile verlangen, die der Getötete dadurch erlitt, daß während der Krankheit seine Erwerbsfähigkeit beeinträchtigt war. Auch die vermehrten Bedürfnisse bis zum Tod können wie bei einer Verletzung geltend

gemacht werden. Mit dem Tod entstehen weitergehende Ansprüche:
Der Schädiger muß die Kosten für eine standesgemäße Beerdigung ersetzen. Dazu zählen vor allem Überführung des Toten, Trauerkleidung für nahe Angehörige, das Trauermahl und der Grabstein. Nicht ersetzt werden müssen die Kosten für den Unterhalt und die Instandsetzung des Grabes.
Trotz dieser klaren Aussage bleiben strittige Fragen: Was ist z. B. standesgemäß? Die Antwort der Juristen: alles, was nach der Lebensstellung des Verstorbenen, nach den in seinen Kreisen herrschenden Gebräuchen und nach dem Herkommen zu einer würdigen Bestattung gehört. Zu den angemessenen Beerdigungskosten gehören daher auch die Aufwendungen für Kränze sowie für Blumen für das Grab unmittelbar nach der Beerdigung.
Die Kosten der standesgemäßen Beerdigung hat der Erbe zu tragen (§ 1968 BGB). Er kann daher die Entschädigung fordern. Aber auch, wer als naher Angehöriger eines an den Folgen eines Unfalls Verstorbenen die Beerdigungskosten getragen hat, ohne hierzu verpflichtet zu sein, weil er nicht Erbe war, kann Erstattungsansprüche gegen den Unfallschädiger geltend machen (OLG Saarbrücken, VersR 1964, 1257).
Der Ersatz von Trauerkleidung für Mutter und Schwester kann bis zu DM 600,– ohne Abzug der Ersparnis an anderer Bekleidung anerkannt werden. Der 17jährige Sohn dagegen soll die Aufwendungen für einen Anzug nicht ersetzt erhalten. Es genügt, wenn er seiner Trauer durch einen Flor, eine schwarze Krawatte oder schwarze Schuhe Ausdruck gibt. Diese Kleidungsstücke sind allerdings auf jeden Fall zu zahlen.
Unter Umständen kann es gerechtfertigt sein, die Kosten für die Trauerkleidung nicht in voller Höhe zu zahlen. Dies gilt dann, wenn die Kleidungsstücke längere Zeit getragen werden. Das OLG Celle (ZfS 1981, 330) hat 20 Prozent abgezogen.
Verdienstausfall kann für einen Vorbereitungstag und für den Beerdigungstag beansprucht werden (OLG Hamm, DAR 1956, 217).
Die Kosten für die Fahrt zur Beerdigung eines

Angehörigen sollen normalerweise nicht erstattungsfähig sein (BGH, DAR 1960, 179). In dem zitierten Fall war die Tochter zur Beerdigung aus Tunis angereist. Der Bundesgerichtshof deutet aber gleichzeitig an, daß Ausnahmen denkbar sind: Nur, wo ein naher Angehöriger infolge Bedürftigkeit gehindert wäre, die Reisekosten zur Teilnahme an der Beerdigung aufzubringen, ist der Erbe nach sittlicher Anschauung verpflichtet, ihm durch Gewährung der Reisekosten die Teilnahme zu ermöglichen. Dann haftet der Schädiger für die Reisekosten. Es kommt hierbei auf die Entfernung zum Beerdigungsort an, auf die Höhe der Reisekosten, nicht zuletzt auch auf die aus dem Nachlaß zur Verfügung stehenden Mittel.
Traf den Getöteten an dem Unfall ein Mitverschulden, so bekommen die Erben nur einen Teil der Beerdigungskosten erstattet.
Ein Sterbegeld, das von einer Krankenkasse bezahlt wird, müssen sich die Erben anrechnen lassen. Das gilt nicht für die Überbrückungshilfe, die nach § 591 RVO an die Witwe gezahlt wird.

Entgangener Unterhalt

War der Getötete unterhaltspflichtig, muß der Schädiger insoweit Ersatz leisten, als der Getötete zum Unterhalt verpflichtet gewesen wäre. Die Unterhaltspflicht dauert bis zum Ende der mutmaßlichen Lebensdauer des Getöteten. Unterhaltsberechtigt sind:

– Ehegatten
– Kinder (auch uneheliche)
– Eltern

Geschwister haben gegeneinander keinen Unterhaltsanspruch.
Wenn eine Familie ihren Ernährer verliert, so ist es für die Hinterbliebenen besonders wichtig zu wissen, wie ihre Ersatzansprüche berechnet werden. Leider gibt es keine allgemeinen Richtlinien, wie dabei vorzugehen ist. Im Zweifelsfall muß der Richter den zu ersetzenden Betrag schätzen. Um aber wenigstens einen Anhaltspunkt zu haben, welche Daten

dabei von Bedeutung sind, empfiehlt sich ein Schema, das Guntram Fischer (VersR 1970, S. 21) erarbeitet hat. Sinnvollerweise geht man dabei folgendermaßen vor:

– Man ermittelt das Nettoeinkommen beim Tod des Ernährers. Bei Gehaltsempfängern bereitet das keine Schwierigkeiten. Zum Nettoeinkommen zählen auch Sonderzuwendungen wie Weihnachts- und Urlaubsgeld sowie Treueprämien. Bei freien Berufen muß man aus dem Einkommen der vorangegangenen Jahre einen Durchschnitt ermitteln. Dabei ist, was Abschreibungen und Sonderausgaben anlangt, Vorsicht am Platz. Sie können nur in einem Rahmen berücksichtigt werden, der die Belange der Familie nicht benachteiligt. Das Kindergeld darf in die Berechnung des Unterhalts nicht einbezogen werden. Es ist auf Grund seines sozialpolitischen Zwecks ein Familienausgleich und hat daher nichts mit Erwerbstätigkeit zu tun (BGH, VersR 1979, 129).
– Vom Nettoeinkommen zieht man die fixen Kosten ab. Das sind z. B. Miete, Strom, Heizung, Wasser, Versicherungen, Krankenkasse, Kosten für Ausbildung.
– Den Rest teilt man durch die Anzahl der Familienangehörigen (einschließlich des Verstorbenen) und zieht diesen Betrag ebenfalls ab.
– Dann zählt man die fixen Kosten wieder hinzu, wobei man 5 Prozent davon als Ersparnis des Verstorbenen berücksichtigen sollte.
– Nun korrigiert man das Ergebnis durch die Besonderheiten des Einzelfalles (z. B. Aufstiegsmöglichkeiten des Verstorbenen oder Mithilfe im Haushalt, weil die Frau gehbehindert war usw.).

Das alles erscheint recht kompliziert und läßt sich am ehesten an einem Fall erläutern.

B e i s p i e l : Herr Würdig hinterläßt eine Frau und zwei Kinder. Sein Nettoeinkommen betrug DM 2500,– monatlich. Die fixen Kosten für Miete, Energieversorgung, Versicherungen usw. belaufen sich auf DM 900,–. Damit kann man nun ungefähr ermitteln, was die Familie beanspruchen kann:

Nettoeinkommen monatlich	DM 2500,–
abzüglich fixe Kosten	DM 900,–
Nettoeinkommen ohne fixe Kosten	DM 1600,–
davon abzuziehen ¼ (da 4 Familienangehörige)	DM 400,–
verbleibendes Resteinkommen	DM 1200,–
zuzüglich weiterlaufende fixe Kosten (DM 900,– minus 5 %)	DM 855,–
	DM 2055,–

Die Hinterbliebenen sollten also in diesem Fall etwa DM 2055,– pro Monat als Entschädigung erhalten. Es sei aber nochmals betont, daß es sich hierbei nur um eine grobe Faustregel handelt, die im Einzelfall der Ergänzung bedarf.

Schadenersatzrenten muß der Empfänger versteuern. Daher muß die Versicherung des Schädigers auch die auf die Rente entfallende Steuer ausgleichen (BGH, DAR 1980, 16).

Der Berechnung des einem Kind nach Tötung seiner unterhaltpflichtigen Eltern zu ersetzenden Unterhaltsschadens ist der gesetzliche Unterhaltsanspruch zugrundezulegen, bestehend aus den Ansprüchen auf Barleistungen und auf die für die Versorgung und Betreuung des Kindes erforderlichen persönlichen Leistungen.

Als Maßstab für eine Schätzung können aber nicht die Kosten dienen, die die Unterbringung des Kindes in einer fremden Familie verursacht (vgl. BGH, NJW 71, 2069). Wird das Kind von Dritten (z. B. Verwandten) teilweise unentgeltlich versorgt, so kann der mit dem Verlust der persönlichen Dienstleistungen durch Eltern, insbesondere durch die nicht berufstätige Mutter, entstandene Unterhaltschaden nicht anhand der üblichen Kosten einer gleichwertigen Familienunterbringung geschätzt werden. Entscheidend für die Höhe der Schadenersatzrente ist insoweit, daß dem Kind die Möglichkeit geboten werden muß, sich gleichwertige Dienste zu verschaffen.

Dazu ist festzustellen, daß die Erziehung von Kindern nicht zum Aufgabengebiet einer

Wirtschafterin, Hausgehilfin oder Raumpflegerin gehört. In der Praxis ist der Schaden wegen des Ausfalls der Mutter überhaupt nicht ersetzbar, soweit es um die Kindererziehung geht (OLG München, VersR 1977, 551). Zugesprochen wurden in diesem Fall als Aufwand für den Ersatz der mütterlichen Dienstleistung, bezogen auf das Jahr 1975, ein Betrag von DM 280,– monatlich.

Eine Witwe ist nur dann verpflichtet, selbst zu arbeiten und den Unterhaltsschaden zu mindern, wenn sie bei Verweigerung gegen Treu und Glauben verstieße. Dabei sind ihre Ausbildung und die wirtschaftlichen und sozialen Verhältnisse zu berücksichtigen.

Die Witwe muß keine Tätigkeit ausüben, die erheblich unter ihrer früheren sozialen Stellung liegt (BGH, VersR 1955, 275).

Das Unterhaltsrecht erlischt mit dem vermuteten Eintritt der Arbeitsunfähigkeit des Getöteten. Eine Altersgrenze läßt sich bei sinkendem Rentenalter derzeit nicht nennen. Bei Selbständigen kann sie über 65 Jahre hinausgehen.

Kinder können Unterhalt nicht mehr verlangen, wenn sie seiner nicht mehr bedürfen. Das ist bei Abschluß der Berufsausbildung der Fall. Die Kosten einer bereits begonnenen Ausbildung sind über die Volljährigkeit hinaus zu ersetzen (BGH, VersR 1969, 350). Das gilt nicht für die Kosten eines zukünftigen Studiums (LAG München, VersR 1960, 166).

Ausfall eines Ehepartners im Haushalt

Der Gesetzgeber hat das Leitbild der Hausfrauenehe aufgegeben. Die Ehegatten können die mit der Führung des Haushalts verbundenen Pflichten nach ihren Bedürfnissen aufteilen. Meist führt ein Ehepartner allein den Haushalt und erfüllt damit seine Unterhaltpflicht gegenüber der Familie. Im folgenden gehen wir davon aus, daß die Ehefrau die Haushaltsführung übernommen hat. Für einen Hausmann gelten die gleichen Überlegungen.

Verletzung: Wird eine Hausfrau durch Schuld eines anderen verletzt, kann sie wegen ihrer Beeinträchtigung in der Führung des Haushalts Schadenersatz verlangen. Der BGH (VersR 1962, 1107) hat z. B. einer Hausfrau als Schadenersatz die Kosten der durch den Unfall bedingten Mehraufwendungen für eine Hausgehilfin zugesprochen. Es fragt sich, ob das wirklich reicht.

Ein Ehemann, dessen Frau getötet wird, steht vor einer schwierigen Situation. Wer führt ihm den Haushalt weiter? Wer sorgt für die Erziehung der Kinder? Wer hilft mit der gleichen Intensität wie die Ehefrau im Betrieb mit? Die Frau war verpflichtet, auf diese Weise zum gemeinsamen Unterhalt der Familie beizutragen und mußte daher oft weit länger arbeiten, als es in den Tarifverträgen für Hausangestellte vorgesehen ist.

Von einer Ersatzkraft allein kann man daher weder erwarten noch verlangen, daß sie Gleiches leistet wie die Ehefrau. Doch gibt § 844 Abs. II BGB dem Ehemann die Möglichkeit, eine Geldrente für die entgehenden Dienste der Frau im Haus oder im Gewerbe zu verlangen. Ihre Höhe wird nach den Kosten für die notwendigen Ersatzkräfte bemessen.

Das Einkommen des Ehemannes spielt also für die Bemessung der Entschädigung keine Rolle. Gelegentlich wird versucht, es mit ins Spiel zu bringen. Dies ist jedoch abwegig. Entscheidend ist lediglich, was für gleichwertige Ersatzkräfte hätte aufgewendet werden müssen. Theoretisch kann sich also für den Wert der Arbeit einer Hausfrau ein höherer Betrag ergeben als der, den der Ehemann als Lohn nach Hause bringt. Die Gerichte sind aber auch in diesem Punkt sehr zurückhaltend. Hat ein Ehegatte im Beruf oder Geschäft des anderen mitgearbeitet, obwohl dies für den Finanzbedarf der Familie nicht erforderlich war (z. B., damit der andere Ehegatte seinen künstlerischen Neigungen besser nachgehen konnte), so begründet die Mitarbeit keine Schadenersatzansprüche gegen den für den Tod des Ehegatten verantwortlichen Dritten.

Der Bundesgerichtshof (NJW 1982, 2866) hat es sogar abgelehnt, den Hinterbliebenen einer getöteten Hausfrau, die von der Einstellung einer Ersatzkraft abgesehen hatten, den sonst fälligen Arbeitgeberanteil zur Sozialversicherung zuzubilligen. Ja, er beschränkt den Schadenersatz bei Nichteinstellung einer Ersatzkraft auf den reinen Nettolohn (NJW 1983, 1425).

Was ist eine echte Ersatzkraft für eine Hausfrau und Mutter? Wie mißt man ihren »Wert«? Man kann nicht nur den durchschnittlichen Arbeitsaufwand einer Hausgehilfin zugrunde legen. Darüber hinaus ist zu berücksichtigen, daß Einkauf, Zubereitung von Mahlzeiten, Vorratshaltung, Reinigen von Räumen, von Geschirr und Wäsche, Kinder- und Altenbetreuung, häusliche Klein- und Gartenarbeit, Haustierhaltung sowie das Auskommen mit dem Hauswirtschaftsgeld je nach Haushalt unterschiedlichen Aufwand erfordern.

Bei Verletzungen der Hausfrau ist deshalb dreierlei festzustellen:

— Wie lange und mit welcher Intensität hat sie vor dem Unfall gearbeitet?
— Wie lange und mit welcher Intensität kann sie nach dem Unfall tatsächlich arbeiten?
— Wieviele Stunden benötigt eine Hilfskraft, um die Behinderung der Hausfrau auszugleichen?

Wesentlich ist ferner, mit welchem Stundensatz die Hilfskraft entlohnt werden muß. Kann die Hausfrau die Leitung des Haushalts trotz der Verletzung weiter vornehmen, ist die Vergütung nach Bundesangestelltentarif (BAT) der Vergütungsgruppe X (Wirtschaftsgehilfen) anzusetzen. Abzüge für die Eigenversorgung der Hausfrau dürfen nicht gemacht werden. Vielmehr liegt oft unfallbedingt ein erhöhter Pflegebedarf vor.

Bei völligem Ausfall (Tod) der Hausfrau müßten andere Vergütungsgruppen herangezogen werden, z. B.
— die Vergütungsgruppe VIII (Wirtschafterin) bei einfachen Haushalten ohne Kind oder mit über 14 Jahre alten Kindern,
— die Vergütungsgruppe VII (Haus-Familienpflegerin) bei mittleren Haushalten mit Kindern,
— die Vergütungsgruppe VI b (Hauswirtschaftsleiterin) bei gehobenen Haushalten mit Kindern. In Sonderfällen kommt auch die Vergütungsgruppe V des BAT in Betracht.

Die Vergütung ist auch und gerade dann zu zahlen, wenn keine Ersatzkraft eingestellt wird, sondern der Haushalt durch Mehrarbeit oder vermehrte Mithilfe der Familienangehörigen in Gang gehalten wird. Deshalb sollte auch der Wert der Sozialleistungen der Hausfrau entsprechend zugute kommen (OLG Oldenburg, VersR 1977, 553). Dem ist das oberste deutsche Gericht in Zivilsachen leider nicht gefolgt.

Die gleichen Ansprüche wie der Ehegatte haben auch die Kinder, wobei es keine Rolle spielt, ob sie ehelich sind oder nicht.

Auch Anwälte und Richter bedürfen bei diesen schwierigen Fragen meist fachkundiger Beratung. Woher kann man sie bekommen? Intensiv beschäftigt sich Professor Dr. Kurt Landau, Institut für Haushalts- und Konsumökonomik, Universität Hohenheim, Schloß Hohenheim, 7000 Stuttgart 70, mit der Bewertung der Hausarbeit. In seine Untersuchungen über den Wert und den Umfang der Arbeiten im Haushalt hat er auch Lohngruppen außerhalb des Bundesangestellten-Tarifs (BAT) eingearbeitet.

Professor Landau erstellt Gutachten.

Weitere Adressen für Gutachter zu diesem Thema sind: Dr. Hermann Schulz-Borck, Institut für Strukturforschung der Bundesforschungsanstalt für Landwirtschaft, Bundesallee 50, 3300 Braunschweig-Völkenrode; Frau Professor Dr. Elfriede Stübler, Römerstraße 64, 7000 Stuttgart 1. Auch die Juristische Zentrale des ADAC e. V., Am Westpark 8, 8000 München 70, gibt Hinweise auf Gutachter.

Selbst wenn ein solches Gutachten mit Kosten verbunden ist, wird es sich meist lohnen, denn man kann dann wesentlich fundierter seine Ansprüche, etwa der Haftpflichtversicherung gegenüber, vertreten (vgl. auch Eckelmann, DAR 1978, 29 ff.).

Besonders aufschlußreich ist eine Tabelle zur Berechnung der Behinderung der Hausfrau im Haftpflichtanspruch, die von den Ärzten Dr. M. Reichenbach und Dr. K. Vogel (VersR 1981, 810 ff.) erarbeitet wurde. Dort ist dargestellt, wie sich verschiedene Verletzungen behindernd auswirken. So führt eine leichte Gehirnerschütterung zu keinerlei ernsthafter Behinderung. Dagegen ist der Verlust eines

147

Daumens in allen Bereichen, außer der Haushaltsführung, schon mit ca. 15 Prozent anzusetzen.

Beim Verlust eines Oberschenkels (Prothese möglich), steigert sich die Behinderung, außer bei der Kinder- und Altenbetreuung sowie bei der Haushaltsführung, schon auf 20 bis 50 Prozent, je nach Arbeit. Eine Querschnittslähmung, bei der die Kranke an den Rollstuhl gefesselt ist, steigert die Behinderung auf über 75 Prozent, und bei Verlust des Augenlichts ist zu 100 Prozent eine Ersatzkraft nötig. Daß der Ehemann nicht mehr in den Genuß des Splitting-Tarifs bei der Lohn- und Einkommensteuer kommt, kann als nicht ersetzbarer Schaden berücksichtigt werden. Das gleiche gilt für den Verlust der weiteren Werbungskosten- und Sonderausgabenpauschalen (BGH, DAR 1980, 16). Ersetzen muß der Schädiger nach der gleichen Entscheidung den Hinterbliebenen aber die Steuern, die für die Unterhalts-Ersatzrenten anfallen.

Verlust des einzigen Sohnes

Eltern, die ihren einzigen Sohn verlieren, können auch nicht mehr damit rechnen, daß sie im Alter oder bei Bedürftigkeit durch ihr Kind unterstützt werden. Sie haben zwar im Augenblick keinen in Geld bezifferbaren Schaden, können aber durch eine sogenannte Feststellungsklage sicherstellen, daß für den Fall künftiger Not der Schädiger in den nächsten 30 Jahren noch einstehen muß. Dann ist auch dieser Anspruch verjährt.

Hinterbliebene

Die Hinterbliebenen haben, soweit sie Unterhalt verlangen durften, einen Anspruch auf Schadenersatz. Was aber geschieht mit dem Nachlaß?

B e i s p i e l : Herr Bolte wurde durch einen Unfall getötet. Er hinterläßt ein Zweifamilienhaus im Verkehrswert von etwa DM 250 000,–. Das Bargeld und die Wertpapiere machen rund DM 50 000,– aus. Der Haftpflichtversicherer kann nicht argumentieren, daß Frau Bolte und ihre beiden Kinder ja insgesamt schon DM 300 000,– geerbt hätten und daher keinerlei Veranlassung bestehe, Schadenersatz für den Unterhalt zu bezahlen. Denn das Vermögen hätte nicht dem laufenden Unterhalt gedient und kann daher auch nicht auf den Anspruch auf Schadenersatz angerechnet werden.

Nun hat aber Herr Bolte das Geld so angelegt, daß es 5 Prozent Zinsen abwirft, im Jahr also DM 2500,–. Die eine Hälfte des Hauses ist weitervermietet, die Miete beträgt DM 500,– pro Monat. Im Jahr haben die Erben also Gesamteinnahmen von DM 8500,– aus dem ererbten Vermögen.

Diese Erträge müssen sich Frau Bolte und ihre Kinder anrechnen lassen, allerdings nicht in voller Höhe. Die Aufwendungen, wie z. B. Depotgebühren, laufender Unterhalt für das Haus, Kosten für Straßenreinigung, Kanalisation, Heizung, Strom usw. werden natürlich vorher abgezogen. Nur die Überschüsse gehören zu den anrechenbaren Erträgen.

Würde Frau Bolte ein Geschäft erben, müßte sie nach dem Tod ihres Mannes einen Geschäftsführer einstellen. Sein Gehalt würde dann von den Erträgen des Geschäftes abgezogen. Der Restbetrag kann angerechnet werden. Führte Frau Bolte das Geschäft selbst weiter, erhielte sie normalerweise ebenfalls das Gehalt, das einem Geschäftsführer zusteht.

Hinterläßt Herr Bolte antike Gegenstände, die versteigert werden, kann der Erlös daraus nicht als Unterhaltszahlung gewertet und auf den Schadenersatzanspruch angerechnet werden.

Wie wirkt sich private Vorsorge auf die Abwicklung von Schadenersatzansprüchen aus?

B e i s p i e l : Herr Forcht, der aus Unachtsamkeit eines Verkehrsteilnehmers ums Leben kam, hatte für seine Familie gut vorgesorgt. Da war eine Lebensversicherung über DM 200 000,– vorhanden, und die Unfallversicherung mußte zusätzlich DM 50 000,– zahlen. Könnte sich nun die Haftpflichtversicherung des Schädigers auf den Standpunkt stellen, daß mit DM 250 000,– der Schaden ohnehin mehr als abgegolten sei?

Die Hinterbliebenen des Herrn Forcht können beruhigt sein: Privatvertragliche Leistungen, wie die Erstattung aus Lebens- oder Unfallversicherung, sind auf den konkreten Schaden nicht anrechenbar. Wohl aber wirken sich die Zinsen aus Lebensversicherungen mindernd auf die Unterhaltsansprüche aus. Das gilt nicht für die Unfallversicherung.

Quotenvorrecht

Zum Schluß noch eine versicherungsrechtliche Spezialität: Der Verletzte muß sich ein etwaiges Mitverschulden anrechnen lassen und erhält dann nur zu einem Teil Schadenersatz; das ist uns schon bekannt.

Bei Personenschäden wirkt sich aber ein Mitverschulden des Verletzten oder Getöteten häufig besonders negativ aus. Krankenkassen und Rentenversicherer können für ihre Zahlungen teilweise beim Schädiger Rückgriff nehmen. Deshalb betrachten wir hier einmal, wie es sich mit der Lohnfortzahlung, mit der Rente und mit dem Krankengeld verhält.

Das Gesetz sieht vor, daß Schadenersatzansprüche gegen den Schädiger auf Versicherungen übergehen, soweit sie Leistungen erbringen (§ 67 VVG, § 1542 RVO). Kein Übergang der Ersatzansprüche findet statt, wenn die Versicherungsleistung nicht den gleichen Zweck verfolgt wie die Schadenersatzleistung. Infolgedessen gehen folgende Ansprüche nicht auf die Versicherungen über:

- Ersatz der Aufwendungen für vermehrte Bedürfnisse; denn die Rentenleistung ersetzt den Lohn, nicht aber den durch Unfall bedingten Mehrbedarf
- Ersatz von Mehraufwendungen für die zweite Pflegeklasse; denn die Versicherung trägt in der Regel diese Kosten nicht
- Ersatz des Verdienstausfalls und des Unterhalts. Diese Ansprüche gehen nur dann nicht auf die Versicherungen über, wenn Leistungen einer privaten Lebens- oder Unfallversicherung zu erwarten sind

- Schmerzensgeld; denn die Versicherungen erbringen keine entsprechenden Leistungen

In diesen Fällen hat ausschließlich der Verletzte den Anspruch. Sein eventuelles Mitverschulden wirkt sich in der Weise aus, daß er z. B. nur ein vermindertes Schmerzensgeld erhält, von dem ihm aber die Sozialversicherung nichts abnehmen darf.

Ähnlich sehen die Dinge aus, wenn es um Lohnfortzahlungen des Arbeitgebers, Versorgungsrechte, Beamtenrechte, Privatversicherungsansprüche geht. In diesen Bereichen gelten für die Verletzten günstige Regelungen, weil ein Restschaden zunächst mit der gegnerischen Versicherungsleistung verrechnet wird (Quotenvorrecht des Verletzten). Was damit gemeint ist, erkennt man am besten am nachfolgend dargestellten Fall eines Beamten:

B e i s p i e l : Herr Hof ist Finanzbeamter und wird bei einem Verkehrsunfall verletzt. Ihn trifft eine Mitschuld von 50 Prozent. Sein Verdienstausfall beträgt DM 8000,– netto.

Die Versorgungsstelle des Beamten übernimmt 80 Prozent aus DM 8000,–, also | DM 6400,–

In diesem Fall gilt folgende Rechnung:

Verdienstausfall des Beamten	DM 8000,–
Leistung des Versorgungsträgers	DM 6400,–
Restschaden des Beamten	DM 1600,–
Ersatzanspruch des Beamten gegen den Schädiger oder dessen Haftpflichtversicherung (50 Prozent aus DM 8000,–)	DM 4000,–
Von diesem Ersatzanspruch wird zunächst der Restschaden des Beamten beglichen	DM 1600,–

Für den Dienstherrn verbleibt als Schadenersatzanspruch gegen den Schädiger somit nur noch folgender Betrag: | DM 2400,–

In gleicher Weise würde die Rechnung im Falle der Lohnfortzahlung durch einen privaten Arbeitgeber aufgemacht.

Weniger günstig ist die Regelung für den Verletzten bei allen Sozialversicherten. Im Gegensatz zu den Privatversicherten müssen sie bei eigenem Mitverschulden in der Regel einen Teil ihres Schadens selbst tragen. Der vom Schädiger oder seiner Haftpflichtversicherung zu ersetzende Schaden, den man um das Mitverschulden des Verletzten mindern muß, wird zwischen dem Verletzten und seinem Sozialversicherungsträger aufgeteilt, wobei wieder das Mitverschulden entsprechend berücksichtigt wird. Die Mitschuld des Geschädigten führt in diesen Fällen zu einer Selbstbeteiligung am Schaden. Die Regelung dafür steht im Sozialgesetzbuch (§ 116, Abs. 3 SGB X).

B e i s p i e l : Herr Korn ist Angestellter. Er wird bei einem Verkehrsunfall verletzt, an dem er zu 50 Prozent selbst Schuld trägt. Wieder wird ein Verdienstausfall von DM 8000,– netto angenommen. Der Verdienstausfall bezieht sich auf die Zeit nach Wegfall der Lohnfortzahlung. Die gesetzliche Krankenkasse zahlt ein Krankengeld von 80 Prozent der Nettobezüge. Somit lautet die Rechnung folgendermaßen:

Verdienstausfall des Herrn Korn	DM 8000,–
Leistung der Krankenkasse	DM 6400,–
Restschaden von Herrn Korn	DM 1600,–
Ersatzanspruch von Herrn Korn gegen den Schädiger oder dessen Haftpflichtversicherer (50 Prozent aus DM 8000,–)	DM 4000,–
Von diesem Ersatzanspruch stehen der Krankenkasse 50 Prozent aus DM 6400,– zu, also	DM 3200,–
Herrn Korn verbleiben 50 Prozent des Restschadens in Höhe von DM 1600,–, also	DM 800,–

Herr Korn muß als Angestellter also DM 800,– seines Schadens selbst tragen, während der Beamte Hof seinen Schaden voll ersetzt bekommen hätte. Derartige Abzüge hätte Herr Korn zu befürchten bei

– der gesetzlichen Krankenversicherung
– der gesetzlichen Unfallversicherung
– der gesetzlichen Rentenversicherung

Das Mitverschulden wirkt sich in dieser Form allerdings nur auf bestimmte Fälle von Personenschäden aus. Die Beträge, die der Geschädigte zur Abgeltung von Sachschäden erhalten hat, wie z. B. die Reparaturkosten, können ebensowenig wie das Schmerzensgeld von den Sozialversicherungsträgern beansprucht werden.

Das Quotenvorrecht ist selbst für Fachleute ein schwieriges Problem. In derartigen Fällen ist deshalb immer die Hilfe eines erfahrenen Rechtsanwalts erforderlich.

Sonderfälle

Nachdem die wichtigsten Fälle des Schadenersatzes erörtet sind, wenden wir uns noch einigen Sonderfällen zu.

Schadenfreiheitsrabatt

Für einen Kraftfahrer, der von einem anderen für einen Unfallschaden ersatzpflichtig gemacht wird, stellt sich immer die Frage: Soll man einen Schaden der Versicherung melden und dadurch den Schadenfreiheitsrabatt verlieren oder lieber selbst zahlen?

Ist ein hoher Schaden zu erwarten, der über DM 2500,– hinausgeht, sollte man ihn immer über die Haftpflichtversicherung abwickeln lassen. Bei Schäden unter diesem Betrag ist zu prüfen, wie man besser fährt. Denn nach einem selbstverschuldeten Unfall kann man den Schadensfall selbst erledigen, um den Schadenfreiheitsrabatt zu behalten. Man kann den Unfall aber auch seiner Haftpflichtversicherung melden, denn die Versicherungen haben weitaus größere Möglichkeiten, um die Ansprüche des Geschädigten zu prüfen und sachgemäß abzuwickeln.

Vielfach hat man gar keine andere Wahl, als den Schaden der Haftpflichtversicherung bekanntzugeben, denn oft wendet sich der Unfallgegner von sich aus dorthin. Dann schickt einem die eigene Versicherung einen Fragebogen. Den muß man ausfüllen, denn die Versicherung hat das Recht, um Auskunft zu bitten. Meldet man einen Schaden nicht, liegt eine Obliegenheitsverletzung vor. Dadurch kann sich die Bearbeitung verzögern und der Schaden erhöhen. Das kann für den Verursacher negative Folgen haben. Daher ist es besser, einen Schaden sofort zu melden.

Nach der Regulierung durch die Haftpflichtversicherung kann man dieser den von ihr gezahlten Entschädigungsbetrag erstatten. Der Versicherungsvertrag muß dann so behandelt werden, als ob der Schaden nicht gemeldet worden wäre. Der Schadensfall hat also dann keinen Einfluß auf den Schadenfreiheitsrabatt. Ein entsprechender Antrag ist binnen 6 Monaten nach der Mitteilung über den Abschluß der Schadensregulierung und über die Höhe der gezahlten Entschädigung bei der Versicherung zu stellen.

Wer die Bestimmungen der Kfz-Haftpflichtversicherungen geschickt ausnützt, kann Geld sparen. So sollten die Autofahrer kleinere Schäden, die sie an fremden Fahrzeugen verursacht haben, selbst bezahlen und nicht ihre Versicherung in Anspruch nehmen. Sonst verlieren sie ihren günstigen Schadenfreiheitsrabatt und müssen, bis sie sich durch unfallfreies Fahren wieder »hochgearbeitet« haben, erhöhte Versicherungsprämien bezahlen, die wesentlich über den Unfallkosten liegen.

Die Grenze, bis zu der man einen Unfallschaden selbst bezahlen sollte, hängt von der Schadenfreiheitsklasse zum Unfallzeitpunkt ab.

Auch wer in der höchsten Rabattstufe (SF 12) ist, also jahrelang unfallfrei gefahren ist, wird zurückgestuft, wenn er einen Unfallschaden durch seine Versicherung regulieren läßt. Der Verlust liegt aber nur zwischen DM 20,– und DM 80,–.

Die Rechnung geht so nicht auf, wenn innerhalb von fünf Jahren ein zweiter Unfall verursacht wird.

Wer so schlecht bei Kasse ist, daß er schon den eigenen Unfallschaden kaum zahlen kann, läßt den Unfall durch seine Versicherung abwickeln. Er hat dann zumindest sechs Monate Zeit, um sich finanziell wieder etwas zu erholen, bevor er den Betrag der Versicherung rücküberweist. Die Versicherung, die den Geschädigten abgefunden hat, streckt einem den rückzuerstattenden Betrag ja zinslos vor.

Sind die Entschädigungsleistungen geringer als DM 1000,–, ist das Versicherungsunternehmen verpflichtet, den Versicherungsnehmer über den Abschluß der Regulierung und die Höhe des Erstattungsbetrages zu unterrichten sowie ihn auf die Berechtigung zur Rückerstattung hinzuweisen (§ 16 Abs. V Tarifbestimmungen in der Kraftfahrversicherung). Danach kann der Erstattungsbetrag nicht mehr um Beträge erhöht werden, die das Versicherungsunternehmen auf Grund einer Wiederaufnahme der Regulierung zu leisten hat. Der Antrag des Versicherungsnehmers auf Freistellung des Versicherungsvertrages von dem gemeldeten Schaden ist binnen 6 Monaten nach Zugang der Mitteilung zu stellen.

Übrigens: Auch der Kfz-Haftpflichtversicherer ist bei der ihm übertragenen Schadensregulierung im Rahmen des Zumutbaren gehalten, auf die Interessen des Versicherungsnehmers Rücksicht zu nehmen. Er verletzt diese Verpflichtung, wenn er den Versicherungsnehmer durch völlig unsachgemäße Bearbeitung des Schadenfalls, insbesondere durch Begleichung offensichtlich unbegründeter Schadenersatzforderungen, um den verdienten Schadenfreiheitsrabatt bringt. Andererseits kann von dem Versicherer nicht verlangt werden, zweifelhafte Ansprüche nur abzuwehren, um dem Versicherungsnehmer den Schadenfreiheitsrabatt zu erhalten. (AG Saarbrücken, VersR 1976, 360).

Wann es besser ist, in der Kfz-Haftpflichtversicherung von der letztgenannten Möglichkeit Gebrauch zu machen bzw. den Schadenfall gleich selbst zu erledigen und wann es sich darüber hinaus lohnt, eine Vollkaskoversicherung in Anspruch zu nehmen bzw. einen selbstverschuldeten Eigenschaden selbst zu tragen, wird in den beiden nachfolgenden Tabellen dargestellt:

Haftpflichtversicherung für Pkw im Inland
Stand 22. 2. 1985

Wann lohnt es, den Rabatt zu retten?
In diesen Schadenfreiheits-Klassen (in Klammern der Beitragssatz)

Basisprämie in DM pro Jahr	SF 1 (100 %)	SF 2 (85 %)	SF 3 (70 %)	SF 4 (65 %)	SF 5 (60 %)	SF 6 (55 %)	SF 7 (50 %)	SF 8 (45 %)	SF 9 (40 %)	SF 10 (40 %)	SF 11 (40 %)	ab SF 12 (40 %)
	lohnt es, den Auto-Haftpflicht-Schaden selbst zu zahlen bis zu DM ...											
400	580	420	540	400	300	360	400	420	300	120	60	20
500	725	525	675	500	375	450	500	525	375	150	75	25
600	870	630	810	600	450	540	600	630	450	180	90	30
700	1015	735	945	700	525	630	700	735	525	210	105	35
800	1160	840	1080	800	600	720	800	840	600	240	120	40
900	1305	945	1215	900	675	810	900	945	675	270	135	45
1000	1450	1050	1350	1000	750	900	1000	1050	750	300	150	50
1100	1595	1155	1485	1100	825	990	1100	1155	825	330	165	55
1200	1740	1260	1620	1200	900	1080	1200	1260	900	360	180	60
1300	1885	1365	1755	1300	975	1170	1300	1365	975	390	195	65
1400	2030	1470	1890	1400	1050	1260	1400	1470	1050	420	210	70
1500	2175	1575	2025	1500	1125	1350	1500	1575	1125	450	225	75
1600	2320	1680	2160	1600	1200	1440	1600	1680	1200	480	240	80

Wichtig: Als Basisprämie gilt die Jahresprämie in der Schadenfreiheitsklasse SF 1. Sie ist meist nicht der tatsächlich zu zahlende Beitrag, weil viele Autofahrer bereits in einer günstigeren SF-Klasse sind oder Beiträge in Raten bezahlen.

Bei der Vollkaskoversicherung ist die Tabelle nur anwendbar, wenn die Versicherung über alle Jahre hinweg auch beibehalten wird.

Vollkaskoversicherung für Pkw im Inland   Stand Januar 1985 (ADAC)

Basis-prämie (jährlich DM)	SF 13	SF 12	SF 11	SF 10	SF 9	SF 8	SF 7	SF 6	SF 5	SF 4	SF 3	SF 2	SF 1	SF½*	0**
	40%	40%	40%	40%	40%	45%	50%	55%	60%	65%	70%	85%	100%	110%	125%
	Sie sind mit Ihrem Pkw in der Haftpflicht-Beitragsklasse: Dann sollten Sie einen Fremdschaden selbst bezahlen bis zu DM:														
400	0	20	60	120	300	420	400	360	300	400	540	420	520	340	60
600	0	30	90	180	450	630	600	540	450	600	810	630	780	510	90
800	0	40	120	240	600	840	800	720	600	800	1080	840	1040	680	120
1000	0	50	150	300	750	1050	1000	900	750	1000	1350	1050	1300	850	150
1200	0	60	180	360	900	1260	1200	1080	900	1200	1620	1260	1560	1020	180
1400	0	70	210	420	1050	1470	1400	1260	1050	1400	1890	1470	1820	1190	210
1600	0	80	240	480	1200	1680	1600	1440	1200	1600	2160	1680	2080	1360	240
1800	0	90	270	540	1350	1890	1800	1620	1350	1800	2430	1890	2340	1530	270
2000	0	100	300	600	1500	2100	2000	1800	1500	2000	2700	2100	2600	1700	300
2500	0	125	375	750	1875	2625	2500	2250	1875	2500	3375	2625	3250	2125	375
3000	0	150	450	900	2250	3150	3000	2700	2250	3000	4050	3150	3900	2550	450
3500	0	175	525	1050	2625	3675	3500	3150	2625	3500	4725	3675	4550	2975	525
4000	0	200	600	1200	3000	4200	4000	3600	3000	4000	5400	4200	5200	3400	600
5000	0	250	750	1500	3750	5250	5000	4500	3750	5000	6750	5250	6500	4250	750

Suchen Sie in der oberen Reihe Ihre Beitragsklasse und in der linken Spalte Ihre Jahresbasisprämie (100 %). Im Schnittpunkt finden Sie den Betrag, den Sie zusätzlich zu Ihrer Selbstbeteiligung selbst zahlen sollten, um möglichst wenig Geld zu verlieren.
* Bei Versicherungsbeginn 2. 7.–31. 12. wie Klasse 0.
** Bei Versicherungsbeginn 2. 7.–31. 12. keine Rückstufung; bei Beginn am 1. 1. wie Klasse SF 1/2.
Bei mehreren Unfällen im Jahr kann die obige Tabelle nicht angewendet werden.

Haftpflichtversicherung für Motorräder im Inland   Stand Januar 1985 (ADAC)

Ihr Motorrad gehört zu dieser Klasse:	Ihre Jahresprämie beträgt ca. DM …	Sie sind in der Haftpflicht-Beitragsklasse:				
		0* (100 %)	SF ½** (95 %)	SF 1 (90 %)	SF 2 (70 %)	SF 3 (50 %)
		Dann sollten Sie einen Haftpflicht-Schaden selbst bezahlen bis zu DM …				
bis 50 ccm	800 (741–836)	40	400	680	480	160
bis 7 kW (10 PS)	150 (124–186)	10	75	130	90	30
bis 13 kW (17 PS)	350 (328–392)	20	175	300	210	70
bis 20 kW (27 PS)	850 (756–876)	45	425	725	510	170
bis 37 kW (50 PS)	1550 (1394–1624)	80	775	1320	930	310
über 37 kW (50 PS)	1650 (1491–1738)	85	825	1405	990	330

* Bei Versicherungsbeginn 2. 7.–31.12. keine Rückstufung; bei Beginn am 1.1. wie Klasse SF ½
** Bei Versicherungsbeginn 2. 7.–31.12. wie Klasse 0

Ausnahmen bei der Rückstufung

In ganz bestimmten Fällen ist der Beginn des Haftplicht-Versicherungsvertrages von Wichtigkeit. Wer in SF $\frac{1}{2}$ ist und einen Unfall verschuldet hat, verliert 75 % Schadenfreiheitsrabatt, wenn die Versicherung zwischen dem 1. Januar und dem 1. Juli angelaufen ist. Nur 50 % Verlust ist zu verzeichnen, wenn der Versicherungsbeginn nach dem 1. Juli liegt. Noch komplizierter ist es für Autofahrer, die sich zum Unfallzeitpunkt in der Beitragsklasse 0 befinden. Sie verlieren vom Schadenfreiheitsrabatt:

— 75 %, wenn der Versicherungsvertrag am 1. 1. begonnen hat;
— 50 %, wenn das Datum zwischen dem 2. 1. und 1. 7. liegt;
— 0 %, wenn der Vertrag ab dem 2. 7. läuft.

Schaden im Ausland

Seine Ersatzansprüche muß der Geschädigte im Ausland gegen den Schadenstifter oder dessen Haftpflichtversicherer selbst geltend machen. Ein deutscher Anwalt kann im allgemeinen nicht viel zur Regulierung beitragen, weil er das fremde Recht und die unterschiedliche Auslegung nicht zu kennen braucht. Auch die Grüne Versicherungskarte hilft dem deutschen Kraftfahrer bei der Durchsetzung seiner eigenen Ansprüche nicht.

Er sollte sich daher möglichst rasch an einen ausländischen Anwalt wenden. Eine Liste deutschsprachiger Rechtsanwälte im Ausland gibt es beim ADAC. Vor den ungewöhnlich hohen Kosten der Rechtsverfolgung im Ausland schützt eine Rechtsschutzversicherung.

Sie gilt in Europa und in den Anliegerstaaten des Mittelmeeres (vgl. Seite 175).

Bei Reisen ins Ausland kann es nach Unfällen wegen der Schadensabwicklung zu größeren Schwierigkeiten kommen. Dies vor allem deshalb, weil in keinem anderen europäischen Land ein so ausgefeiltes System des Schadenersatzrechts gilt wie in der Bundesrepublik Deutschland.

Wenn man die Daten der Tabelle auf Seite 156 vergleicht, wird man feststellen, daß nirgendwo eine derart perfekte Absicherung vor allem des Sachschadens gegeben ist wie bei uns.

Noch viel bedeutsamer als die Tatsache, daß verschiedene Schadenspositionen im Ausland nicht durchsetzbar sind, ist jedoch ein anderer Faktor, der bisher kaum beachtet wurde, nämlich das unterschiedliche Versicherungssystem in den Ländern Europas.

Für Autofahrer in Portugal besteht zwar Versicherungspflicht. Die Deckungssummen dort sind aber unzureichend. Wer in Portugal oder anderen, ähnlich strukturierten Ländern einen Unfall erleidet, der muß kämpfen, um vom Schädiger persönlich Geld zu erhalten, denn die Haftpflichtansprüche sind oft durch Übergang auf andere Versicherer (z. B. Krankenkassen) schon aufgezehrt.

Die Rückstufung nach einem Unfall

Schaden-freiheits-klasse	Lesebeispiel: Ein Schaden in SF 9 führt zur Rückstufung nach SF 4.	Beitrags-satz in %
SF 13		40
SF 12		40
SF 11		40
SF 10		40
SF 9		40
SF 8		45
SF 7		50
SF 6		55
SF 5		60
SF 4		65
SF 3		70
SF 2		85
SF 1		100
SF ½		125
0		175
S 1		175
S 2		200
ADAC S 3		200

In anderen, durchaus fortschrittlichen Ländern wird oft nur für Personenschäden eine Pflichtversicherung gefordert. Für Sachschäden kann die Deckungssumme bescheiden niedrig sein.

Dafür einige Beispiele:
Wer ein teures Auto fährt und bei einem unverschuldeten Unfall einen Totalschaden erleidet, der ihm in Deutschland eine Entschädigung von DM 20 000,– einbringen würde,

der bekommt von der gegnerischen Haftpflichtversicherung

– in Finnland nur DM 14 500,–
– in Irland nur DM 4050,–
– in Spanien nichts
– in Großbritannien nichts

In diesen Ländern gibt es entweder keine Verpflichtung zum Abschluß einer Versicherung für Sachschäden, oder die Deckungssumme ist sehr niedrig.

Haftpflichtversicherung für Pkw im Ausland   Stand August 1985

Länder	Mindestdeckungssummen für Personenschäden	Mindestdeckungssummen für Sachschäden
Belgien	unbegrenzt	unbegrenzt
Bulgarien	unbegrenzt	unbegrenzt
Dänemark	10 Mill. dkr	1 Mill. dkr
Finnland	unbegrenzt	750 000 Fmk
Frankreich	5 Mill. FF	3 Mill FF
Griechenland	200 000 Dr	100 000 Dr
Großbritannien	unbegrenzt	keine
Irland	unbegrenzt	1000 Ir£
Italien	100 Mill. Lit je Person	300 Mill. Lit
Jugoslawien	5 Mill. Din	5 Mill. Din
Niederlande	1 Mill. hfl pauschal	1 Mill. hfl pauschal
Norwegen	unbegrenzt	150 000 nkr
Österreich	10 Mill. öS pauschal	10 Mill. öS pauschal
Polen	unbegrenzt	unbegrenzt
Portugal	seit 1. 1. 1980 im Gegenwert von ca. 25 000 DM	seit 1. 1. 1980
Rumänien	unbegrenzt	100 000 Lei
Schweden	50 Mill. skr pauschal	50 Mill. skr pauschal
Schweiz	1 Mill. sfr	1 Mill. sfr
Spanien	300 000 Pta je Getöteten, 200 000 Pta je Verletzten	keine
Tschechoslowakei	unbegrenzt	unbegrenzt
Türkei	25 000 Ltq. pro Person höchstens 15 000 Ltq.	3000 Ltq.
Ungarn	unbegrenzt	unbegrenzt

Was gibt es im Ausland?

Land \ Ansprüche	Heilungskosten	Schmerzensgeld	Verdienstausfall	Reparaturkosten	Abschleppkosten	Wertminderung	Gutachterkosten	Nutzungsausfall	Mietwagen	Kreditkosten	Anwaltskosten
Belgien	+	+↓	+	+	+	−	−	+↓	+↓	+↑	−
Bulgarien	+	+↓	+	+↓	+	−	+↓	−	−	−	+
Dänemark	+	+↓	+	+↓	+	+↓	+	−	−	−	+↓
DDR	+	+↓	+	+	+	+↓	+	−	−	−	+
Finnland	+	+↓	+	+	−	−	+	+↓	−	−	+↓
Frankreich	+	+↑	+	+	+	+↓	−	+↓	−	−	−
Griechenland	+	+↓△	+	+↓	+	+△	−	−	−	−	+↓
Großbritannien	+	+	+	+	+	−	+	−	+↓	−	+↓
Irland	+	+	+	+↓	+	−	+	−	+△	−	+↓
Italien	+	+↓	+	+	+	+↓	+↓	+↓	−	−	+↓
Jugoslawien	+	+↓	+	+	+	+↓	+	−	−	−	+↓
Luxemburg	+	+↓	+	+	+	−	+	+↓	−	−	−
Niederlande	+	+↓	+	+	+	+↓	+	−	−	+	−
Norwegen	+	+↓△	+	+	+	+↓	+	−	−	−	+↓
Österreich	+	+↓	+	+	+	+↓	+	−	+	+	+
Polen	+	+↓	+	+	+	−	+↓	−	−	−	+
Portugal	+	+↓	+↓	+↓	+	−	−	−	−	−	−
Rumänien	+	−	−	+	+	−	+	+△	+△	+	+
Schweden	+	+↓	+	+	+	+↓	+	+↓	−	−	+
Schweiz	+	+↓	+	+	+	+↓	+	+↓	−	+	−
Sowjet-Union	+↓	+↓	−	+↓	+↓	−	+↓	−	+↓	−	−
Spanien	+	+↓	+↓	+↓	+	−	−	−	−	−	−
Tschechoslowakei	+↓	+↓	+	+	+	−	+↓	−	−	−	+
Ungarn	+	+↓	+	+	+	+↓	+	−	−	+	+

Zeichenerklärung: + wird bezahlt, − wird nicht bezahlt, ↑ bessere, ↓ schlechtere Leistung als in Deutschland, △ muß eingeklagt werden:
Erstattung von Mietwagenkosten vereinzelt möglich, wenn Pkw zur Berufsausübung gebraucht wird.

Nur, wenn der Kraftfahrer dort freiwillig eine Versicherung gegen Sachschäden abgeschlossen hat, liegen die Dinge anders. Das bedeutet zwar nicht, daß man völlig leer ausgehen wird, denn selbstverständlich kann man den Schädiger selbst verklagen und wird vielleicht auch ein positives Urteil erhalten, aber der Weg durch die Instanzen im Ausland ist lang und für den deutschen Betroffenen oft in seiner Tragweite nicht abschätzbar. Die Kosten sind hoch. Und ob letzten Endes von dem Verurteilten überhaupt etwas zu holen ist, entscheidet sich erst nach Abschluß des Vollstreckungsverfahrens.

Daher hilft bei Reisen ins Ausland letztlich nur die Absicherung durch eigene Initiative. Es gibt eine Kaskoversicherung schon für einen oder zwei Monate, die übrigens auch dann zahlt, wenn man den Unfall selbst verschuldet hat. Und: Mit dem Abschluß einer Kaskoversicherung vermeidet man Streitigkeiten über die Höhe der Reparaturkosten. Es kann nämlich durchaus vorkommen, daß z. B. ein spanisches Gericht nach langem Rechtsstreit erklärt, die Reparaturkosten, die in Deutschland DM 1400,– betrugen, hätten in Spanien nur DM 200,– ausgemacht. Nur dieser Betrag wird dann dem Urlauber zugesprochen.

Die Tabelle auf Seite 155 gibt einen Überblick über die Mindestdeckungssummen der Versicherungen in den wichtigsten Reiseländern und über die Frage, ob neben dem Personen- auch der Sachschaden abgesichert ist.

Die meisten arabischen Länder verlangen eine Kfz-Haftpflichtversicherung. Der Deckungsumfang ist aber unterschiedlich. Einige versichern nur Personenschäden, andere auch Sachschäden. Nur manchmal sind die Insassen in den Versicherungsschutz einbezogen.

Völlig unübersichtlich ist die Versicherungspflicht für Kraftfahrer in einigen afrikanischen und asiatischen Ländern.

Vorsorge für Auslandsreisen

Auf Grund vieler negativer Erfahrungen ist dem Auslandsreisenden dringend zu empfehlen, daß er für den Ernstfall vorsorgt. Am wichtigsten sind dabei folgende Dokumente, Versicherungen und Verhaltensregeln:

– Erwerb des ADAC-Euro-Schutzbriefs
– Abschluß einer Rechtsschutz-Versicherung, zumindest gültig für das Ausland
– Abschluß einer ausreichenden Krankenversicherung
– Abschluß einer Kurzkaskoversicherung
– Abschluß einer Unfallversicherung
– hat es gekracht, muß man versuchen, so viele Angaben wie nur irgend möglich zu erhalten
– man muß sich alles notieren
– man bedient sich des mehrsprachigen Unfallprotokolls (Musterseite deutsch S. 181)
– man fotografiert den Unfallort
– man darf keine Kosten und keinen Zeitaufwand scheuen, denn Beweise sind unentbehrlich
– man sollte daran denken, daß Angehörige oft nicht als Zeugen anerkannt werden

Unfälle mit Ausländern

Bei Unfällen mit Ausländern in der Bundesrepublik Deutschland ist die Vorstellungspflicht besonders wichtig. Ohne genaue Daten ist eine Durchsetzung der Schadenersatzansprüche oft unmöglich. Daher muß man das Unfallprotokoll besonders sorgfältig ausfüllen. Die Grüne Versicherungskarte, die alle wichtigen Daten enthielt, ist leider weitgehend abgeschafft.

Das bedeutet aber nur, daß sie bei der Einreise in diese Länder nicht vorgelegt werden muß. Wer die Grüne Versicherungskarte nicht mitführt, kann z. B. in Italien mit der dortigen Polizei durchaus Schwierigkeiten bekommen. Keine Grüne Versicherungskarte benötigen ausländische Kraftfahrzeuge in der Bundesrepublik Deutschland, wenn sie Kennzeichen folgender Staaten führen:

Belgien	Grönland
Dänemark	Großbritannien
Finnland	Insel Man
Frankreich	Irland

Italien
Kanal-Inseln
Liechtenstein
Luxemburg
Monaco
Niederlande
Nordirland
Norwegen

Österreich
San Marino
Schweden
Schweiz
Tschechoslowakei
Ungarn
Vatikanstadt

Man sollte dennoch nach der Karte fragen (denn oft hat sie der Ausländer bei sich) und daraus alle Daten sorgfältig abschreiben. Ansprüche aus Haftpflichtschäden, an denen ein im Ausland zugelassenes Kraftfahrzeug beteiligt war, können direkt beim HUK-Verband in Hamburg geltend gemacht werden, sofern dieser nach § 2 Ausländer-Pflichtversicherungsgesetz die Pflichten eines Haftpflichtversicherers übernommen hat. In der formlosen Schadensmeldung (Musterbrief siehe unten) sind folgende Angaben zu machen, um die Schadensregulierung zu beschleunigen:

– Namen und Anschriften der am Schadensfall unmittelbar Beteiligten
– Ort und Zeit des Schadensfalles
– Name und Anschrift des Versicherers des ausländischen Schädigers
– Versicherungsschein-Nummer des ausländischen Schädigers
– Amtliche Kennzeichen der Fahrzeuge des Schädigers und des Geschädigten
– Name und Anschrift des Versicherungsunternehmens, bei dem der Geschädigte versichert ist

Notfalls sind die Unterlagen mit Hilfe der Polizei zu beschaffen und mit dem Anspruchsschreiben zu übersenden.

Sofern es dem Geschädigten im Einzelfall nicht möglich ist, diese Angaben vollständig zu machen, z. B. weil der ausländische Autofahrer keine Versicherungsbescheinigung bei sich führt, wird der HUK-Verband bei Nachforschungen im Ausland behilflich sein. Wenn

Musterbrief: Unfall mit einem Ausländer

```
Absender                              Tagesdatum

An den
HUK-Verband
Glockengießerwall 1

2000 Hamburg 1

Betrifft: Verkehrsunfall mit einem Ausländer

Sehr geehrte Damen und Herren,

hierdurch zeige ich an, daß mein Fahrzeug, amtliches Kennzeichen .....,
am ..... in ....., Landkreis ....., durch einen Ausländer beschädigt wurde.
Wegen einer Verkehrsstockung mußte ich meinen Wagen auf der (z.B. Bundes-
straße 11) bis zum Stillstand abbremsen. Der nachfolgende (z.B. französische)
Kraftfahrer, Herr ....., (Adresse), konnte seinen Wagen, amtliches Kenn-
zeichen ..... nicht mehr rechtzeitig zum Stehen bringen und prallte auf
mein Fahrzeug auf.

Das Fahrzeug von Herrn ..... ist haftpflichtversichert bei (ausländische
Versicherungsgesellschaft, Adresse). Die Nummer des Versicherungsscheins
lautet ..... .

Zeuge des Unfalls war Herr ....., (Adresse). Eine Abschrift seiner Schilderung
füge ich bei.

Bitte nennen Sie mir einen deutschen Haftpflichtversicherer, mit dem ich den
Schaden abwickeln kann.

Mit freundlichen Grüßen

(Unterschrift)

Anlage
```

der HUK-Verband die Pflichten eines Haftpflichtversicherers neben dem Versicherer des ausländischen Kraftfahrzeuges übernommen hat, weil zum Unfallzeitpunkt eine gültige Grüne Versicherungskarte vorgelegen hat oder die Voraussetzungen des § 8 a Ausländer-Pflichtversicherungsgesetz gegeben sind, kann er vom Geschädigten direkt verklagt werden (§ 6 Abs. 1 Ausländer-Pflichtversicherungsgesetz in Verbindung mit § 3 Nr. 1 Pflichtversicherungsgesetz). Es ist dem Geschädigten selbstverständlich unbenommen, daneben den ausländischen Versicherer zu verklagen (vgl. Schmitt, VersR 70, S. 497 ff); das führt aber gelegentlich zu Komplikationen.

Rosa Grenzversicherungsschein

Kraftfahrzeuge und Kraftfahrzeuganhänger, für die auch nach Inkrafttreten der Verordnung vom 8. 5. 1974 eine Versicherungsbescheinigung erforderlich ist, werden bei der Einreise in das Gebiet der Europäischen Gemeinschaft kontrolliert.

Fehlt der erforderliche Versicherungsnachweis, so hat der Halter oder Fahrer einen Rosa Grenzversicherungsschein zu erwerben, der für das gesamte Bereich der Europäischen Gemeinschaft Deckung gewährt.

Der Rosa Grenzversicherungsschein wird nur in Verbindung mit einer Grünen Versicherungskarte ausgegeben, die im vorliegenden Fall nur für den Bereich der Europäischen Gemeinschaft Gültigkeit besitzt.

Für den Bereich der Bundesrepublik Deutschland einschließlich West-Berlin haben sich zu der Gemeinschaft der Grenzversicherer diejenigen Mitglieder des HUK-Verbandes zusammengeschlossen, die die Kraftfahrt-Haftpflichtversicherung betreiben. Die Geschäfte der Gemeinschaft der Grenzversicherer werden vom HUK-Verband geführt.

Falls also ein deutscher Bürger durch ein Kraftfahrzeug, für das ein gültiger Rosa Grenzversicherungsschein vorliegt, geschädigt wird, muß man die Ansprüche direkt geltend machen bei:

HUK-Verband, Glockengießerwall 1, 2000 Hamburg 1

In der formlosen Schadensmeldung sollen folgende Angaben enthalten sein:

– Namen und Anschriften der am Schadensfall unmittelbar Beteiligten
– Ort und Zeit des Schadensfalls
– Nummer des Rosa Grenzversicherungsscheins
– Gültigkeitsdauer des Rosa Grenzversicherungsscheins
– Amtliche Kennzeichen der Fahrzeuge des Schädigers und des Geschädigten

Notfalls sind die Unterlagen mit Hilfe der Polizei zu beschaffen und mit dem Anspruchsschreiben zu übersenden.

Wo erhält man Auslands-Auskunft?

Auskünfte über ausländische Versicherungen erhalten Sie unter folgenden Adressen:

Belgien	B	Bureau Belge des Assureurs Automobiles, Maison de l'Assurance 29, square de Meeûs, B 1040, Bruxelles 4, Tel.: (02) 5 13-68-45.
Bulgarien	BG	Bulstrad, Société Anonyme Bulgare d'Assurances Extérieures et de Réassurances, 5, rue Dunav, Sofia/Bulgarien, Tel.: 88 59 41.
Dänemark	DK	Dansk Forening for International Motorkøretøjsforsikring, Amaliegade 10, 1256 København K, Tel.: (01) 13 75 55.
Deutschland, Bundesrepublik	D	HUK-Verband, Glockengießerwall 1, 2000 Hamburg 1, Tel.: 32 10 71.

Wo erhält man Auslandsauskunft?

Finnland	SF	Liikennevakuutusyhdistys, Bulevardi 28, 00120 Helsinki 12, Tel.: 19251.
Frankreich	F	Bureau Central Français, 118, Rue de Tocqueville, 75850 Paris Cedex 17, Tel.: 766-52-64.
Griechenland	GR	Motor Insurers' Bureau, c/o. Association of Insurance Companies operating in Greece, 10, Xenophontos Street, Athens 118, Tel.: 3236733.
Großbritannien und Nord-Irland	GB	Motor Insurers' Bureau, Aldermary House, Queen Street, London, EC 4 N 1 TR, Tel.: 012484477.
Iran	IR	Bimeh Markazi Iran, 149, Ayatollah Taleghani Avenue, Teheran, Tel.: 649912, 649913, 649865, 649870, 649875, 649715, 649716.
Irland	IRL	Irish Visiting Motorists Bureau Ltd., 5/9 South Frederik Street, Dublin, 2, Tel.: 719443.
Island	IS	Alpjodlegar Bifreidatryggingar A Islandi, International Motor Insurance in Iceland, Sučurlandsbraut 6, Reykjavik, Tel.: 81612.
Israel	IL	The Green Card Bureau, at the Israel Insurance Association, 39, Rothschild Boulevard – 65124, P.O.B 2622, Tel Aviv – 61025, Tel.: (03) 627333, Telex: 65127.
Italien	I	Ufficio Centrale Italiano, Corso Venezia 8, 20121 Milano, Tel.: (02) 709278, 798278.
Jugoslawien	YU	Udruzenje Osiguravajucih Organizacija Jugoslavije, Dositejeva 43/II, Beograd, Tel.: 623-246.
Luxemburg	L	Bureau Luxembourgeois des Assureurs Contre les Accidents d'Automobile, Luxembourg, 3, rue Oppenheim / Postfach 1772, Tel.: 442144.
Marokko	MA	Bureau Central Marocain, 300, rue Mostafa El Maani, Casablanca, Tel.: 684-15.
Niederlande	NL	Nederlands Bureau der Motorrijtuigverzekeraars, Groot Hertoginnelaan 8, 's-Gravenhage, Tel.: 070-614731, Telex: 34053-WN NL.
Norwegen	N	Trafikkforsikringsforeningen, Hansteensgate 2, Solli, Oslo 2, Tel.: 566690.
Österreich	A	Verband der Versicherungsunternehmungen Österreichs, Schwarzenbergplatz 7, 1030 Wien, Tel.: 757651.
Polen	PL	Insurance and Reinsurance Company Warta LTD., Chalubinskiego Str. 8, 00-613 Warszawa, Tel.: 30-03-34, Telex: 813546 pl.
Portugal	P	Instituto National de Seguros, Av. 5 de Outubro, 17, 1094 Lisboa Codex, Tel.: 579596.
Rumänien	R	Administratia Asigurarilor de Stat, str. Smirdan 5, Bucuresti, Tel.: 150519.
Schweden	S	Trafikförsäkringsföreningen, Tegeluddsvägen 100, S-11587 Stockholm, Tel.: 08-226380.
Schweiz	CH	Schweizerisches Syndikat der Motorfahrzeug-Haftpflicht-Versicherer, Geschäftsführende Gesellschaft: »Zürich«, Versicherungs-Gesellschaft, Mythenquai 2, Zürich 2, Tel.: 2052121.

Spanien	E	Oficina Española de Aseguradores de Automoviles, Calle de Sagasta No. 18, Madrid 4, Tel.: 4-46-03-00.
Tschechoslowakei	CS	Kancelar Zakonného Pojišteni Motorovych Vozidel Pro Uzemi CSSR, Nové Mésto Spálena 14/16, Praha 11304, Tel.: 298641, 2148111.
Türkei	TR	Turkish Insurance and Reinsurance Association Motor Insurance Bureau, Taksim – Osmanli Sk. No. 14/16-Kat. 4, Istanbul Umum Sigorta A. Sti. 2 No. Iu Ishani, Istanbul, Tel.: 497093.
Tunesien	TN	Bureau Automobile Tunésien, Square Avenue de Paris (S.T.A.R.), Tunis, Tel.: 256800.
Ungarn	H	Állami Biztositó, Hamzsabégi út 60, 1113 Budapest XI, Tel.: 669-755.

Ansprechpartner für Schadensmeldungen

Bitte richten Sie Meldungen von Schäden in den unten aufgeführten Ländern nicht an die oben genannten Büros, sondern an folgende Anschriften:

Belgien	Internationales Schadenregulierungsbüro Dr. Karl Jacobs, Avenue de Tervuren 100, Brüssel, Tel.: 345830.
Frankreich	La Sauvegarde 27-33, Quai le Gallo, F-92517 Boulogne-Billancourt Cedex (Bearbeitung durch Dr. Karl Jacobs, Brüssel)
Griechenland	Magdeburger-Hellas, Odos Panepistimiu 56, Athen (Bearbeitung im Einvernehmen mit AVUS, Graz)
Großbritannien und Nord-Irland	International & European Claims Adjusters Ltd., 23 Great Castle Street, London W1N 8NQ, Fernsprecher: 99-44-1-629883, Telex: 23836.
Italien	La Mannheim Via San Basilio 41, 00187 Rom, Tel.: 4741341-5 Piazetta U. Giordano 2, 20122 Mailand, Tel.: 792290 Via Mendola 2, 39100 Bozen, Tel.: 35527
Jugoslawien	AVUS, J. Pscheidl KG, Österreich, Rechbauerstr. 4, 8010 Graz, Tel.: (0316) 79511.
Niederlande	Wet Risico, Postbus 8400, Amsterdam (Bearbeitung durch Dr. Karl Jacobs, Brüssel)
Österreich	unmittelbar an Bayerische Versicherungskammer (BVV), Postfach, 8000 München 22
Potugal und Spanien	AVUS, J. Pscheidl KG, Österreich, Rechbauerstr. 4, 8010 Graz, Tel.: (0316) 79511.
Schweiz	»SECURA«-Versicherungsgesellschaft, Tel.: 01-2112410, Löwenstr. 32, Postfach, 8023 Zürich, Telex: 812375 seca ch.

In den hier nicht genannten Ländern sind derzeit keine direkten Ansprechpartner bekannt.

Unfälle mit Angehörigen der NATO-Truppen

Die alliierten Streitkräfte, ihr ziviles Gefolge und ihre Angehörigen unterstehen dem deutschen Recht und der deutschen Gerichtsbarkeit. Der Ersatz eines Kraftverkehrsschadens regelt sich nach den Vorschriften des Bürgerlichen Gesetzbuchs und des Straßenverkehrsgesetzes. Ist die zum Schadensersatz verpflichtende Handlung auf einer D i e n s t r e i s e begangen worden, sind die Ansprüche innerhalb einer Ausschlußfrist von 90 Tagen beim örtlich zuständigen Amt für Verteidigungslasten anzumelden.

Der Anspruch gegen ein Dienstfahrzeug der Alliierten kann also nicht sofort bei einem deutschen Gericht eingeklagt werden. Wer die Frist zur Anmeldung versäumt, geht leer aus. Das Amt für Verteidigungslasten entscheidet, ob es die Forderung ganz, teilweise oder überhaupt nicht anerkennt. Wer mit der Entschließung des Amts nicht einverstanden ist, kann klagen. Die Klage muß aber innerhalb von zwei Monaten nach Zustellung des Bescheids gegen die Bundesrepublik Deutschland vor dem zuständigen Gericht erhoben werden.

Es ist hierbei wichtig zu wissen: Auch das Amt für Verteidigungslasten erstattet bei berechtigten Ansprüchen die Anwaltskosten.

In West-Berlin bilden die besatzungsrechtlichen Bestimmungen die Grundlage für die Abgeltung von dienstlichen und außerdienstlichen Schadensfällen. Maßgebend ist die Verordnung Nr. 508 vom 21. Mai 1951 (Gesetz- und Verordnungsblatt Berlin 1951, S. 403). Zuständig für die Schadensregulierung ist das Landesamt für die Besatzungslasten, Lützowufer 26, 1000 Berlin 30.

Bei a u ß e r d i e n s t l i c h e n Schadensfällen unterstehen die Mitglieder der Streitkräfte und deren Angehörige hinsichtlich der Verfolgung von Rechtsansprüchen der deutschen Gerichtsbarkeit. Maßgebend sind das NATO-Truppenstatut und die Zusatzvereinbarungen, die durch das Gesetz vom 18. Aug. 1961 ratifiziert wurden (BGBl, Teil II 1961, S. 1183 ff) und am 1. Juli 1963 in Kraft getreten sind (BGBl Teil 1 1963, S. 428). Der Einsatz eines Kraftverkehrsschadens richtet sich nach deutschem Recht, insbesondere nach den Vorschriften des BGB und des StVG.

Private Kraftfahrzeuge von Mitgliedern der ausländischen Streitkräfte und deren Angehörigen werden von den Behörden der Streitkräfte zugelassen und registriert (Artikel 10 des Zusatzabkommens).

Nach Artikel 11 des Zusatzabkommens muß für die Kraftfahrzeuge eine Haftpflichtversicherung, entsprechend den deutschen gesetzlichen Vorschriften, bestehen. Die Schadensersatzansprüche können in diesen Fällen beim Haftpflichtversicherer im Bundesgebiet gestellt werden. Für den Fall, daß dem Mandanten der Haftpflichtversicherer nicht bekannt ist, kann bei folgenden Stellen unter Angaben des Kennzeichens Auskunft eingeholt werden:

Für amerikanische Kraftfahrzeuge:
Department of the Army, Headquarters, United States Army, Europe & Seventh Army, Registry of Motor Vehicles, APO 09403, 6900 Heidelberg

Für belgische Kraftfahrzeuge:
1 (BE) Corps Etat-Major, Section MP, Service D'Enregistrement, Quartier Haelen BPS 7, Forces Belges en Allemagne, 5023 Weiden

Für britische Kraftfahrzeuge:
BFG Licensing Office, Command Pay BOAR, 4050 Mönchengladbach

Für französische Kraftfahrzeuge:
Gendarmerie Française, Kraftfahrzeugzulassungsstelle, 7570 Baden-Baden

Für kanadische Kraftfahrzeuge:
Canadian Forces Europe, Licence Office, Canadian Forces Base Lahr, Canadian Forces Post Office 5000, 7630 Lahr/Schwarzwald

Für niederländische Kraftfahrzeuge:
Kommandant der Königl. Niederländischen Militärpolizei, 4402 Greven/Westfalen

Unfälle mit Bewohnern der DDR

Der HUK-Verband hilft auch, Schadensfälle mit Beteiligten aus der DDR abzuwickeln. Das macht Schwierigkeiten, weil der Zahlungsaustausch zwischen den beiden deutschen Währungsgebieten nicht ohne weiteres möglich ist. Wenn man also mit einem in der DDR zugelassenen Fahrzeug einen Unfall hat, muß man alle wichtigen Daten genau festhalten und den HUK-Verband verständigen. Es spielt dabei keine Rolle, wo sich der Unfall zugetragen hat: Einerlei ob in der DDR, in der Bundesrepublik Deutschland oder in Berlin – der HUK-Verband sorgt dafür, daß eines seiner Mitglieder, also eine Versicherung in der Bundesrepublik, mit der Bearbeitung des Schadens beauftragt wird. Damit ist sichergestellt, daß der Geschädigte Schadenersatz in D-Mark-West bekommt.

Maßgebend für die rechtliche Beurteilung der geltend gemachten Schadenersatzansprüche ist das Recht des Unfallortes. Ereignete sich also der Schadensfall in der DDR, wird das dortige Recht bei der Regulierung zugrunde gelegt werden. Das bedeutet, daß z. B. Nutzungsausfall nicht gezahlt wird. Merkantile Wertminderung wird nur erstattet, wenn sie nachweisbar tatsächlich eingetreten ist. Die in der DDR gezahlten Schmerzensgeldbeträge sind erheblich niedriger als diejenigen, die bei uns zuerkannt werden.

Wenn sich der Schadensfall in der Bundesrepublik Deutschland oder in West-Berlin ereignete, ist der HUK-Verband auch berechtigt, Schadenersatzansprüche von Personen zu regulieren, die hier nicht ihren Sitz, Wohnsitz oder ständigen Aufenthalt haben, es sei denn, daß es sich um DDR-Bürger handelt.

Der HUK-Verband hat für Halter von in der DDR amtlich zugelassenen oder registrierten Kraftfahrzeugen, sofern sie einen Unfall in der Bundesrepublik Deutschland einschließlich West-Berlin verursachen, die Pflichten eines Haftpflichtversicherers übernommen. Er kann also in diesen Fällen vom Geschädigten direkt verklagt werden.

Wenn man Ansprüche beim HUK-Verband anmelden will, muß man folgende Daten bekanntgeben:

– Namen und Anschriften von Fahrern und Haltern der beteiligten Kraftfahrzeuge
– Kennzeichen aller beteiligten Kraftfahrzeuge
– Unfallort (auf Autobahnen Kilometerstein)
– Unfalldatum
– Unfallhergang
– Nähere Schilderung der entstandenen Schäden
– Name des Haftpflicht-Versicherers des geschädigten Kraftfahrzeugs

Verkehrsopferhilfe

Leider kommt es immer wieder vor, daß Schäden durch Fahrzeuge angerichtet werden, die nicht versichert sind. Noch häufiger geschieht es, daß nach einem Unfall der Verantwortliche flüchtet. Um die gröbste Not der Verkehrsopfer zu lindern, hat der Gesetzgeber dem Verein für Verkehrsopferhilfe e. V., Glockengießerwall 1, 2000 Hamburg 1, die Verpflichtung auferlegt, in solchen Fällen Schadenersatz zu leisten. Das gilt auch für Personen- und Sachschäden des oder der Geschädigten, wenn der Unfall vorsätzlich herbeigeführt wurde und die Versicherung des Schädigers nicht zu zahlen braucht. Die Verkehrsopferhilfe zahlt, als wäre der Schuldige mit der gesetzlichen Mindestdeckungssumme (bis 1,5 Millionen DM für Personenschäden, bis 400 000 DM für Sachschäden) versichert.

Die Verkehrsopferhilfe springt aber nur dann ein, wenn der Ersatzberechtigte seinen Schaden nicht anderweitig ersetzt erhält. Wenn der Schädiger ein hohes Privatvermögen hat oder wenn der Geschädigte eine Krankenversicherung oder eine Vollkaskoversicherung hat, muß sich der Geschädigte sein Geld von dort holen. Der Geschädigte muß also auf jeden Fall zuerst Regreßansprüche wahrnehmen. Erst, wenn diese Möglichkeiten scheitern, kann er sich an die Verkehrsopferhilfe wenden. In zwei Fällen springt diese Institution ein:

– Bei Unfallflucht

Wenn das Fahrzeug, durch dessen Gebrauch der Schaden verursacht wurde, nicht ermittelt werden kann, darf sich der Geschädigte mit Aussicht auf Erfolg an die Verkehrsopferhilfe wenden. Die Ersatzpflicht ist aber auf Personenschäden beschränkt.

Ein Schmerzensgeld wird nur dann gezahlt, wenn es wegen der Schwere der Verletzung zur Vermeidung einer ›groben Unbilligkeit‹ erforderlich ist. Das ist bei schweren Verletzungen mit Dauerschäden der Fall. Für Schäden am Fahrzeug des Ersatzberechtigten besteht keine Leistungspflicht. Für sonstige Sachschäden (z. B. an Kleidung, Ladung oder Gepäck) werden die Kosten erstattet, die über DM 1000,– hinausgehen.

– Bei nichtversichertem Fahrzeug

Wird der Schaden durch ein nichtversichertes Fahrzeug verursacht, so muß die Verkehrsopferhilfe den Personen- und Sachschaden genauso erstatten als wäre das Fahrzeug versichert. Der Geschädigte muß sich an die Verkehrsopferhilfe wenden. Diese beauftragt eine Haftpflichtversicherung mit der Abwicklung des Schadens. Wenn der Geschädigte mit der von der Versicherung angebotenen Ersatzleistung nicht einverstanden ist, kann er klagen. Vorher muß er sich aber noch bei einer Schiedsstelle um eine gütliche Bereinigung bemühen.

Was gilt für Schäden im Ausland?

Der Verein für Verkehrsopferhilfe hat auch für Schäden einzutreten, die einem Deutschen im Ausland entstehen, wenn der Schuldige Unfallflucht begeht. Voraussetzung für die Ersatzpflicht ist aber, daß in dem Staat, in dem sich der Unfall zugetragen hat, eine der Verkehrsopferhilfe entsprechende Einrichtung besteht, die den Staatsangehörigen – nicht aber Deutschen – Ersatz leisten würde. Eine ähnliche Institution gibt es in Belgien, Dänemark, Frankreich, Norwegen, Österreich, Polen, Schweden und in der Schweiz.

In allen diesen Ländern erhält auch der Ausländer Schadenersatz.

Die Leistungsvoraussetzungen im einzelnen ergeben sich aus den Vorschriften der §§ 12 ff. PflVG sowie §§ 10 und 11 der Verordnung über den Entschädigungsfonds für Schäden aus Kraftfahrzeugunfällen vom 14. Dezember 1965 (BGBl Teil I, S. 2093 f. i.d.F. des § 9 OEG in BGBl Teil I 1976, S. 1181 f.).

Glasschaden

Über zertrümmerte Windschutzscheiben gibt es häufig Streit. Wenn der vorausfahrende Wagen einen Stein durchs Autofenster des Hintermanns schleudert, kommt es zwischen dem Haftpflichtversicherer und dem Geschädigten oft zur Auseinandersetzungen: Der geschädigte Fahrzeughalter verweist auf die Gefährdungshaftung (§ 7 Abs. 1 StVG) des Vorausfahrenden und verlangt Schadenersatz. Die Versicherung lehnt den Anspruch meist mit der Begründung ab, es liege ein unabwendbares Ereignis im Sinne des § 7 Abs. 2 StVG vor.

In den meisten Fällen braucht die Haftpflichtversicherung des vorausfahrenden Wagens nicht zu zahlen. Ob eine Ersatzpflicht besteht, läßt sich nicht allgemein sagen. Man muß wissen, um welche Straße es sich handelt, insbesondere, ob sich der Unfall auf einer Asphalt- oder einer Kiesstraße ereignete. Außerdem ist die Geschwindigkeit der beiden Fahrzeuge von erheblicher Bedeutung.

Wenn im Begegnungsverkehr zweier Kraftwagen ein Stein gegen die Windschutzscheibe des anderen Fahrzeugs geflogen ist, wird in aller Regel der Beweis des ersten Anscheins dafür sprechen, daß der Stein durch das andere Fahrzeug hochgeschleudert wurde (BGH, VRS 47, 241). Eine Schadenersatzpflicht hängt – ebenfalls aber – von der Beschaffenheit der Straße und der gefahrenen Geschwindigkeit ab.

Bei einem Schaden, der sich durch Steinschlag auf einer Teerstraße ereignete, ist es oft aussichtslos, Schadenersatz zu fordern.

Dann wird es sich fast immer um ein unabwendbares Ereignis handeln, denn selbst der sorgfältigste Kraftfahrer kann nicht so langsam dahinkriechen, daß er jedem Stein auf der Straße ausweichen könnte (BGH, VersR 1974, 1030).

Aussichtsreich ist dagegen eine Klage, wenn sich der Schaden auf einer kiesigen Straße ereignet. In diesem Fall muß der Vordermann bzw. seine Haftpflichtversicherung zahlen. Genauso ist es, wenn der Stein von einem mit Kies beladenen Fahrzeug fällt: Die Ladung muß nämlich so verstaut sein, daß sie niemanden gefährdet oder schädigt (§ 22 Abs. 1 StVO).

Wenn der Schädiger auf einer schlechten Straße mit überhöhter Geschwindigkeit gefahren ist, hat er sogar auf Grund der Verschuldenshaftung gemäß § 823 BGB, § 3 StVO für den Schaden aufzukommen, weil er seine Geschwindigkeit nicht den Straßenverhältnissen angepaßt hat.

Ein Verschulden hat das OLG Stuttgart (VersR 1971, 651) auch angenommen, weil der Fahrer eines Lkw die Zwillingsreifen des Fahrzeugs nicht gründlich nach eingeklemmten Steinen abgesucht hatte, bevor er von einem Feldweg, auf dem größere Steine vorhanden waren, auf eine Landstraße einfuhr.

Wird auf einer Kiesstraße oder auf einer erkennbar schlechten Bundesstraße (LG Frankfurt, VersR 1973, 85), besonders wenn sie durch Hinweisschilder ›schlechte Wegstrecke‹ gekennzeichnet ist, von einem überholenden Kraftfahrzeug ein Stein hochgeschleudert und dadurch die Windschutzscheibe des überholten Fahrzeugs zerstört, haftet der Schädiger aus Gefährdungshaftung. Ebenso haftet im einem Baustellenbereich im Begegnungsverkehr der Kraftfahrer (BGH, VRS 47, 241), wenn er die Geschwindigkeit nicht wesentlich herabsetzt, da mit lose herumliegenden Steinen zu rechnen ist. Ein unabwendbares Ereignis liegt jedoch vor, wenn sich während des Vorbeifahrens an einer Baustelle ein Stein in dem Reifen eines Pkw festsetzt, der dann später gegen die Scheibe eines nachfolgenden Fahrzeugs geschleudert wird (AG Neustadt a. d. Saale, r+s 83, 231).

Bei Streufahrzeugen ist die Rechtslage nicht geklärt. Nach Ansicht des Landgerichts Lübeck handelt es sich um ein unabwendbares Ereignis, wenn beim Bestreuen der Autobahn durch Streufahrzeuge ein weggeschleuderter Stein die Windschutzscheibe zertrümmert (DAR 55, 136). Anderer Ansicht ist das Landgericht Hamburg (NJW 61, 1630). Hiernach haftet die Gemeinde für ihr Streufahrzeug, wenn Streumaterial herumfliegt.

Entstehen an parkenden Fahrzeugen Schäden durch Bestreuen mit Salz oder Granulat, so müssen sie, nach einer Entscheidung des LG Duisburg (VersR 80, 1124), von den betroffenen Verkehrsteilnehmern mit Rücksicht auf die vorrangige Befahrbarkeit der Straßen in Kauf genommen werden. Etwas anderes gilt nur dann, wenn die Schäden über das Unvermeidbare hinausgehen und auf einem Verschulden des Trägers der Streupflicht oder seiner Bediensteten beruhen.

Bei Glasschäden müßte es eigentlich nie zu Streitigkeiten mit einem anderen Verkehrsteilnehmer kommen! Wer nämlich eine Teilkaskoversicherung (gegen Diebstahl und Brand) abgeschlossen hat, der kann sich an diese Versicherung halten. In der Teilkaskoversicherung sind Bruchschäden an der Verglasung mit eingeschlossen (§ 12 Abs. 2 AKB). Wenn also in einem Fall von Verkehrsflucht das Rücklicht oder der Scheinwerfer beschädigt wurden, kann man ebenfalls die Teilkaskoversicherung einschalten. Gleiches gilt natürlich für die Windschutzscheibe. Daß sie auf diesem Weg Ersatz erhalten, ist leider nur wenigen Kraftfahrern bekannt.

Die Teilkaskoversicherung bezahlt allerdings nur den Teil des Schadens, der DM 300,– übersteigt, es sei denn, daß die Versicherung ohne Selbstbeteiligung abgeschlossen wurde (§ 13 Abs. 9 AKB). Im letzten Fall wird der Teil des Schadens ersetzt, der 20 Prozent bzw. DM 50,– des Aufwands übersteigt.

Sogar bei einem selbstverschuldeten Unfall lohnt es sich, den Ersatz des Glasschadens von seiner eigenen Teilkaskoversicherung zu verlangen. Müßte man alle Glasteile seines Autos erneuern, würde das immerhin rund DM 700,– kosten! Auch die Vollkaskoversicherung ersetzt Glasschäden. Der Schadenfreiheitsrabatt geht nicht verloren, denn die

Versicherung erbringt eine Leistung, die auch von der Teilkaskoversicherung gedeckt würde; und bei dieser gibt es keinen Schadenfreiheitsrabatt.

An dieser Stelle ein Tip: In der Teilkaskoversicherung sollte man keine Selbstbeteiligung akzeptieren. Der Prämienvorteil ist so gering, daß er den Nachteil im Schadensfall nicht ausgleicht.

Verkehrssicherungspflicht

Hindernisse auf den Straßen, fehlende Schutzgeländer, mangelnde Beleuchtung von Baustellen, tiefe Schlaglöcher und ähnliches führen immer wieder zu Unfällen. Muß der Kraftfahrer, der deswegen einen Schaden erleidet, achselzuckend seine Ohnmacht gegenüber den Fehlern der zuständigen Behörden eingestehen? Keineswegs! Die Körperschaft, die die Straße gebaut hat, muß sie in verkehrssicherem Zustand dem Verkehr übergeben und dafür sorgen, daß sich der Verkehr möglichst gefahrlos abwickeln läßt. Der Jurist spricht von einer Verkehrssicherungspflicht. Diese Verpflichtung des Trägers der Straßenbaulast bleibt allerdings auf ›zumutbare Mittel‹ beschränkt. Man kann bei Glatteisunfällen nicht Schadenersatz mit der Begründung verlangen, die Straße hätte beheizbar und damit schnee- und eissicher gebaut werden können.

Vor unvermuteten Gefahren aber, die auch ein vernünftiger Kraftfahrer nicht ohne weiteres erkennen kann, muß der Verkehrsteilnehmer geschützt werden. Kann die verantwortliche Behörde die Gefahrenstelle nicht rechtzeitig in zumutbarer Weise beseitigen, muß sie wenigstens davor warnen. Es genügt zum Beispiel, wenn sie ein allgemeines Warnschild mit dem Zusatz ›Blaubasalt‹ aufstellt oder eine Geschwindigkeitsbeschränkung anordnet. Eine Erneuerung der Fahrbahndecke kann im Hinblick auf die Verkehrssicherungspflicht nicht gefordert werden, weil hierfür erhebliche Geldbeträge aufgewendet werden müßten und somit die Zumutbarkeit nicht mehr gegeben wäre. Ist ein Warnschild aufgestellt, muß der Kraftfahrer entsprechend vorsichtig fahren. Sonst geht ein Unfall zu seinen Lasten.

Warnen muß die Behörde aber nur vor Gefahren, die von einem sorgfältigen Kraftfahrer nicht sofort erkannt werden können. Dabei spielt die Verkehrsbedeutung der Straße eine Rolle. Auf Bundesstraßen wird man den Kraftfahrer z. B. vor häufiger Verschmutzung durch Viehtrieb oder Ackerschlepper eher warnen müssen als auf einer Landstraße.

Die Rechtsprechung stellt strenge Anforderungen an die Sorgfaltspflicht des Kraftfahrers. Trotzdem sind Schadenersatzansprüche aus Verletzung der Verkehrssicherungspflicht in folgenden Fällen realisierbar: Ein völlig morscher Straßenbaum stürzt bei Windstille aufs Autodach; eine Brücke wird dem Verkehr übergeben, obwohl das Geländer fehlt; ein hoher Randstein verengt plötzlich die Straße; ein Gully ragt mehrere Zentimeter hoch in die Straße; Straßenwalzen bleiben ungesichert über Nacht auf der Autobahn stehen usw.

An wen muß man sich bei Verletzung der Verkehrssicherungspflicht mit dem Wunsch auf Schadenersatz wenden? Das kommt darauf an, wer Träger der Straßenbaulast ist. Man muß wissen: Nicht der Bund, sondern die Straßenbau-Ämter der Länder sind bei Schäden auf Autobahnen und Bundesstraßen zuständig.

Die Rechtsprechung zur Verkehrssicherungspflicht ist umfangreich und kann hier nicht im einzelnen wiedergegeben werden. Der ›Glatteis-Unfall‹ wird daher als Beispiel im folgenden ausführlicher behandelt.

Die Meinung, daß bei Glatteisunfällen der Staat haftbar gemacht werden könne, ist weit verbreitet – aber falsch. Eine allgemeine Streupflicht auf Fahrbahnen besteht weder innerhalb noch außerhalb geschlossener Ortschaften, weil sie dem Instandhaltungspflichtigen aus wirtschaftlichen Gründen nicht zugemutet werden kann. Eine Streupflicht gibt es nur auf Bürgersteigen. Die Gerichte haben wiederholt ausgesprochen, daß es dem Kraftfahrer überlassen bleibt, ob er bei vereisten Straßen fahren will. Er fährt deshalb auf eigene Gefahr.

A u s n a h m e n : Manchmal wird eine Streupflicht bejaht, wenn sie besonders vorgeschrieben ist oder wenn ein besonderes Bedürfnis dafür besteht. Dabei sind die örtlichen Verhältnisse, die Größe der Gemeinde und die Dichte des Verkehrs zu berücksichtigen. Handelt es sich um eine vielbefahrene oder stark abschüssige Straße, um eine gefährliche Kurve, um eine Brücke, wird man vom Verkehrssicherungspflichtigen das Streuen eher verlangen können. Kommt er aus Fahrlässigkeit der Streupflicht nicht nach, müßte er für einen Schaden aufkommen.

I n n e r h a l b g e s c h l o s s e n e r O r t s c h a f t e n verlangt man vom Verkehrssicherungspflichtigen ein Streuen an verkehrswichtigen und gefährlichen Stellen. Gefährlich sind Straßenstellen, die wegen ihrer Anlage oder wegen bestimmter Zustände, die nicht ohne weiteres erkennbar sind, die Möglichkeit eines Unfalls auch dann nahelegen, wenn der Verkehrsteilnehmer die im Verkehr erforderliche Sorgfalt walten läßt (BGH, DAR 1972, 183). Belebte Fußgängerwege müssen bestreut werden (BGH, MDR 1979, 825). Das gleiche gilt für Straßen an Wasserläufen, Brücken oder Strecken mit starkem Gefälle.

A u ß e r h a l b g e s c h l o s s e n e r O r t - s c h a f t e n besteht überhaupt keine Streupflicht. Eine Ausnahme gilt nur für ganz besonders gefährliche Stellen. Von einer ›besonders gefährlichen‹ Stelle kann man aber erst dann sprechen, wenn der Verkehrsteilnehmer selbst bei größter Vorsicht beim Fahren das Glatteis nicht oder nicht rechtzeitig erkennen und deshalb die Gefahr nicht meistern kann (BGH, NJW 1963, 37).

P a r k p l ä t z e : An das Streuen auf Parkplätzen, gleichgültig, ob sie öffentlich oder privat sind, dürfen keine hohen Erwartungen geknüpft werden (BGH, NJW 1966, 202).

Die Pflicht zum Streuen bei Glatteis entfällt, wenn vor den Stellen, an denen Eis überraschend auftritt, Glatteiswarnschilder (Zeichen 114 der StVO zum Zusatzschild ›Gefahr unerwarteter Glatteisbildung‹) aufgestellt werden.

Der Warnbereich der Beschilderung begrenzt sich in der Regel jedoch auf das gefährdete Straßenstück, z. B. ein Waldstück, eine Brücke (BGH, NJW 62, 1766).

Bei Schadenersatzklagen aus einem Glatteisunfall ist Vorsicht geboten. Der Geschädigte muß nicht nur angeben, daß zur Unfallzeit nicht gestreut war, er muß auch beweisen, daß ein besonderer Ausnahmefall vorlag, der das Streuen erforderlich gemacht hätte. Bleibt der Kläger diesen Beweis schuldig, wird seine Klage abgewiesen. Meistens werden solche Klagen schon deshalb erfolglos bleiben, weil der Träger der Straßenbaulast nicht aus Fahrlässigkeit das Streuen unterlassen hat. Selbst besonders gefährliche Straßenteile müssen nicht ständig überwacht werden. Bei plötzlich einsetzendem Glatteis muß man dem Streupflichtigen eine gewisse Zeit für die Überwachung und die Durchführung der Arbeit zubilligen.

Der Sicherungspflichtige muß im Rahmen des Zumutbaren auf neue Glätte achten. Viertelstündliche Kontrolle ist in der Regel nicht zu verlangen (BGH, DB 1970, 2217). Außergewöhnliche Glätte kann mehrmaliges Streuen erfordern (BGH, VersR 68, 1161). Bei leichtem Schneefall muß nicht in kurzem Abstand nachgestreut werden (KG-Urteil, NJW 70, 2110).

Folgende Umstände muß der Geschädigte beweisen:

– Glatteis zur Unfallzeit
– kein (ausreichendes) Streuen, obwohl Pflicht hierzu bestand
– fahrlässiges Unterlassen des Streuens

Mit dem Streuen braucht erst eine angemessene Zeit nach Eintritt der Glätte begonnen zu werden (BGH, VersR 1970, 1130). Geht die Gemeinde nach einem mit der Polizei abgestimmten Streuplan vor, genügt es, daß in verkehrswichtigen Straßen erst 1 3/4 Stunden nach Einsetzen des Schneefalls gestreut wird (OLG Hamm, VersR 1980, 684). Ein Streudienst für die Nacht muß nicht eingerichtet werden (BGH, NJW 1972, 903). Ist ein objektiver Verstoß gegen die Streupflicht und ein dadurch hervorgerufener gefährlicher Straßenzustand, der zu einem Unfall geführt hat, festgestellt, so ist es Sache des Sicherungspflichtigen, sich zu entlasten und zu beweisen, daß er alles Mögliche und Zumutbare getan hat, um die Beachtung der Streupflicht zu sichern (BGH, VersR 67, 685 und OLG Schleswig, VersR 57, 742).

Ebenso muß der Verkehrssicherungspflichtige, wenn gefährliche Glätte vom Geschädigten bewiesen wurde (BGH, DAR 66, 48), den Gegenbeweis erbringen, daß Streuen nutzlos gewesen wäre (z. B. wegen ständigen, heftigen Schneefalls).

Schadenersatzansprüche gegen die öffentliche Hand können jedoch erst dann gerichtlich verfolgt werden, wenn vorher das Abhilfeverfahren vor der nächst höheren Verwaltungsbehörde durchgeführt wurde und wenn entweder ein abschlägiger Bescheid oder, innerhalb von 6 Wochen seit Eingang des Abhilfegesuches, gar kein Bescheid ergangen ist.

Das Abhilfegesuch soll schriftlich in doppelter Fertigung beim zuständigen Straßenbauamt eingereicht werden oder zu Protokoll gegeben werden; es muß einen bestimmten Antrag enthalten und die anspruchsbegründenden Tatsachen aufzeigen.

Wildschaden

Wild verursacht häufig Unfälle. Die Teilkaskoversicherung (gegen Diebstahl und Brand) deckt wenigstens teilweise die Sachschäden. Vorbedingung für eine Leistung der Versicherung ist, daß ein Zusammenprall mit dem Tier stattfand. Wer ausweicht und den Wagen gegen einen Baum lenkt, erhält nichts. Außerdem muß es sich bei dem Tier um Haarwild handeln. Dazu zählen z. B. Hirsche, Rehe, Schwarzwild, Hasen, Füchse oder Dachse. Für Kollisionen mit Federwild oder mit Haustieren gibt es nichts. Die Versicherung zahlt auch nur den Schaden, der über DM 250,– hinausgeht (einzige Ausnahme: Vollkaskoversicherung ohne Selbstbeteiligung). Wer jedoch ADAC-Mitglied ist, kann jeden Wildunfall dem Club melden. Dort wird dann geprüft,

ob aus dem Fond der ›Freiwilligen Unfallhilfe‹ eine Zuwendung erfolgen kann.

Ferner muß man den Unfall unverzüglich der Polizei – nicht etwa dem Forstamt – melden, sonst besteht Gefahr, daß die Versicherung die Leistung verweigert.

Das Kuriosum bei Wildschäden: Man kann sich gegen Sachschäden absichern. Wer aber das Pech hat, sich bei einem Zusammenstoß mit Wild zu verletzen, geht völlig leer aus, soweit nicht eine Kranken- oder Unfallversicherung dafür aufkommt. Es gibt keine Möglichkeit, jemanden für Wildschaden verantwortlich zu machen.

Der Jagdberechtigte haftet nicht, weil er nicht als Tierhalter anzusehen ist. Auch dann, wenn kein Verkehrszeichen auf den Wildwechsel hinweist, kann der Wegeunterhaltspflichtige nicht belangt werden, wenn die Straße sich nicht in verkehrsunsicherem Zustand befand; denn auch durch das Aufstellen von Warnschildern kann das Wild nicht von der Fahrbahn ferngehalten werden.

Amtspflichtverletzung

Die meisten Kraftfahrzeuge in Deutschland gehören der Post. Aber auch Polizei, Bundeswehr und Grenzschutz sind Halter vieler Automobile.

Bei Unfällen mit solchen Wagen gibt es Sonderregelungen. Diese Fahrzeuge müssen keine Haftpflichtversicherung haben. Verletzt jemand in Ausübung eines ihm anvertrauten öffentlichen Amtes die ihm obliegende Amtspflicht, so trifft die Verantwortung den Staat oder die Körperschaft, in deren Diensten er steht.

Die Haftung des Staates für seine Beamten ist beschränkt: Der Beamte muß den Unfall auf einer Dienstfahrt auf Grund verkehrswidriger Fahrweise, also mindestens fahrlässig, herbeigeführt haben. Die Amtshaftung tritt nur hilfsweise ein, wenn kein anderer Verantwortlicher gefunden wird. Natürlich bleibt die Gefährdungshaftung des Staates als Fahrzeughalter (§ 7 StVG) unberührt.

Wichtig: Für Klagen wegen Amtspflichtverletzung ist ausschließlich das Landgericht zuständig (§ 71 Abs. II GVG); man braucht also auf alle Fälle einen Anwalt.

Haftung des Arbeitnehmers

Ein Schadenersatzanspruch des Arbeitgebers wegen Beschädigung seines Fahrzeugs kann sowohl gegenüber reinen Berufskraftfahrern gegeben sein als auch gegenüber denjenigen Arbeitnehmern, die nur gelegentlich im Auftrag des Arbeitgebers einen Geschäftswagen fahren. Nicht erforderlich ist, daß jede einzelne Fahrt eigens befohlen wird. Auch eine mit ausdrücklicher oder stillschweigender Billigung des Arbeitgebers durchgeführte Fahrt fällt noch unter den Begriff ›angeordnete Tätigkeit‹.

Im Arbeitsrecht wird eine Einschränkung der Haftung des Arbeitnehmers für von ihm fahrlässig dem Arbeitgeber zugefügte Schäden vorgenommen. Sie wird damit begründet, daß es die besondere Natur mancher Tätigkeiten mit sich bringen kann, daß die Gefahr der Entstehung eines unverhältnismäßig großen Schadens infolge eines momentanen leichten Versagens des Arbeitnehmers höher ist als gewöhnlich (BAG, NJW 1959, 1003). Unter Hinweis darauf, daß der Arbeitgeber, der die Vorteile aus dem Betrieb ziehe, auch das mit dem Betrieb verbundene Schadensrisiko tragen müsse, wird in der arbeitsrechtlichen Rechtsprechung der Grundsatz vertreten, daß Schäden, die in solchen Fällen dem Arbeitgeber entstehen, vom Arbeitnehmer nicht getragen werden müssen. Man spricht dann von gefahrgeneigter Arbeit.

›Gefahrgeneigt‹ ist eine Arbeit dann, wenn sie mit einer von beiden Partnern im voraus erkennbaren Gefahr verbunden ist oder wenn die Eigenart der vom Arbeitnehmer zu leistenden Dienste es mit großer Wahrscheinlichkeit mit sich bringt, daß auch dem sorgfältigsten Arbeitnehmer gelegentlich Fehler unterlaufen, die zwar, für sich betrachtet, jedesmal vermeidbar wären, also fahrlässig herbeigeführt worden sind, mit denen aber angesichts der menschlichen Unzulänglichkeit erfahrungsgemäß zu rechnen ist (BAG, NJW 1958, 235; BAG, VRS 32/293).

Angesichts der bei der heutigen Verkehrsdichte bestehenden Unfallgefahr, die dem Arbeitnehmer und Arbeitgeber vor Antritt einer Dienstreise auch geläufig ist, geht die höchstrichterliche Rechtsprechung davon aus, daß beim Kraftfahren in aller Regel das Vorliegen einer ›gefahrgeneigten Arbeit‹ zu bejahen ist.

Die Haftungsbeschränkung begründet das Bundesarbeitsgericht so: Der Arbeitgeber könne die Folgen von Schäden, die das Betriebsrisiko mit sich bringe, nicht ohne weiteres auf den Arbeitnehmer, den er mit der Verrichtung einer im Interesse des Betriebes zu leistenden schadengeneigten Arbeit beauftragt habe, abwälzen. Da es der Arbeitgeber sei, der die Erfolge des betrieblichen Geschehens für sich in Anspruch nehme, müsse er auch für die mit dem betrieblichen Geschehen zwangsläufig verbundenen Risiken einstehen.

Schadensverteilung

Für die Schadensverteilung zwischen Arbeitgeber und Arbeitnehmer kommt es auf das Verschulden an.

— Trifft den Arbeitnehmer ein ›schweres Verschulden‹, so haftet er in vollem Umfang. Ein schweres Verschulden ist gegeben bei Vorsatz sowie bei grober Fahrlässigkeit, d. h. in Fällen, in denen die verkehrserforderliche Sorgfalt in besonders schwerem Maße verletzt wurde, wenn also schon die einfachsten, ganz naheliegenden Überlegungen und Vorsichtsmaßnahmen nicht beachtet wurden. B e i s p i e l e : Fahren nach Alkoholgenuß, Fahren trotz Übermüdung, rücksichtslos falsches Überholen.

— Bei normaler oder leichter Fahrlässigkeit haftet der Arbeitnehmer überhaupt nicht. B e i s p i e l e : Auffahren im Stadtverkehr, Abkommen von der Straße bei Schneematsch, geringfügige Geschwindigkeitsüberschreitung.

– Bei einem durch den Arbeitnehmer unverschuldeten Unfall besteht ohnehin keine Schadenersatzverpflichtung. Beispiel: Das Fahrzeug prallt wegen Versagens der Lenkung an einen Baum.

Das bedeutet also, daß bei Vorliegen einer gefahrgeneigten Tätigkeit der Arbeitnehmer bei Fahrlässigkeit überhaupt nicht, bei grober Fahrlässigkeit demgegenüber in vollem Umfang haftet.

Die neuere Rechtsprechung engt die Haftung des Arbeitnehmers noch weiter ein. Das OLG Stuttgart (NJW 1980, 1169) hält die bisherige Rechtsprechung des Bundesgerichtshofs und des Bundesarbeitsgerichts für überholt. Durch eine Änderung ihrer Bedingungen sei die Kraftfahrzeug-Kaskoversicherung zu einem wirksamen Instrument für die weitergehende Beschränkung der Arbeitnehmerhaftung über die Grundsätze der gefahrengeneigten Arbeit hinaus geworden.

Der Senat kam zu dem Ergebnis, daß heute der Arbeitgeber im Interesse seiner Kraftfahrer für die Betriebsfahrzeuge eine Vollkaskoversicherung – wenn auch mit Selbstbeteiligung – abschließen sollte. Unterläßt er dies, muß er sich so behandeln lassen als hätte er eine derartige Versicherung abgeschlossen. Im konkreten Fall hatte ein Firmenfahrer bei einem Lastkraftwagen einen Totalschaden verschuldet. Dem Fahrer war fristlos gekündigt worden. Dennoch mußte er an seinen Arbeitgeber nur DM 1500,–, nämlich den Selbstbeteiligungsanteil, bezahlen. Ähnlich hat auch das LAG Bremen (DB 1979, 1235) entschieden.

In Weiterentwicklung der Rechtsprechung war es folgerichtig, daß auch Schäden, die der Arbeitnehmer auf Dienstreisen an seinem Privatfahrzeug verursacht, vom Arbeitgeber getragen werden müssen. Der Arbeitnehmer kann Schadenersatzansprüche stellen, wenn er sein Privatfahrzeug auf einer Dienstfahrt mit Billigung und im wirtschaftlichen Interesse des Arbeitgebers benutzt (BAG, DAR 1983, 219 f.).

Im wirtschaftlichen Interesse des Arbeitgebers liegt die Fahrt, wenn der Arbeitgeber sonst dafür ein eigenes oder ein gemietetes Fahrzeug zur Verfügung stellen würde (BAG; NJW 1981, 702). Für Schäden am privaten Fahrzeug, die der Arbeitnehmer vorsätzlich oder grobfahrlässig herbeiführt, erhält er vom Arbeitgeber nichts.

Beim öffentlichen Dienst gibt es Haftungseinschränkungen insofern, als Schadenersatzrichtlinien der einzelnen Bundesländer den Schadenersatz des Dienstherrn von Beamten und Angestellten im öffentlichen Dienst für Schäden am privaten Pkw bei Dienstreisen auf DM 650,– begrenzen.

Auch aus der Gewährung von Kilometergeldern kann nicht die Schlußfolgerung gezogen werden, daß darin eine Abfindung für außergewöhnliche Unfallsachschäden enthalten sein soll. Mit dem Kilometergeld beteiligt sich der Arbeitgeber in der Regel nur an den Betriebs- und Versicherungskosten, den Steuern und allgemeinen Unkosten. Ein Kilometergeld enthält höchstens eine Reserve für Bagatellschäden, nicht aber für außergewöhnliche Schäden. Das vom Finanzamt anerkannte Kilometergeld von früher 25 Pfennig ist zu gering, um darin auch eine Abgeltung von Unfallschäden zu sehen (LAG Frankfurt, VersR 1973/1178). Auch das erhöhte Kilometergeld von 36 Pfennig deckt nicht die Unfallkosten, sondern gleicht nur die gestiegenen Betriebskosten eines Kraftfahrzeugs aus.

Ein Tip: Arbeitgeber sollten Kaskoversicherungen nach dem vom HUK-Verband erstellten Muster für einen Dienstreise-Rahmenvertrag abschließen. Das hat den Vorteil, daß ein Arbeitgeber bei Abschluß der entsprechenden ›Dienstreisekaskoversicherung‹ auf ihn zukommende Schadenersatzansprüche nicht mehr selbst befriedigen muß, weil der Rückgriff gegen den Fahrer ausgeschlossen ist.

Haftung für Kraftfahrzeuginsassen

Kraftfahrzeuginsassen haben gegenüber dem Lenker des Fahrzeuges, in dem sie sich befinden, einen Anspruch auf Schadenersatz, wenn den Lenker ein Verschulden an einem Unfall trifft. Auch der Halter des Kraftfahrzeugs ist nur dann zu belangen, wenn ihn ein Verschulden trifft oder wenn die Beförderung entgeltlich oder geschäftsmäßig erfolgt. Fahrzeuginsassen, die sich lediglich an den Fahrkosten beteiligen, werden aber n i c h t geschäftsmäßig befördert. Damit sind z. B. Fahrgemeinschaften zur Arbeitsstätte gemeint. Auch wenn Halter oder Fahrer den Insassen gegenüber haften, müssen sie, entgegen einer weit verbreiteten Meinung, den Schaden nicht aus der eigenen Tasche zahlen. Die für das Kraftfahrzeug bestehende Haftpflichtversicherung übernimmt die Befriedigung der gegen diese Personen gerichteten Schadenersatzansprüche.

Auch die Familienangehörigen des Versicherungsnehmers können von der Haftpflichtversicherung für das Kraftfahrzeug Schadenersatz aus Körperverletzung oder Sachschaden verlangen. So kann die Ehefrau die Haftpflichtversicherung ihres Ehemannes zur Kasse bitten, wenn der Mann sein Fahrzeug lenkte und damit einen Unfall herbeiführte, bei dem die Frau Verletzungen erlitt. Sogar der Mann, dem das Fahrzeug gehört und der es selbst versichert hat, kann seinen Schaden geltend machen, falls er als Beifahrer im Auto sitzt und der Fahrer einen Unfall baut.

Ist ein Kraftfahrzeug auf eine Firma zugelassen und versichert, können die gesetzlichen Vertreter dieser Firma (Vorstandsmitglieder oder Geschäftsführer) und deren Angehörige Ansprüche an die Haftpflichtversicherung stellen, wenn sie durch Unfälle, die der Fahrer herbeiführte, zu Schaden kommen.

Die Eintrittspflicht des Haftpflichtversicherers ist der Höhe nach durch die vereinbarten Deckungssummen begrenzt.

In einem Ausnahmefall haftet der Fahrzeuglenker trotz eigenen Verschuldens seinen Insassen nicht für deren Körperschäden, nämlich dann, wenn es sich um eine vom Arbeitgeber angeordnete betriebliche Fahrt handelt und die Insassen Arbeitskollegen des Fahrers sind. Auch der Arbeitgeber hat ihnen keinen Ersatz für den Personenschaden zu leisten, wenn er zugleich selbst der schädigende Fahrer war; das ergibt sich aus §§ 636, 637 Reichsversicherungsordnung. An die Stelle der Haftung des Arbeitgebers oder des Arbeitskollegen tritt ausschließlich die Leistung aus der gesetzlichen Unfallversicherung (Berufsgenossenschaft). Ersatz für Sachschäden und Schmerzensgeld werden von dieser allerdings nicht gezahlt, sondern nur Kosten für Heilbehandlung, Berufshilfe, Sterbegeld, Hinterbliebenenrente sowie Verletztenrente.

Wer es als Insasse unterläßt, am Beifahrersitz angebrachte Sicherheitsgurte anzulegen, muß sich ein Mitverschulden von einem Viertel anrechnen lassen, wenn feststeht, daß bei angelegtem Gurt die Verletzungen geringer gewesen wären.

Insassenunfallversicherung

Da für Schäden von Kraftfahrzeuginsassen in der Regel nur bei Verschulden gehaftet wird und somit nur in diesen Fällen eine Leistung der Haftpflichtversicherung in Frage kommt, weil ferner die Deckungssummen der Haftpflichtversicherung in schweren Fällen nicht ausreichen können, empfiehlt es sich, eine Insassenunfallversicherung abzuschließen. Diese Versicherung zahlt nur bei Tod oder dauernder Invalidität. Die Heilkosten und die Aufwendungen für Tagegeld werden übernommen, wenn sie gesondert versichert waren, nicht jedoch Schmerzensgeld.

Fahrgemeinschaften

Wenn Kollegen einander regelmäßig im Wagen zur Arbeitsstelle mitnehmen und sich daher an den Benzinkosten beteiligen, liegt eine Fahrgemeinschaft vor. Auf Fahrgemeinschaften finden die Regeln für die Gesellschaft (§ 705 ff. BGB) Anwendung.

Damit würde für die Haftung ein Ausschluß gelten, denn der Gesellschafter muß nur für die Sorgfalt einstehen, die er in eigenen Angelegenheiten an den Tag legt (§ 708 BGB). Wer also normalerweise nicht so sorgfältig mit seinem Auto umgeht, würde auch bei einem Unfall nicht zur Haftung herangezogen werden können. Der BGH hat deshalb erklärt, daß der Haftungsmaßstab des § 708 BGB für das Straßenverkehrsrecht ungeeignet sei (VersR 1967, 233). Der Versicherungsschutz bei Fahrgemeinschaften ist ungeschmälert; dies hat auch der HUK-Verband in einem Sonderrundschreiben (K 91/79) klargestellt.

Eine Gefährdungshaftung für Insassen besteht jedoch bei Fahrgemeinschaften nicht. In der Mitnahme von Insassen, die sich nur an den Betriebskosten der Fahrt beteiligen, liegt keine entgeltliche Beförderung im Sinne des § 8a StVG (BGH, VersR 1981, 780).

Ein Verkehrsunfall auf dem Weg unmittelbar von und zum Arbeitsplatz gilt außerdem als Arbeitsunfall (§ 55, II RVO). Arbeitnehmer sind also durch die Berufsgenossenschaft versichert, wenn der Versicherte mit anderen berufstätigen oder versicherten Personen gemeinsam ein Fahrzeug für den Weg nach und von dem Ort seiner Tätigkeit benutzt.

Werden Fahrgemeinschaften für den Weg von der Wohnung zur Arbeitsstätte gebildet, so ist auch der Umweg, den der Fahrer zur Wohnung eines anderen Arbeitnehmers macht, mitversichert. Die Haftung der gesetzlichen Unfallversicherung tritt ohne Rücksicht auf ein Verschulden des Fahrzeugführers ein.

Im Gegensatz zu einer vom Arbeitgeber angeordneten Fahrt, die allein als ›betriebliche Tätigkeit‹ im Sinne von §§ 636, 637 RVO anzusehen ist, gilt bei den freiwilligen Fahrgemeinschaften nicht die ausschließliche Haftung der Berufsgenossenschaft. Vielmehr behalten die Geschädigten ihre vollen Ansprüche gegen den Fahrer des Kraftfahrzeugs, soweit nicht die gesetzliche Unfallversicherung eintritt.

Anhang

ADAC-Verkehrs-Rechtsschutz

Gegen die finanziellen Risiken aus Rechtsstreitigkeiten rund ums Auto und den Straßenverkehr kann man sich versichern. Selbst der sorgsamste Verkehrsteilnehmer kann jederzeit Opfer einer Situation werden, die vor Gericht endet oder zumindest das Einschalten eines Rechtsanwalts notwendig macht. Die damit verbundenen Kosten sind erheblich. Es empfiehlt sich deshalb dringend, eine Rechtsschutz-Versicherung abzuschließen.

Der ADAC bietet seinen Mitgliedern eine solche Versicherung an; sie umfaßt folgende Leistungen:

- Durchsetzung von Schadensersatzansprüchen wegen Personen-, Sach- oder Vermögensschäden
- Verteidigung in Verkehrsstrafsachen und Bußgeldverfahren
- Wahrnehmung rechtlicher Interessen bei Einschränkung, Entzug oder Wiedererlangung der Fahrerlaubnis, Anordnung zum Führen eines Fahrtenbuches oder Auflage zur Teilnahme am Verkehrsunterricht
- Kostenübernahme bei Streitigkeiten aus Verträgen über Kauf, Verkauf, Tausch, Miete, Leihe, Finanzierung oder Reparatur des versicherten Fahrzeuges
- Kostenübernahme bei Streitigkeiten aus Verträgen über die eigene Haftpflicht-, Kasko-, Insassenunfall- oder Kfz-Gepäck-Versicherung

Die Rechtsschutz-Versicherung deckt, bis zu einer Höchstsumme von DM 100 000,– je Fall, folgende Kosten ab:

- die gesetzlichen Gebühren für den Rechtsanwalt eigener Wahl
- in inländischen Zivilprozessen das zusätzliche Honorar eines Korrespondenzanwalts, wenn der Wohnort weiter als 100 km vom Gerichtsort entfernt liegt
- die Gerichtskosten und Zeugengelder
- die Kosten der Gegenseite einschließlich der gegnerischen Nebenklagekosten

- die Kosten für das zur Strafverteidigung erforderliche Gutachten eines technischen Sachverständigen
- die Kosten für vom Gericht herangezogene Sachverständige und Gutachter
- die Kosten für das Gutachten eines technischen Sachverständigen bei Streitigkeiten aus Kauf- und Reparaturverträgen für das versicherte Fahrzeug
- die Kosten des Gerichtsvollziehers und der Zwangsvollstreckung bis zu 3 Anträgen
- die Reisekosten zum ausländischen Gericht, wenn dieses das persönliche Erscheinen der versicherten Person angeordnet hat
- die Kaution bis zu DM 50 000,– im Falle von Strafverfolgungsmaßnahmen im Ausland

Jeder Versicherte kann seinen Anwalt frei wählen. Den Versicherungsschutz erhält der Versicherungsnehmer, und zwar gleichgültig, welches Kraftfahrzeug er lenkt, ja sogar gleichgültig, in welchem Kraftfahrzeug er sitzt. Darüber hinaus genießen den Schutz jeder berechtigte Fahrer sowie jeder berechtigte Insasse des auf den Versicherungsnehmer zugelassenen Kraftfahrzeugs.

Der Rechtsschutz für ADAC-Mitglieder kostet pro Jahr DM 71,10. Er gilt in ganz Europa und in den Mittelmeer-Anliegerstaaten.

Weil die Gefahren des Straßenverkehrs sich aber nicht auf den Autofahrer beschränken, gibt es daneben für DM 10,80 eine Verkehrspolice für die Familie. Sie schützt den Versicherungsnehmer, seinen Ehegatten und seine Kinder unter 18 Jahren als Fußgänger, Rad- oder Mopedfahrer sowie als Insassen in öffentlichen und privaten Verkehrsmitteln.

ADAC-Schutzbrief

Durch einen ADAC-Schutzbrief kann man sich gegen viele Schwierigkeiten nach einem Unfall sichern.

Dabei ist eines besonders wichtig: Niemand fragt nach dem Verschulden! Mietwagen oder Abschleppkosten werden also auch dann bezahlt, wenn man selbst einen Unfall verschuldet hat.

Und noch eines: Der ADAC-Schutzbrief bietet Hilfe nicht nur für das Auto, sondern für das ADAC-Mitglied und seine Familie auch dort, wo Kosten weder von der Haftpflichtversicherung noch von der Krankenkasse übernommen werden.

Den ADAC-Schutzbrief gibt es mit drei unterschiedlichen Geltungsbereichen:

Der **Inlands-Schutzbrief (inklusive DDR-Deckung)** gilt in der Bundesrepublik Deutschland, Berlin (West) und auf den Transitwegen von und nach Berlin sowie in der DDR. Er kostet DM 49,– pro Jahr.

Der **Auslands-Schutzbrief** gilt in Europa mit Ausnahme der Bundesrepublik Deutschland, Berlin (West), der Transitwege von und nach Berlin und der DDR. Er kostet DM 29,– pro Jahr.

Der **Euro-Schutzbrief** gilt in Europa und in den außereuropäischen Anliegerstaaten des Mittelmeeres. Er kostet DM 59,– pro Jahr.

Die Jahrespolicen können auch mit automatischer Verlängerung abgeschlossen werden.

Folgende Leistungen werden im Inland und in der DDR erbracht:

1. Pannen- oder Unfallhilfe
Wenn man eine Panne oder einen Unfall hat und der Schaden an Ort und Stelle behoben werden kann, ersetzt der Inlands- bzw. Euro-Schutzbrief bis zu DM 50,– für die notwendige Arbeitsleistung und zusätzlich bis zu DM 150,– für die An- und Rückfahrt des Hilfsfahrzeugs. Diese Leistung gilt auch für den Wohn-, Gepäck- oder Bootsanhänger, den man vielleicht dabei hat.

2. Abschleppen nach Panne oder Unfall
Wenn das Auto nach Panne oder Unfall abgeschleppt werden muß, erstattet der Inlands- bzw. Euro-Schutzbrief die Kosten bis DM 300,–. Diese Leistung gilt auch für den Wohn-, Gepäck- oder Bootsanhänger, den man dabei hat. Dabei kann man das Zugfahrzeug in eine andere Werkstatt schleppen lassen als den Anhänger. Nach einem Unfall werden die notwendigen Gebühren für die Einstellung und Sicherung zusätzlich übernommen.

3. Bergung
Wenn das Fahrzeug nach Unfall oder Panne von der Straße abgekommen ist und durch einen Kran oder andere Spezialgeräte abschleppbereit gemacht werden muß, erstattet der Inlands- bzw. Euro-Schutzbrief Bergungskosten in unbegrenzter Höhe (gilt auch für mitgeführte Anhänger).

4. Pick-up-Service bei Fahrzeugausfall
Wenn das Auto nach Panne oder Unfall unterwegs (d. h. mindestens 50 km vom Hauptwohnsitz entfernt) liegenbleibt und auch am nächsten Tag nicht fertig repariert werden kann, wird das Auto durch ein dafür besonders ausgerüstetes Unternehmen des ADAC-Straßendienstes zum Hauptwohnsitz zurücktransportiert.

Außerdem kann man damit gleich die nächste Leistung des ADAC-Inlands-Schutzbriefs verbinden:

5. Personenrücktransport bei Fahrz.-Ausfall
Wenn man sein liegengebliebenes Auto mit dem ADAC-Straßendienst nach Hause transportieren lassen will, kann man selbst samt seinen Mitfahrern in der Regel gleich mit dem Abschleppfahrzeug mitfahren – die ADAC-Partner sind mit speziellen Fahrzeugen auf Passagiere eingestellt.

Wer aktiv etwas für seine persönliche Vorsorge tut, braucht sich für die Zukunft weniger Sorgen zu machen.

Deshalb fragen Sie einmal unseren Fachmann. Er informiert Sie gerne über die verschiedenen Möglichkeiten, die Ihnen eine private Krankenversicherung für Ihre persönliche Sicherheit bietet.

- Krankheitskosten-Vollversicherung
- Zusatzversicherungen für stationäre und ambulante Behandlung
- Krankenhaustagegeld-Versicherung
- Verdienstausfall-Versicherung
- Spezialversicherung für Beihilfeberechtigte
- Übrigens: auch die Auslands-Krankenversicherung des ADAC ist DKV-Schutz.

Deutsche
Krankenversicherung
Aktiengesellschaft

Aachener Straße 300
5000 Köln 41
Telefon 02 21/5 78-1

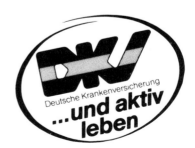

6. Fahrtkosten bei Fahrzeugausfall

Sollte das Fahrzeug unterwegs durch Panne oder Unfall in die Werkstatt müssen und bis zum Abend des nächsten Tages nicht wieder fahrbereit sein, hat man zwei Möglichkeiten: Entweder man nimmt während der Reparaturdauer einen Mietwagen, und der Inlands-Schutzbrief ersetzt die Kosten bis zu 7 Tagen und bis zu DM 100,– je Tag oder man fährt mit öffentlichen Verkehrsmitteln weiter zum Zielort bzw. zurück nach Hause.

In einem solchen Fall übernimmt der Inlands- bzw. Euro-Schutzbrief die Kosten bis zu DM 350,– pro Person. Nach einer Panne gilt das gleiche, aber nur, wenn die Panne weiter als 50 Kilometer vom Hauptwohnsitz entfernt eintritt.

7. Fahrzeugrückholung bei Krankheit

Wenn der Fahrer unterwegs, d. h. mindestens 50 km vom Wohnort entfernt, erkrankt und nicht in der Lage ist, das Auto selbst zum Wohnort zurückzusteuern, bringt es ein ADAC-Straßenwachtfahrer samt Insassen nach Hause. Das gilt auch, wenn man mit einem fremden Fahrzeug unterwegs ist.

8. Krankenrücktransport

Wenn man selbst oder ein Mitfahrer des Autos unterwegs erkrankt oder durch einen Unfall verletzt wird, organisiert der ADAC den Krankentransport und übernimmt die Kosten für den Transport zum Wohnort oder zu einem in der Nähe gelegenen Krankenhaus mit Spezialtransportmitteln (Flugzeug, Eisenbahn, Krankenwagen) einschließlich der Begleitung durch einen Arzt oder Sanitäter. Das gilt auch, wenn man ohne Auto unterwegs ist (Flug-, Bahnreise), für den Versicherten, dessen Ehepartner und die minderjährigen Kinder.

9. Übernachtung bei Fahrzeugausfall

Muß man am Schadensort übernachten, weil der Wagen nicht am Schadenstag repariert werden kann, ersetzt der Schutzbrief für alle Mitfahrer die Übernachtungskosten, und zwar DM 40,– pro Person und Nacht. Diese Leistung kann man während der Reparaturdauer bis zu drei Nächte lang in Anspruch nehmen – Voraussetzung ist allerdings, daß man mindestens 50 km vom eigenen Wohnort entfernt ist.

10. Übernachtungskosten bei Krankheit des Fahrers

Wenn man unterwegs erkrankt oder durch Unfall verletzt wird und den »Fahrer-Service« oder »Krankenrücktransport« in Anspruch nimmt, ersetzt der Inlands- bzw. Euro-Schutzbrief die Übernachtungskosten, bis der ADAC-Straßenwachtfahrer eintrifft bzw. der Krankenrücktransport eingeleitet ist, längstens für drei Nächte und bis DM 40,– pro Person und Nacht für den Versicherten und dessen Mitfahrer.

11. Leistungen bei Diebstahl des Fahrzeugs

Wenn das Auto gestohlen wurde, bietet der ADAC-Inlands- bzw. Euro-Schutzbrief folgende Leistungen:

– Rücktransport des wiedergefundenen Fahrzeugs zum Hauptwohnsitz (wenn das Auto beschädigt ist)
– Rückholung des unbeschädigten Fahrzeugs durch einen Straßenwachtfahrer zum Wohnort
– Fahrtkosten (siehe 6.)
– Übernachtungskosten (siehe 9.)

12. Heimhol-Service für Kinder

Sollte es weder dem Versicherten noch dessen Ehepartner infolge Erkrankung, Verletzung oder Tod möglich sein, mitreisende Kinder im Alter von höchstens 15 Jahren zu betreuen, stellt der Schutzbrief auf seine Kosten eine Begleitperson, die die Kinder an deren Wohnsitz zurückbringt. Wenn das ursprüngliche Verkehrsmittel nicht genutzt werden kann, übernimmt der Schutzbrief auch die Heimfahrtkosten.

13. Krankenbesuch

Wenn der Versicherte oder ein Mitfahrer während einer Reise erkrankt und ein mindestens zweiwöchiger Krankenhausaufenthalt nötig wird, bezahlt der Schutzbrief für den Besuch nahestehender Personen bis DM 1000,– an Fahrt- und Übernachtungskosten.

Folgende Leistungen gelten im Ausland:

1. Pannen- oder Unfallhilfe

Wenn man mit seinem Pkw oder Anhänger einen Unfall oder eine Panne hat und der Schaden an Ort und Stelle behoben werden

kann, leisten die Straßenwachten der ausländischen Automobilclubs bei Vorlage des Auslands- bzw. Euro-Schutzbriefs Pannenhilfe. Kosten für An- und Abfahrt, Arbeitszeit und Kleinteile werden bis zu DM 200,– erstattet.
2. Abschleppen
Wenn das Auto oder der Anhänger nach Panne oder Unfall abgeschleppt werden müssen, erstattet der Auslands- bzw. Euro-Schutzbrief Abschleppkosten bis DM 300,–. Nach einem Unfall werden die notwendigen Gebühren für die Einstellung und Sicherung übernommen.
3. Bergung
Wenn das Fahrzeug oder der Anhänger nach Unfall oder Panne durch Kran oder andere Spezialgeräte zum Abschleppen bereitgemacht werden müssen, erfolgt die Erstattung der Bergungskosten in unbegrenzter Höhe.
4. Ersatzteilversand
Wenn die Beschaffung von Ersatzteilen für das Auto oder den Anhänger im Ausland Schwierigkeiten bereitet, werden die Teile vom ADAC besorgt und schnellstens per Luftfracht oder Bahnexpreß zum nächstgelegenen Zollflughafen (-bahnhof) geschickt. Die gesamten Transportkosten zum Schadensort bzw. zur Werkstatt übernimmt der Auslands- bzw. Euro-Schutzbrief. Entstehende Rückfrachtkosten für Austauschteile (z. B. Achsen, Motoren, Getriebe) werden erstattet.
5. Fahrzeugrücktransport bei Fahrzeugausfall und bei Diebstahl
Wenn das Auto nach Unfall oder Panne im Ausland nicht mehr fahrbereit gemacht werden kann, bzw. wenn das Fahrzeug nach Diebstahl wieder aufgefunden wird – und man ist inzwischen schon zu Hause – organisiert der ADAC den Rücktransport des Fahrzeugs und trägt die Transportkosten. Auch die Abschleppkosten vom Schadens- zum Abstellort und die Abstellgebühren werden erstattet. Der Rücktransport erfolgt durch erfahrene Auslandsdienst-Unternehmen.
6. Fahrzeugverzollung und -verschrottung
Wenn der Wagen im Ausland gestohlen wurde oder nach Totalschaden verschrottet werden muß, erledigt der ADAC alle mit der Verzollung oder Verschrottung zusammenhängenden Behördenformalitäten und über-

nimmt eventuell anfallende Zoll-, Verschrottungs-, Abschlepp- und Abstellgebühren.
7. Fahrtkosten bei Fahrzeugausfall und bei Diebstahl
Wenn das Fahrzeug nach Unfall oder Panne auch an dem auf den Schadenstag folgenden Tag nicht wieder fahrbereit gemacht werden kann, gestohlen wurde oder – nach einem Schadensfall im Ausland – vom ADAC zurücktransportiert wird, erstattet der Auslands- bzw. Euro-Schutzbrief für die Dauer des Fahrzeugausfalls die angefallenen Mietwagenkosten bis zu 7 Tagen und bis zu DM 100,– pro Tag oder die Kosten für öffentliche Verkehrsmittel bis zu DM 350,– pro Person.
8. Fahrer-Service bei Ausfall des Fahrers
Wenn man durch Unfall oder Krankheit nicht mehr in der Lage ist, sein Auto aus dem Ausland nach Hause zu fahren und die Fahrunfähigkeit 3 Tage überschreitet, schickt der ADAC einen erfahrenen Straßenwachtfahrer, der den Wagen, die Familie, das Gepäck zuverlässig nach Hause bringt. Der Auslands- bzw. Euro-Schutzbrief übernimmt die Kosten für den Fahrer.
9. Krankenrücktransport
Wenn man selbst oder einer der Mitfahrer im Ausland schwer erkrankt oder schwer verletzt wird, organisiert der ADAC den Krankenrücktransport. (Bei Reisen ohne Pkw – z. B. per Bahn, oder Flugzeug – ist diese Leistung auf den Versicherten, dessen Ehepartner und die minderjährigen Kinder begrenzt). Die Transportkosten nach Hause werden in unbegrenzter Höhe übernommen. In besonderen Notfällen steht ein Ambulanzflugzeug mit Begleitarzt zur Verfügung.
10. Übernachtung bei Fahrzeugausfall und bei Diebstahl
Muß man am Schadensort übernachten, weil das Fahrzeug am Schadenstag nicht repariert werden kann oder weil es nach einem Diebstahl nicht wieder aufgefunden wurde, ersetzt der Schutzbrief für alle Insassen die Übernachtungskosten bis zu 3 Nächten und bis zu DM 40,– pro Person und Nacht.
11. Übernachtung bei Krankheit
Wenn man unterwegs erkrankt oder durch Unfall verletzt wird und die Leistung »Fahrer-Service« oder »Krankenrücktransport« in

Anspruch nimmt, ersetzt der ADAC-Schutzbrief die Übernachtungskosten für den Versicherten und dessen Mitfahrer, bis der Straßenwachtfahrer eintrifft bzw. bis der Krankenrücktransport eingeleitet ist. Bezahlt werden bis zu 3 Nächte und bis zu DM 40,– pro Person und Nacht.

12. Heimhol-Service für Kinder

Sollte es weder dem Versicherten noch dessen Ehepartner infolge Erkrankung, Verletzung oder Tod möglich sein, mitreisende Kinder im Alter von höchstens 15 Jahren zu betreuen, finanziert der ADAC-Schutzbrief eine Begleitperson, die die Kinder an deren Wohnsitz zurückbringt; wenn das ursprüngliche Verkehrsmittel nicht genutzt werden kann, trägt er auch die Heimfahrtkosten.

13. Krankenbesuch

Wenn der Versicherte oder ein Mitfahrer während einer Reise erkranken und ein mindestens zweiwöchiger Krankenhausaufenthalt nötig ist, bezahlt der ADAC-Schutzbrief für den Besuch nahestehender Personen bis DM 1000,– an Fahrt- und Übernachtungskosten.

14. Medikamenten-Service

Wenn auf einer Auslandsreise zur Aufrechterhaltung oder Wiederherstellung der Gesundheit des Versicherten oder der eines versicherten Mitreisenden ein verschreibungspflichtiges Arzneimittel notwendig ist, welches man nicht selbst besorgen kann, besorgt und versendet der ADAC als Schutzbrief-Leistung das erforderliche Medikament.

15. Kreditleistungen

Wenn man im Ausland infolge Notfall, Unfall, Verletzung oder Krankenhaus mehr Geld braucht, als man bei sich hat, helfen die Kreditleistungen des ADAC-Auslands- bzw. Euro-Schutzbriefs:

– Die Kreditbriefe im Wert von insgesamt DM 1500,– können im Notfall bei Werkstätten, Ärzten, Krankenhäusern, Mietwagenfirmen und Rechtsanwälten in Zahlung gegeben oder in den Geschäftsstellen der ausländischen Automobilclubs gegen Vorlage der Rechnung in Bargeld eingelöst werden
– Deutsche Staatsangehörige können unter bestimmten Voraussetzungen Kreditbriefe auch bei den deutschen diplomatischen Vertretungen einlösen

– Wenn bei Krankheit oder nach einem Unfall Arzt-, Krankenhaus- oder Rechtsanwaltskosten zu bezahlen sind, gewährt der ADAC zusätzlich zu den Kreditbriefen DM 2500,– Rechtsanwalts- und Krankenkredit
– Damit man nach Ausfall des Fahrzeugs oder in einem anderen Notfall nach Deutschland zurückreisen kann, hat der Versicherte samt all seinen Mitreisenden mit dem ADAC-Auslands- bzw. Euro-Schutzbrief bei vielen großen europäischen Fluggesellschaften und einem internationalen Reisebüro Kredit für Bahn- oder Flugtickets nach Hause
– Will man nach einem Unfall des Fahrzeugs im In- und Ausland mit einem Mietwagen weiter- oder nach Hause reisen, so kann man bei allen InterRent- oder Hertz-Stationen einen Mietwagenkredit bis zu DM 700,– im Inland und bis ca. DM 1500,– im Ausland geltend machen
– Mit dem ADAC-Gutschein für Übernachtung haben der Versicherte und seine Mitreisenden im In- und Ausland bei vielen Hotels, Motels und Pensionen Kredit bis zu DM 300,– im Inland und bis ca. DM 500,– im Ausland, wenn man wegen Krankheit oder wegen Ausfall des Fahrzeuges die Reise unterbrechen muß.

16. Rechtsberatung im Ausland

Wenn man nach einem Verkehrsunfall im Ausland eine erste Rechtsberatung benötigt, vermittelt der ADAC bzw. der ausländische AIT-Club einen Anwalt. Falls diese Beratung bezahlt werden muß, werden die Kosten bis zu DM 100,– übernommen.

Vordruck zum Unfallbericht ▶

Das nebenstehende Musterprotokoll sollte so genau wie möglich ausgefüllt werden, will man sich viel Ärger bei der Schadensabwicklung ersparen.

Der ADAC Verlag hält einen mehrsprachigen Formularsatz »Europäischer Unfallbericht« für DM 4,– bereit, den jeder Autofahrer für den Fall des Falles griffbereit im Handschuhfach mitführen sollte.

Unfallbericht (stark verkleinerte Wiedergabe)

Keine Schuldanerkenntnis, sondern eine Wiedergabe des Unfallhergganges zur schnelleren Schadenregulierung.
Von beiden Fahrzeuglenkern auszufüllen!

1. Tag des Unfalles	Uhrzeit	**2. Ort** *(Straße, Haus-Nr. bzw. Kilometerstein)*

3. Verletzte?	**4. Andere Sachschäden** als an den Fahrzeugen A und B	**5. Zeugen** *(Name, Anschrift, Telefon – Insassen unterstreichen)*
☐ nein ☐ ja[1])	☐ nein ☐ ja	

Fahrzeug A — A

6. Versicherungsnehmer
Name *(Großbuchstaben)* / Vorname

Adresse

Telefon *(von 9 bis 16 Uhr)*

Besteht Berechtigung zum Vorsteuerabzug?
☐ nein ☐ ja

7. Fahrzeug
Marke, Typ

Amtliches Kennzeichen

8. Versicherer
Name der Gesellschaft

Vers. Nr. / Nr. der Grünen Karte *(für Ausländer)*

»Attestation« oder Grüne Karte gültig bis

Besteht eine Vollkasko-Versicherung?
☐ nein ☐ ja

9. Fahrzeuglenker
Name *(Großbuchstaben)* / Vorname

Adresse

Führerschein-Nr. / Klasse

ausgestellt durch

gültig ab / bis[2])

10. Bezeichnen Sie durch einen Pfeil ➡ den Punkt des Zusammenstoßes

11. Sichtbare Schäden

14. Bemerkungen

15. Unterschrift des Fahrzeuglenkers
A

12. Bitte Zutreffendes ankreuzen

A			B
☐	1	Fahrzeug war abgestellt	☐
☐	2	fuhr an	☐
☐	3	hielt an	☐
☐	4	fuhr aus Grundstück oder Feldweg aus	☐
☐	5	bog in Grundstück oder Feldweg ein	☐
☐	6	bog in einen Kreisverkehr ein	☐
☐	7	fuhr im Kreisverkehr	☐
☐	8	fuhr auf	☐
☐	9	fuhr in gleicher Richtung, aber in einer anderen Spur	☐
☐	10	wechselte die Spur	☐
☐	11	überholte	☐
☐	12	bog rechts ab	☐
☐	13	bog links ab	☐
☐	14	fuhr rückwärts	☐
☐	15	fuhr in die Gegenfahrbahn	☐
☐	16	kam von rechts	☐
☐	17	beachtete Vorfahrtszeichen nicht	☐

◄ **Anzahl der angekreuzten Felder** ►

Fahrzeug B — B

6. Versicherungsnehmer
Name *(Großbuchstaben)* / Vorname

Adresse

Telefon *(von 9 bis 16 Uhr)*

Besteht Berechtigung zum Vorsteuerabzug?
☐ nein ☐ ja

7. Fahrzeug
Marke, Typ

Amtliches Kennzeichen

8. Versicherer
Name der Gesellschaft

Vers. Nr. / Nr. der Grünen Karte *(für Ausländer)*

»Attestation« oder Grüne Karte gültig bis

Besteht eine Vollkasko-Versicherung?
☐ nein ☐ ja

9. Fahrzeuglenker
Name *(Großbuchstaben)* / Vorname

Adresse

Führerschein-Nr. / Klasse

ausgestellt durch

gültig ab / bis[2])

10. Bezeichnen Sie durch einen Pfeil ➡ den Punkt des Zusammenstoßes

11. Sichtbare Schäden

14. Bemerkungen

15. Unterschrift des Fahrzeuglenkers
B

13. Unfallskizze

A **B**

Bezeichnen Sie: 1. Straßen 2. Richtung der Fahrzeuge A und B 3. Ihre Position im Moment des Zusammenstoßes 4. Straßenschilder 5. Straßennamen

[1]) Name und Anschrift angeben [2]) Für Omnibus- und Taxifahrer usw.

Nach Unterschrift und Trennung der Blätter nichts mehr ändern!

Stichwortverzeichnis

Abkürzungsverzeichnis

Quellen

AFG	Arbeitsförderungsgesetz
AKB	Versicherungsbedingungen für die Kraftfahrversicherung
BAG	Bundesaufsichtsgesetz
BB	Betriebsberater
BGB	Bürgerliches Gesetzbuch
BGBl	Bundesgesetzblatt
BStBl	Bundessteuerblatt
BZRG	Bundeszentralregister
DAR	Deutsches Autorecht
DB	Der Betrieb
EBE	Eildienst: Bundesgerichtliche Entscheidungen
EWG VO	Verordnung der Europäischen Wirtschafts-Gemeinschaft
GebO	Gebührenordnung
GVG	Gerichtsverfassungsgesetz
MDR	Monatsschrift für Deutsches Recht
NJW	Neue Juristische Wochenschrift
OEG	Gesetz über die Entschädigung für Opfer von Gewalttaten
OWiG	Gesetz über Ordnungswidrigkeiten
PflVG	Pflichtversicherungsgesetz
r + s	Recht und Schaden
RVO	Reichsversicherungsordnung
SGB	Sozialgesetzbuch
StGB	Strafgesetzbuch
StPO	Strafprozeßordnung
StVG	Straßenverkehrsgesetz
StVO	Straßenverkehrsordnung
StVZO	Straßenverkehrszulassungsordnung
VerBAV	Veröffentlichungen des Bundesaufsichtsamts für das Versicherungswesen
VerkMitt	Verkehrsrechtliche Mitteilungen
VersR	Versicherungsrecht
VOInt	Verordnung über Internationalen Kraftfahrzeugverkehr
VRS	Verkehrsrechtssammlung
VVG	Versicherungsvertragsgesetz
ZfS	Zeitschrift für Schaden

Begriffe

ADAC	Allgemeiner Deutscher Automobilclub e. V.
AG	Amtsgericht
AZ	Aktenzeichen
BGH	Bundesgerichtshof
BGHZ	Bundesgerichtshof in Zivilsachen
BVerwG	Bundesverwaltungsgericht
HUK-Verband	Verband der Haftpflicht-, Unfall- und Kraftverkehrsversicherer e. V.
i.d.F.	in der Fassung
KG	Kammergericht
LAG	Landesarbeitsgericht
LG	Landgericht
MPU	Medizinisch-psychologische Untersuchungsstelle
OLG	Oberlandesgericht
TÜV	Technischer Überwachungsverein
VG	Verwaltungsgericht